国家卫生和计划生育委员会"十三五"规划教材

全国高等学校教材

供本科护理学类专业用

针灸推拿与护理

中医特色

第 **2** 版

主　编　刘明军

副主编　卢咏梅　董　博

编　者　（以姓氏笔画为序）

王　红	▸ 天津中医药大学针灸推拿学院
王光安	▸ 河南中医药大学针灸推拿学院
丰　芬	▸ 成都中医药大学临床医学院
卢咏梅	▸ 广州中医药大学护理学院
衣华强	▸ 山东中医药大学针灸推拿学院
衣运玲	▸ 大连医科大学护理学院
刘明军	▸ 长春中医药大学针灸推拿学院
杨茜芸	▸ 湖南中医药大学针灸推拿学院
陈邵涛	▸ 长春中医药大学针灸推拿学院
林　栋	▸ 福建中医药大学针灸学院
范宏元	▸ 贵阳中医学院针灸推拿学院
赵　惠	▸ 黑龙江中医药大学附属第二医院
姜荣荣	▸ 南京中医药大学护理学院
董　博	▸ 陕西中医药大学附属医院
雷龙鸣	▸ 广西中医药大学第一附属医院
薛卫国	▸ 北京中医药大学针灸推拿学院

U0352240

人民卫生出版社

图书在版编目（CIP）数据

针灸推拿与护理：中医特色 / 刘明军主编 . —2 版 . —北京：人民卫生出版社，2017

ISBN 978-7-117-24126-7

Ⅰ. ①针…　Ⅱ. ①刘…　Ⅲ. ①针灸学－高等学校－教材②推拿－高等学校－教材③中医学－护理学－高等学校－教材

Ⅳ. ①R24

中国版本图书馆 CIP 数据核字（2017）第 090570 号

人卫智网　www.ipmph.com	医学教育、学术、考试、健康，购书智慧智能综合服务平台
人卫官网　www.pmph.com	人卫官方资讯发布平台

针灸推拿与护理（中医特色）

第 2 版

主　　编：刘明军

出版发行：人民卫生出版社（中继线 010-59780011）

地　　址：北京市朝阳区潘家园南里 19 号

邮　　编：100021

E - mail：pmph @ pmph.com

购书热线：010-59787592　010-59787584　010-65264830

印　　刷：三河市潮河印业有限公司

经　　销：新华书店

开　　本：850×1168　1/16　印张：20

字　　数：538 千字

版　　次：2012 年 7 月第 1 版　　2017 年 6 月第 2 版
　　　　　　2020 年 5 月第 2 版第 3 次印刷（总第 5 次印刷）

标准书号：ISBN 978-7-117-24126-7/R·24127

定　　价：69.00 元

打击盗版举报电话：010-59787491　E-mail：WQ @ pmph.com
（凡属印装质量问题请与本社市场营销中心联系退换）

国家卫生和计划生育委员会"十三五"规划教材
全国高等学校本科护理学类专业规划教材

第六轮修订说明

为了在"十三五"期间，持续深化医药卫生体制改革，贯彻落实《"健康中国 2030"规划纲要》，全面践行《全国护理事业发展规划（2016—2020 年）》，顺应全国高等护理学类专业教育发展与改革的需要，培养能够满足人民群众多样化、多层次健康需求的护理人才。在对第五轮教材进行全面、充分调研的基础上，在国家卫生和计划生育委员会领导下，经第三届全国高等学校护理学专业教材评审委员会的审议和规划，人民卫生出版社于 2016 年 1 月进行了全国高等学校护理学类专业教材评审委员会的换届工作，同时启动全国高等学校本科护理学类专业第六轮规划教材的修订工作。

本轮教材修订得到全国百余所本科院校的积极响应和大力支持，在结合调研结果和我国护理学高等教育的特点及发展趋势的基础上，第四届全国高等学校护理学类专业教材建设指导委员会确定第六轮教材修订的指导思想为：坚持"规范化、精品化、创新化、国际化、数字化"战略，紧扣培养目标，遵循教学规律，围绕提升学生能力，创新编写模式，体现专业特色；构筑学习平台，丰富教学资源，打造一流的、核心的、经典的具有国际影响力的护理学本科教材体系。

第六轮教材的编写原则为：

1. **明确目标性与系统性** 本套教材的编写要求定位准确，符合本科教育特点与规律，满足护理学类专业本科学生的培养目标。注重多学科内容的有机融合，减少内容交叉重复，避免某些内容疏漏。在保证单本教材知识完整性的基础上，兼顾各教材之间有序衔接，有机联系，使全套教材整体优化，具有良好的系统性。

2. **坚持科学性与专业性** 本套教材编写应坚持"三基五性"的原则，教材编写内容科学、准确，名称、术语规范，体例、体系具有逻辑性。教材须符合护理学专业思想，具有鲜明的护理学专业特色，满足护理学专业学生的教学要求。同时继续加强对学生人文素质的培养。

3. **兼具传承性与创新性** 本套教材主要是修订，是在传承上一轮教材优点的基础上，结合上一轮教材调研的反馈意见，进行修改及完善，而不是对原教材进行彻底推翻，以保证教材的生命力和教学活动的延续性。教材编写中根据本学科和相关学科的发展，补充更新学科理论与实践发展的新成果，以使经典教材的传统性和精品教材的时代性完美结合。

4. **体现多元性与统一性**　为适应全国二百余所开办本科护理教育院校的多样化教学需要，本套教材在遵循本科教育基本标准的基础上，既包括有经典的临床学科体系教材，也有生命周期体系教材、中医特色课程教材和双语教材，以供各院校根据自身教学模式的特点选用。本套教材在编写过程中，一方面，扩大了参编院校范围，使教材编写团队更具多元性的特点；另一方面，明确要求，审慎把关，力求各章内容详略一致，整书编写风格统一。

5. **注重理论性与实践性**　本套教材在强化理论知识的同时注重对实践应用的思考，通过教材中的思考题、网络增值服务中的练习题，以及引入案例与问题的教材编写形式等，努力构建理论与实践联系的桥梁，以利于培养学生应用知识、分析问题、解决问题的能力。

全套教材采取新型编写模式，借助扫描二维码形式，帮助教材使用者在移动终端共享与教材配套的优质数字资源，实现纸媒教材与富媒体资源的融合。

全套教材共 50 种，于 2017 年 7 月前由人民卫生出版社出版，供各院校本科护理学类专业使用。

人民卫生出版社

2017 年 5 月

获取图书网络增值服务的步骤说明

❶ · 扫描封底圆形图标中的二维码，
登录图书增值服务激活平台。

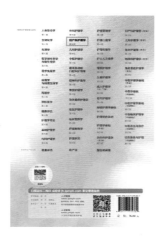

❷ · 刮开并输入激活码，激活增值
服务。

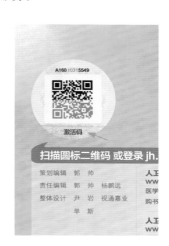

❸ · 下载"人卫图书增值"客户端。

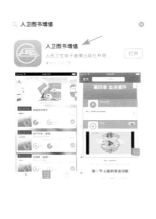

❹ · 使用客户端"扫码"功能，扫描
图书中二维码即可快速查看网络
增值服务内容。

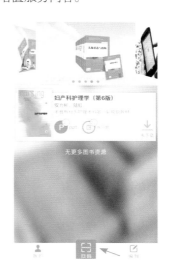

第六轮教材目录

1．本科护理学类专业教材目录

序号	教材	版次	主审	主编		副主编			
1	人体形态学	第4版		周瑞祥	杨桂姣	王海杰	郝立宏	周劲松	
2	生物化学	第4版		高国全		解 军	方定志	刘 彬	
3	生理学	第4版		唐四元		曲丽辉	张翠英	邢德刚	
4	医学微生物学与寄生虫学	第4版		黄 敏	吴松泉	廖 力	王海河		
5	医学免疫学	第4版	安云庆	司传平		任云青	王 炜	张 艳	胡 洁
6	病理学与病理生理学	第4版		步 宏		王 雯	李连宏		
7	药理学	第4版		董 志		弥 曼	陶 剑	王金红	
8	预防医学	第4版		凌文华	许能锋	袁 晶	龙鼎新	宋爱芹	
9	健康评估	第4版	吕探云	孙玉梅	张立力	朱大乔	施齐芳	张彩虹	陈利群
10	护理学导论	第4版		李小妹	冯先琼	王爱敏	隋树杰		
11	基础护理学	第6版		李小寒	尚少梅	王春梅	郑一宁	丁亚萍	吕冬梅
12	内科护理学	第6版		尤黎明	吴 瑛	孙国珍	王君俏	袁 丽	胡 荣
13	外科护理学	第6版		李乐之	路 潜	张美芬	汪 晖	李惠萍	许 勤
14	妇产科护理学	第6版	郑修霞	安力彬	陆 虹	顾 炜	丁 焱	罗碧如	
15	儿科护理学	第6版		崔 焱	仰曙芬	张玉侠	刘晓丹	林素兰	
16	中医护理学	第4版		孙秋华		段亚平	李明今	陆静波	
17	眼耳鼻咽喉口腔科护理学	第4版		席淑新	赵佛容	肖惠明	李秀娥		
18	精神科护理学	第4版		刘哲宁	杨芳宇	许冬梅	贾守梅		
19	康复护理学	第4版		燕铁斌	尹安春	鲍秀芹	马素慧		
20	急危重症护理学	第4版		张 波	桂 莉	金静芬	李文涛	黄素芳	
21	社区护理学	第4版		李春玉	姜丽萍	陈长香			
22	临床营养学	第4版	张爱珍	周 芸		胡 雯	赵雅宁		
23	护理教育学	第4版		姜安丽	段志光	范秀珍	张 艳		
24	护理研究	第5版		胡 雁	王志稳	刘均娥	颜巧元		

序号	教材	版次	主审	主编		副主编			
25	护理管理学	第4版	李继平	吴欣娟	王艳梅	翟惠敏	张俊娥		
26	护理心理学	第4版		杨艳杰	曹枫林	冯正直	周 英		
27	护理伦理学	第2版		姜小鹰	刘俊荣	韩 琳	范宇莹		
28	护士人文修养	第2版		史瑞芬	刘义兰	刘桂瑛	王继红		
29	母婴护理学	第3版		王玉琼	莫洁玲	崔仁善	罗 阳		
30	儿童护理学	第3版		范 玲		崔文香	陈 华	张 瑛	
31	成人护理学（上、下册）	第3版		郭爱敏	周兰姝	王艳玲	陈 红	何朝珠	牟绍玉
32	老年护理学	第4版		化前珍	胡秀英	肖惠敏	张 静		
33	新编护理学基础	第3版		姜安丽	钱晓路	曹梅娟	王克芳	郭瑜洁	李春卉
34	护理综合实训	第1版		李映兰	王爱平	李玉红	蓝宇涛	高 睿	靳永萍
35	护理学基础（双语）	第2版	姜安丽	王红红	沈 洁	陈晓莉	尼春萍	吕爱莉	周 洁
36	内外科护理学（双语）	第2版	刘华平 李 峥	李 津	张静平	李 卡	李素云	史铁英	张 清
37	妇产科护理学（双语）	第2版		张银萍	单伟颖	张 静	周英凤	谢日华	
38	儿科护理学（双语）	第2版	胡 雁	蒋文慧	赵秀芳	高 燕	张 莹	蒋小平	
39	老年护理学（双语）	第2版		郭桂芳	黄 金	谷岩梅	郭 宏		
40	精神科护理学（双语）	第2版		雷 慧	李小麟	杨 敏	王再超	王小琴	
41	急危重症护理学（双语）	第2版		钟清玲	许 虹	关 青	曹宝花		
42	中医护理学基础（双语）	第2版		郝玉芳	王诗源	杨 柳	王春艳	徐冬英	
43	中医学基础（中医特色）	第2版		陈莉军	刘兴山	高 静	裴秀月	韩新荣	
44	中医护理学基础（中医特色）	第2版		陈佩仪		王俊杰	杨晓玮	郑方道	
45	中医临床护理学（中医特色）	第2版		徐桂华	张先庚	于春光	张雅丽	闫 力	马秋平
46	中医养生与食疗（中医特色）	第2版		于 睿	姚 新	聂 宏	宋 阳		
47	针灸推拿与护理（中医特色）	第2版		刘明军		卢咏梅	董 博		

2. 本科助产学专业教材目录

序号	教材	版次	主审	主编		副主编			
1	健康评估	第1版		罗碧如	李 宁	王 跃	邹海欧	李 玲	
2	助产学	第1版	杨慧霞	余艳红	陈 叙	丁 焱	侯 睿	顾 炜	
3	围生期保健	第1版		夏海鸥	徐鑫芬	蔡文智	张银萍		

教材建设指导委员会名单

刘华平	‣	北京协和医学院护理学院
陆　虹	‣	北京大学护理学院
孙宏玉	‣	北京大学护理学院
孙秋华	‣	浙江中医药大学
吴　瑛	‣	首都医科大学护理学院
徐桂华	‣	南京中医药大学
殷　磊	‣	澳门理工学院
章雅青	‣	上海交通大学护理学院
赵　岳	‣	天津医科大学护理学院

常务委员

（按姓氏拼音排序）

曹枫林	‣	山东大学护理学院
郭桂芳	‣	北京大学护理学院
郝玉芳	‣	北京中医药大学护理学院
罗碧如	‣	四川大学华西护理学院
尚少梅	‣	北京大学护理学院
唐四元	‣	中南大学湘雅护理学院
夏海鸥	‣	复旦大学护理学院
熊云新	‣	广西广播电视大学
仰曙芬	‣	哈尔滨医科大学护理学院
于　睿	‣	辽宁中医药大学护理学院
张先庚	‣	成都中医药大学护理学院

中医护理教材评审委员会名单

张翠娣   ▸   上海中医药大学护理学院

周文琴   ▸   上海中医药大学附属龙华医院

秘　书   裘秀月   ▸   浙江中医药大学护理学院

严姝霞   ▸   南京中医药大学护理学院

数字教材评审委员会名单

指导主委   段志光 ▸ 山西医科大学

主任委员   孙宏玉 ▸ 北京大学护理学院

章雅青 ▸ 上海交通大学护理学院

副主任委员   仰曙芬 ▸ 哈尔滨医科大学护理学院

熊云新 ▸ 广西广播电视大学

曹枫林 ▸ 山东大学护理学院

委　员
（按姓氏拼音排序）

柏亚妹 ▸ 南京中医药大学护理学院

陈嘉 ▸ 中南大学湘雅护理学院

陈燕 ▸ 湖南中医药大学护理学院

陈晓莉 ▸ 武汉大学 HOPE 护理学院

郭爱敏 ▸ 北京协和医学院护理学院

洪芳芳 ▸ 桂林医学院护理学院

鞠梅 ▸ 西南医科大学护理学院

蓝宇涛 ▸ 广东药科大学护理学院

李峰 ▸ 吉林大学护理学院

李强 ▸ 齐齐哈尔医学院护理学院

李彩福 ▸ 延边大学护理学院

李春卉 ▸ 吉林医药学院

李芳芳	▸	第二军医大学护理学院
李文涛	▸	大连大学护理学院
李小萍	▸	四川大学护理学院
孟庆慧	▸	潍坊医学院护理学院
商临萍	▸	山西医科大学护理学院
史铁英	▸	大连医科大学附属第一医院
万丽红	▸	中山大学护理学院
王桂云	▸	山东协和学院护理学院
谢　晖	▸	蚌埠医学院护理学系
许　勤	▸	南京医科大学护理学院
颜巧元	▸	华中科技大学护理学院
张　艳	▸	郑州大学护理学院
周　洁	▸	上海中医药大学护理学院
庄嘉元	▸	福建医科大学护理学院

秘　书

杨　萍	▸	北京大学护理学院
范宇莹	▸	哈尔滨医科大学护理学院
吴觉敏	▸	上海交通大学护理学院

网络增值服务编者名单

主　编　刘明军

副主编　卢咏梅　董　博　陈邵涛

编　者　（以姓氏笔画为序）

王　红 ▸	天津中医药大学针灸推拿学院
王光安 ▸	河南中医药大学针灸推拿学院
丰　芬 ▸	成都中医药大学临床医学院
卢咏梅 ▸	广州中医药大学护理学院
衣华强 ▸	山东中医药大学针灸推拿学院
衣运玲 ▸	大连医科大学护理学院
刘明军 ▸	长春中医药大学针灸推拿学院
杨茜芸 ▸	湖南中医药大学针灸推拿学院
陈邵涛 ▸	长春中医药大学针灸推拿学院
林　栋 ▸	福建中医药大学针灸学院
范宏元 ▸	贵阳中医学院针灸推拿学院
赵　惠 ▸	黑龙江中医药大学附属第二医院
姜荣荣 ▸	南京中医药大学护理学院
董　博 ▸	陕西中医药大学附属医院
雷龙鸣 ▸	广西中医药大学第一附属医院
薛卫国 ▸	北京中医药大学针灸推拿学院

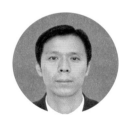

刘明军

刘明军，教授，医学博士，博士生导师，长春中医药大学针灸推拿学院院长。世界中医药学会联合会中医手法专业委员会副会长兼秘书长；中华中医药学会推拿分会常务理事，副秘书长；中华中医药学会整脊分会副主任委员；中国针灸学会针推结合专业委员会副主任委员兼秘书长；中国民族医药学会推拿分会副会长。国家中医药管理局重点学科——推拿学科后备带头人。

卫生计生委"十二五""十三五"规划教材《推拿学》主编，全国高等中医药行业"十二五""十三五"规划教材《小儿推拿学》主编，卫生计生委"十三五"规划教材《针灸推拿与护理学》主编。在国家级核心期刊发表科研学术论文10余篇；省级期刊发表学术论文50余篇；主编出版学术著作25部；主持和参与国家973项目、国家自然科学基金、国家中医管理局、吉林省科技厅、吉林省中医药管理局、吉林省教育厅等各级各类科研课题20余项；其中获国家教学成果二等奖1项，吉林省教学成果一等奖2项，吉林省科技进步三等奖3项。

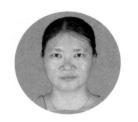

卢咏梅

卢咏梅，教授，教研室主任，医学博士，硕士研究生导师。国家中医药管理局重点学科中医护理学学科秘书，全国中医药高等教育学会护理教育研究会理事，全国人文护理委员会委员，护理学院学术委员会主任委员、教学指导委员会委员。获得新南方教学优秀教师提名奖，优秀教学管理者称号。

从事护理教育16年，主要的研究方向为：护理教育；社区人文护理。发表第一作者论文30余篇，主持完成省级课题2项，质量工程项目7项，参与国家级、省级课题多项，主编、副主编全国规划教材8部，参编3部。曾出访印度尼西亚、泰国及港澳台等国家和地区的高等学府及医疗护理机构。

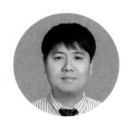

董　博

董博，副教授，硕士研究生导师。陕西中医药大学附属医院骨科副主任医师。中国中医药研究促进会骨科专业委员会委员，中华医学会疼痛学会委员，中国民族医药学会针刀分会副秘书长，陕西省第五批老中医药专家学术经验师承优秀继承人。

重点研究方向为骨科疾病的临床与实验研究和运动创伤疾病的临床与实验研究，主持科技厅、国家中管局等科研课题6项，获陕西省科技进步二等奖1项、咸阳市科技进步二等奖1项、三等奖2项，参编统编教材3部，发表论文20余篇，参编著作5部。

前　言

　　《针灸推拿与护理》是国家卫生和计划生育委员会的"十三五"规划教材。由于该教材中医特色明显，也可作为国家中医学护士执业资格考试、国家中医药护理专业技术人员职称资格考试用书之一。

　　针灸推拿是中医学的重要组成部分，属中医的外治法范畴，在防治疾病和临床方面应用较为广泛。本教材分为针灸基础篇、推拿基础篇、常见病症护理篇，共十一章。针灸基础篇主要介绍针灸发展史、经络、腧穴、刺灸法等基础知识；推拿基础篇主要介绍成人推拿手法、小儿推拿手法、保健手法；常见病症护理篇主要介绍常见病症的护理。

　　《针灸推拿与护理》是一门技能性、操作性很强的临床学科，学习本课程，应在系统学习临床专业主干课等课程之后，学习重点应放在临床病症的护理方法上；同时注意掌握针灸、推拿在操作时与护理方面的联系。

　　第 2 版教材的编委会由 15 所高等中医药院校的针灸、推拿、护理专家组成，根据全国高等医药教材建设研究会提出的"三基五性""宽基础、重实践""精品战略"的原则和要求编写。在 2 版修订过程中，保留了以往《针灸学》《推拿学》教材中针灸推拿部分的主体知识结构，又针对不断发展的医学临床实际，重新修订、整理和归纳，注重补充和吸收近年来在临床中总结出的护理经验和实例，进一步丰富完善《针灸推拿与护理》的内容和知识体系，力求在科学性、系统性、先进性、实用性方面有较大的提高。教材中的插图全部换成了照片图，清晰直观；简化了目录部分内容，使其简单明了；删减了部分临床不常用的腧穴、刺法灸法等内容；精选了临床常见病症。

　　本教材的具体分工如下：第一章由刘明军、陈邵涛编写；第二章由衣华强编写；第三章由姜荣荣、赵惠、丰芬、杨茜芸编写；第四章由杨茜芸编写；第五章由董博编写；第六章由范宏元、王红编写；第七章由林栋编写；第八章由雷龙鸣编写；第九章由卢咏梅编写；第十章由衣运玲编写；第十一章由王光安、薛卫国编写。

　　由于时间和能力所限，不足之处，希望广大读者及时反映给本教材的编委会，以便于进一步修订和提高。

刘明军

2017 年 5 月

目　录

针灸基础篇

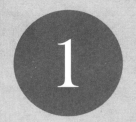

第一章
针灸概述

学习目标 通过学习针灸学理论体系的形成和学术发展，熟悉历代经络腧穴的有关著述和代表性人物，了解历代针灸学发展的特点，为获取针灸学理论知识打下基础。

学习要点 针灸学发展的历史沿革；针灸学历代的主要学术著作、代表人物；当代国内外针灸研究进展；针灸学的学习方法。

▶ 针灸学是以中医基础理论为指导，研究经络、腧穴、针灸方法和技术，并运用针灸方法和技术防治疾病的一门学科。针灸学是中医学的重要组成部分，其主要内容包括经络腧穴理论、刺法灸法以及在此基础上发展起来的各种腧穴治疗技术和针灸治疗等。针灸疗法，属于中医外治法范畴，主要通过针刺和艾灸等方式作用于经络腧穴以防治疾病，具有简、便、廉、验等优点。不仅在我国医疗保健体系中发挥着重要作用，而且为世界卫生组织所推广，在世界上许多国家和地区得到应用。

第一节　针灸学发展简史

针灸是我国远古先民所创造的古老文明之一，其形成经历了一个漫长的历史过程。据史料记载和文物考证，针灸起源于我国原始社会氏族公社制度时期。最早的针刺工具是砭石，《说文解字》："以石刺病也。"旧石器时代，先民们就已经懂得用石头制成尖状、片状的器具。新石器时代，随着石器制作技术的进步和医疗实践经验的积累，产生了砭石疗法。到青铜时代，随着冶炼术的进步和制作工艺的提高，创制出了铜针、铁针、金针、银针。金属针的使用，从根本上改善了针刺治疗条件，有力促进了针刺技术的提高。此后，各种金属针具逐渐出现，如毫针、管针、针刀等，并沿用至今，在临床疾病治疗中发挥了巨大的作用。灸法起源于人类对火的利用。古代原始社会，人类生产生活实践中，发现用火施灸可以用于治疗或缓解病痛，在此基础上形成了灸法。

在针法和灸法产生以后，先民在日常生产生活实践中，不断地积累针法和灸法临床治疗疾病的经验，以及古代哲学思想及其他科学知识的相互渗透，针灸学理论体系逐渐形成，并发展成熟。尤其是新中国成立以后，随着中医药高等教育的发展，针灸学理论体系日臻完善。

一、针灸学理论体系萌芽

这一时期，主要为东汉以前。这一时期整个中医学体系尚未形成。有关针灸学内容散见于民间。但是从 1973 年湖南长沙马王堆三号墓出土的医学帛书《足臂十一脉灸经》《阴阳十一脉灸经》中，我们可以看出，这时人们在开始探索针灸学的相关理论，提出了"脉"和"经"的理论，并已形成了初步的认识。

二、针灸学理论体系形成

战国至秦汉时期，我国由奴隶社会进入封建社会。政治、经济、文化、科技得到较快发展，人们的医疗经验也进一步丰富，并开始对医学知识进行系统总结，以《黄帝内经》（简称《内经》）的诞生为标志，中医学理论体系基本形成。至此，针灸学的理论体系也初步形成。成书于战国时代的《黄帝内经》，包括《素问》《灵枢经》两部分，以阴阳、五行、脏腑、经络、腧穴、精神、气血、治法、治则等为主要内容，从整体上论述了人体的生理、病理、诊断、治疗，奠定了中医学理论基础。其中《灵枢》主要论述了针灸学理论，故《灵枢》又被称为《针经》。之后，以阐明《内经》为要旨的《黄帝八十一难经》（简称《难经》），除论述中医理论外，在奇经八脉、五输穴、原穴、八会穴、俞募穴、针刺补泻法的认识上补充了《内经》的不足。东汉时期的张仲景主张针药并用，在《伤寒杂病论》原序中所称"越人入虢之诊"，就是针灸药并用的先例。在《伤寒杂病论》中记载了与针灸学相关的原文计 60 多条。三国时期的华佗，也对针灸学术发展作出了贡献，创立了著名的"华佗夹脊穴"。

三、针灸学理论体系发展

魏晋时代，著名针灸学家皇甫谧本着"使事类相从，删其浮辞，除其重复，论其精要"的原则，将《素问》《灵枢经》，《明堂孔穴针灸治要》（后佚）三部著作中有关针灸的内容进行了总结，编撰成《针灸甲乙经》。该书对魏晋以前的针灸学术发展进行了系统的梳理，是现存最早的一部针灸学专著，在针灸发展史上起到了承前启后的作用。该书全面论述了脏腑经络学说，记述载录349个腧穴的名称、定位、归经、主治和刺灸操作要求，介绍了针灸方法宜忌和常见病的针灸治疗。两晋和南北朝时期，针灸学术发展比较活跃，出现了不少论述针灸的著作，如晋代葛洪《肘后备急方》，记载了应用针灸方法治疗内、外、妇、儿、五官科等30多种专科病症，针灸处方共计109条，其中99条为灸方，尤以急症用灸见长，有力地促进了灸法的发展。其妻鲍姑，亦擅长灸法，是我国历史上著名的女灸疗家。这一时期还有名医秦承祖、陶弘景等，都对针法、灸法有所研究。

隋唐时期，随着经济文化的繁荣，针灸学也有了很大发展。唐代是我国针灸教育体系形成的开端，成立了专门的学科，设有"针师""灸师"等专业称号。唐太医署负责掌管医药教育，内设有针灸医学专业，其中有"针博士一人，针助教一人，针师十人，针工二十人，针生二十人"。隋至唐初的甄权著有《针方》《针经钞》和《明堂人形图》，虽均佚失，但通过考查现存古籍中残存片语，可以看出其针灸学术思想在当时颇有影响。唐代著名医家孙思邈在其著作《备急千金要方》中绘制了最早的彩色经络腧穴图（已佚），首先提出指寸法取穴定位和阿是穴。其中《灸例》篇较详细地记述了灸法的具体应用，推动了灸法的发展。与此同时，王焘的《外台秘要》、崔知悌的《骨蒸病灸方》均记录了大量的灸治经验，进一步促进了灸法的发展。

五代、宋、辽、金、元时期，针灸教学机构和教育体系进一步完善，设立了专门的针科、灸科，并厘定《内经》《难经》《针灸甲乙经》等针灸从业人员必修课。此外，随着社会的发展，这一时期印刷术被广泛应用，促进了针灸文献的积累，加快了针灸学的传播与发展。北宋时期著名针灸学家王惟一在北宋政府的支持下，重新考订明堂经穴，对354个经穴的位置进行了进一步的确定，增补了腧穴的主治病症，于公元1026年撰成《铜人腧穴针灸图经》，并雕印刻碑供人们参抄拓印。他还设计并主持铸造了两具铜人孔穴针灸模型，内置五脏六腑，体表刻有经络腧穴，可使"观者烂然而有第，疑者涣然而冰释"，可以作为针灸教学的直观教具和考核针灸医生之用，促进了经穴定位向规范化发展，也有利于针灸教学。南宋针灸学家王执中在前人著述的基础上，搜集整理了许多民间散在的临床经验，结合自己的心得体会，于公元1220年撰成《针灸资生经》。该书倡导针灸兼药，重视灸术和压痛点在诊治中的作用，因其博采穷搜，简明扼要，故颇为学者所重。金代何若愚著有《流注指微论》和《流注指微针赋》，创立子午流注针法，提倡按时辰变化规律取穴，是"天人相应"思想在针灸治疗中的具体体现。金元时代著名针灸家窦汉卿著有《针经指南》，载有"针经标幽赋""流注通玄指要赋"，用歌赋的形式阐述针灸理论和治疗，便于记忆；注重"八脉交会穴"的应用，后列"流注八穴"及"手指补泻"等。元代滑伯仁于公元1341年著《十四经发挥》，将十二经脉与任、督二脉合称为十四经脉，循经列穴，倡十四经学说，突出了十四经在经络系统中的主体地位，为后世研究经络提供了宝贵的文献资料。这一时期形成的金元四大家学派，对针灸学的认识也各有见地，其学术思想贯穿于针灸治疗之中。

明代是针灸学术发展的又一高峰时期。这一时期名医辈出、流派纷呈，针灸专著刊行增多，针灸学术影响深远。针灸学术研究的问题更加深入和广泛，其主要成就为：对前代的针灸文献进行广泛的收集整理，出现许多汇编性的著作，如陈会的《神应经》、徐凤的《针灸大全》、高武的《针灸聚英》、吴崑的《针方六集》、汪机的《针灸问对》、张介宾的《类经》、李时珍的《奇经八脉考》等。但是最具代表性的是著名针灸学家杨继洲的《针灸大成》，该书汇集了历代诸家学说和实践经验，在家传《卫生针灸玄机秘要》的基础上，于公元1601年编撰完成《针灸大成》，是继《针灸甲乙经》之后针灸学的又一次大总结。该书博采众长，论述客观，言之有理，持之有故，被后世认可。自问世以来，至今尚有50余种版本，其翻刻次数之多，流传之广，影响之大，都是罕见的。

四、针灸学理论体系衰退

清代至民国时期，针灸医学由兴盛逐渐走向衰退。借前朝针灸学术影响兴盛之势，清代初中期，针灸仍有所发展。公元1742年吴谦等撰《医宗金鉴》，其《医宗金鉴·刺灸心法要诀》不仅继承了历代前贤针灸要旨，并且加以发扬光大，通篇图文（歌）并茂，自乾隆14年（公元1749年）被确定为清太医院医学生必修内容。清代后期，针灸明显衰退。当时医者多重药轻针，以道光皇帝为首的封建统治者竟以"针刺火灸，究非奉君所宜"的荒诞理由，命令将太医院针灸科永远停止，禁止太医院用针灸治病。尽管如此，针灸在民间仍广为流传。公元1822年，针灸名医李学川撰《针灸逢源》，强调辨证取穴，针药并重，还增加中枢、急脉两穴，完整地列出了361个经穴，并沿用至今。1840年鸦片战争后，帝国主义入侵，在我国各地设立教会医院和医学院校，中医的发展受到了很大影响，加之当时统治者极力排斥、歧视甚或取消中医，针灸更是遭受摧残。民国时期，政府不重视中医，竟有人提出废除中医的议案，更使针灸走向衰退。

五、针灸学理论体系复兴与繁荣

由于针灸确有疗效、经济方便而深受老百姓喜爱，在民间仍活跃着不少针灸医生。他们成立针灸学社，编印针灸书刊，开展不同形式的针灸教育，培养针灸人才等。近代著名针灸学家承淡安先生为振兴针灸学术作出了毕生贡献。在此时期，中国共产党领导下的革命根据地，明确提倡西医学习和应用针灸治病，如在延安的白求恩国际和平医院开设有针灸门诊，保护和发扬针灸医学，还培养了一批针灸骨干人才。

中华人民共和国成立后，党和政府十分重视继承和发扬祖国医学，制定中医政策，采取有力措施，促进中医药学的发展，使针灸医学得到了前所未有的普及和提高。我国宪法规定，发展现代医学和我国传统医学。我国政府一直采取中西医并重的卫生方针。1951年，国家卫生部发布《中医师暂行条例》，对中医师的学习、工作予以政策保障。20世纪50年代初期，成立了卫生部直属的针灸疗法实验所，即今中国中医科学院针灸研究所的前身，开展了现代条件下的针灸研究。在全国各地扶持开办中医诊所，建立中医医院，设立针灸科室，推动了针灸事业的发展。鼓励以师带徒方式培养中医针灸人才。1956年后，全国各地陆续成立中医学院，培养中医本科人才，针灸学作为主干课程，为学生们所必修，开创了我国高等中医药学历教育的历史。中医院校毕业的中医专门人才，充实了中医队伍。整理出版了大批古医书，包括古代针灸专著。1958年，我国针灸工作者在用针刺方法达到麻醉效果并使手术获得成功的基础上，反复实践，深入研究，首次提出了"针刺麻醉"的概念，创立了针刺麻醉方法。1971年，我国新闻媒体代表国家正式向世界宣布针刺麻醉成功，引起了国际上的高度关注和浓厚兴趣，掀起了国际针灸热潮。20世纪60、70年代，政府大力提倡用中草药和针灸治病，中医药得到了进一步普及，尤其在农村、基层，普遍应用中医针灸治病，积累了宝贵经验。1980年后，全国中医院校相继成立针灸系，制订严格的教学计划，使用全国统编的针灸学系列教材，举办针灸本科教育并逐步开展研究生教育，培养了大批针灸专业人才。

1978 年，我国实行改革开放，极大地促进了社会进步和经济发展，也给中医药事业发展带来机遇。1982 年，国家卫生部在湖南衡阳召开会议，制定促进中医药发展的政策，解决中医药发展中的问题，有力推动了中医事业的发展。随后，国家中医药管理局成立，全国中医管理、医疗、研究教育机构得到进一步加强。成立全国性的针灸学术团体——中国针灸学会，开展针灸学术活动。出版了大量针灸著作，繁荣了针灸学术。国家科技"攀登计划"将针灸经络列为研究重点，促进了针灸基础研究的深化。20 世纪 90 年代，针灸事业持续发展，标准化、规范化研究取得显著成果。《针灸穴位定位标准》作为国家标准正式颁布。21 世纪以来，针灸进入新的发展阶段。国家重大的基础研究计划、应用研究计划、支撑计划等均大力资助针灸研究，一系列针灸标准化研究方案的出台和研究项目的确定，有力推动了针灸现代化。尤其是《中医药条例》《国家中长期科技发展战略》《国家中医药创新发展纲要》《国务院关于扶持和促进中医药事业发展的若干意见》的颁布，从政策和措施上保障了中医针灸事业的发展。进入改革开放以后，不仅中医药发展的外部环境在不断改善，为中医药包括针灸学术发展提供了外在动力，中医药事业自身也在不断地提高，逐渐由边缘医学走入 21 世纪的主流医学。尤其是现代社会，随着人们对生命质量要求的提高，中医药以其天然绿色和简便廉验的优点，越来越被广大百姓接受。近些年来，在重大自然灾害和瘟疫中，中医中药以其独特的疗效赢得了人们的青睐。2003 年非典把中医推向了重大灾难救援的核心，针灸疗法也随着中医药的广泛传播而越来越被人们所选择。

近 50 多年来，针灸医学在文献研究上，整理刊行了大批古代针灸书籍，编撰出版了现代针灸著作，并编写了针灸学分化教材；在针灸基础研究上，尤其是在对针灸作用的机制、针刺镇痛、针刺麻醉原理的研究方面取得举世公认的成果。针灸技术不断创新，借助现代科技研制出众多的针灸诊疗仪器、设备，电针、激光针等被广泛应用于针灸临床。针具的严格消毒和"一次性"针灸针的使用，大大降低了针灸感染率，使用针灸更为安全。针灸治疗病种不断扩大，临床实践表明，针灸对内、外、妇、儿、五官、骨伤等科 300 多种病症均有一定的治疗效果，对其中 100 种左右病症有较好的或很好的疗效。

六、针灸学的国际交流

我国是世界文明古国，传统文化繁荣、古代科技发达。针灸发源于我国。随着我国古代文化、科技的对外传播，针灸也被传到国外，首先，传入周边邻国。大约在公元 6 世纪，针灸学被传到朝鲜、日本。朝鲜在新罗王朝时（公元 693 年）就设有针博士，教授针生。公元 562 年，我国以《针经》赠日本钦明天皇；同年，吴人知聪携《明堂图》《针灸甲乙经》等医书东渡日本。公元 702 年，日本颁布大宝律令，仿我国唐朝的医学教育制度，开始设置针灸专业。我国针灸传到朝鲜和日本以后，一直作为当地国家传统医学的重要组成部分而流传至今。针灸也传到东南亚和印度大陆。公元 6 世纪敦煌人宋云曾将华佗治病方术介绍给印度北部的乌场国。针灸传入欧洲是从公元 17 世纪开始。法国成为欧洲传播针灸学术的主要国家。1671 年，哈尔文的《中医秘典》在法国出版，之后针灸开始用于临床；19 世纪初，法国人就开始使用电针；1950 年，里昂医学院外科医生诺吉尔开始实践耳针，并制订出耳针治疗点图。1825 年，针灸被首次介绍到美国。1828 年，俄国的医学刊物与《俄国医学杂志》第 1 期介绍针灸疗法。20 世纪 70 年代以来，针灸在世界范围传播速度加快，越来越多的国家和地区接受针灸，认可针灸的合法地位。数十年来，我国政府坚持向非洲国家派出援外医疗队，均有针灸医师参与，为当地国家培养了大批针灸医生。目前已有 140 多个国家和地区的医务人员用针灸防治疾病。

针灸的对外传播表明针灸在世界范围逐步普及，也促进了国际间针灸学术的交流，带动了世界针灸事业的发展。世界卫生组织（WHO）倡导针灸治病，重视针灸的推广和交流。受 WHO 委托，我国于 1975 年在北京、南京、上海三地建立了国际针灸培训中心，每年开办国际针灸班，吸引了大批国外针灸学员。1979 年，WHO 机关刊物《世界卫生》杂志出版一期针灸专刊，宣传、提倡学习和应用针灸，并提出了适用针灸治疗的 43 种疾病的名称，向世界推广。1980 年，WHO 在《世界卫生组织纪事》中发表社论，题为《针灸在现代保健事业中的应用》，建议各国积极开展针灸活动，推进针灸事业的发展。在 WHO 的大力支持下，1987 年 11 月，世界针灸学会联合会在北京成立，是当时第一个总部设在中国，并由中国人担任主席的国际学术组织。世界针灸学会联合会由世界上 55 个针灸学会（包括 5 个国际性针灸团体）组成，覆盖面近 200 个国家和地区。世界针灸学会联合会积极参与了世界卫生组织的国际《针灸术语标准化》《经穴部位国际标准》等文件的起草、制订及有关针灸标准地区性协议的推广工作，并在世界范围内开展国际针灸资格（水平）考试。吉林省长春中医药大学成为世界针灸联合会针灸技术考试长春分部。2010 年 11 月 16 日，联合国教科文组织将"中医针灸"正式列入"人类非物质文化遗产代表作名录"，使自然、健康的理念与方法以及针灸治疗疾病的疗效得到更广泛的认同和尊重，为传统针灸提供了更加良好的发展环境。在世界很多国家，尤其是发达国家开办有针灸教育，美国、日本、英国、法国等国还开办有中医学院等针灸学术和应用研究机构。不少国家的医学研究机构也从事针灸研究。国际间针灸学术交流日益频繁，促进了针灸学术发展。到目前为止，WHO 提出了适用针灸治疗的疾病已达到 64 种。

第二节　针灸学学习方法

针灸治疗技术是操作性很强的技能，它不仅要求我们扎实掌握基本知识，还要不断加强针灸技能锻炼。针灸技术主要包括针法和灸法。临床实践中，相对而言，针法使用更多，并且也是针灸是否有效的一个重要评价指标。因此，初学者锻炼针刺方法，尤其是指力是关键环节。指力就是持针之手的力量，指力产生是手部小肌肉群的力量和协调能力结合的结果。因此，只有经过长期不懈的训练才能达到要求，这是操作针具、施行手法的基本功。当有一定的指力后，才能练习各种针刺手法，针刺手法与疗效密切相关，更要认真训练，要善于在自己身上体会和练习。诸如毫针补泻法、三棱针法、皮肤针法等都只有通过严格的训练才能掌握。

目前，针灸治疗技术的训练主要包括两部分：模型训练法和人体训练法。对于初学者而言，先要在模型上进行训练，当指力锻炼成熟后，方可进行人体训练。但同时结合针法和灸法二者特点，在日常针灸学的实训教学中，针法训练必须先进行模型训练法，之后才能进行人体训练法；灸法训练由于其施治工作的特殊性，一般直接进行人体训练。

一、模型训练法

模型训练法，主要是针刺技术训练时需要，是初学者为了提高自身针刺手法，在一定的模型工具上进行针刺练习。初学者要仔细体会模型训练时的针刺手感，练习快速进针和指力。

（一）模型的种类

针刺训练的模型要求要松软适度，最好为接近皮肤松软度的物质，一般初学者能在练习中准确体会到在浅层破皮进针的感觉以及扎入深层后得气的感觉。目前市场上有多种模型，如塑胶球、仿真皮垫、纸垫、棉球团。为了初学者学习方便，在针灸实验教学中一般选用的模型工具有纸垫和棉球团。这两种模型学生可以自己制作。

（二）模型的制作

1．纸垫的制作　用松软的细草纸或毛边纸，折叠成约 2cm 的厚度，长和宽分别为 8cm、5cm 的纸垫，外用棉线呈"井"字形扎紧。在此纸垫上可练习进针指力和捻转动作。

2．棉球团的制作　取棉絮一团，用棉线缠绕，外紧内松，做成直径为 6 ~ 7cm 的圆球，外包白布一层缝制，即可练针。因棉球松软，可以练习提插、捻转、进针、出针等各种毫针操作手法的模拟动作。

（三）模型训练的具体操作

毫针的针身细软，如果没有一定的指力，很难顺利进针和随意进行捻转、提插等各种手法操作。所以说，良好的指力是掌握好针刺手法的基础，而指力应反复进行锻炼。在锻炼指力的同时，还要练习手法。熟练的手法是针刺的必备条件，主要反复练习毫针的左右捻转和上下提插等，使手法能运用自如。不仅要引导学生课上练针，还要引导学生课后时间进行练习。这样积少成多，天长日久，手指的力量和灵活度就会明显提高。练针要求环境安静，动作规范，凝神聚意，以加强治神、体验针感。

1．纸垫练针法　练习时，一手拿住纸垫，另一手如执笔式持针，使针身垂直于纸垫上，当针尖抵于纸垫后，拇、示、中三指捻转针柄，将针刺入纸垫内，同时手指向下渐加一定压力，待针透纸垫背后面，再捻转退针，另换一处如前再刺。如此反复练习至针身可以垂直刺入纸垫，并能保持针身不弯、不摇摆、进退深浅自如时，说明指力已达到基本要求。练针时必须循序渐进，先用短针，后用长针。

做捻转练习时，可将针刺入纸垫后，在原处不停地来回做拇指与示、中二指的前后交替捻转针柄的动作。要求捻转的角度均匀，运用灵活，快慢自如，一般每分钟可捻转 150 次左右。

纸垫练针初时可用 1 ~ 1.5 寸的短毫针，待有了一定的指力和手法基本功后，再用 2 ~ 3 寸的毫针练习。同时还应进行双手行针的练习，以适应临床持续运针的需要。

2．棉球练针法　做提插练针时，以执笔式持针，将针刺入棉球，在原处做上提下插的动作，要求深浅适宜，幅度均匀，针身垂直。在此基础上，可将提插与捻转动作配合练习，要求提插幅度上下一致，捻转角度来回一致，操作频率快慢一致，达到动作协调、得心应手、运用自如、手法熟练的程度。

二、人体训练法

人体训练法包括针法、灸法以及在此基础上发展起来的其他针灸技术的训练。这一训练方法对于针刺的练习，是在模型训练熟练以后进行的训练阶段；而对于灸法等其他针灸技能则可以直接进行这一训练。由于其他针灸技能训练容易，本节主要讲述针刺训练的人体训练法。

人体训练分为两个阶段：第一阶段为自身练针法，第二阶段为互相练针法。自身练针法是通过纸垫、棉球等物体练针，具有一定的指力基础后，可以在自己身上进行试练针，以亲身体会指力的强弱、针刺的感觉、行针的手法等。要求自身练针时，能逐渐做到进针无痛或微痛，针身挺直不弯，刺入顺利，提插、捻转行针自如，用力均匀，手法熟练。同时，要仔细体会指力与进针、手法与得气的关系，以及持针手指的感觉和受刺激部位的感觉。相互练针法是在自身练习比较成熟的基础上，模拟临床实际，两人交替进行试针练习。要求从实际出发，按照规范操作方法，相互交替对练，练习内容与"自身练针法"相同。通过相互试练习，以便进入临床实际操作时心中有数，不断提高毫针刺法的基本技能。

（一）训练前的准备

体位选择 自身训练时尽量选择依靠坐位或者仰卧位，避免晕针等现象的产生。此外，训练时要选择四肢部位及腹部穴位进行训练，尽量避免选择一些自身难以取穴的部位进行训练。在进行互相训练时要选择舒适的体位，对于取穴的准确、针刺操作的效果及防止发生针刺意外等均有重要意义。体位的选择应尽量使受试者可以保持稳定、舒适、全身肌肉完全放松的状态，尤其是穴位处的肌肉必须完全松弛。对于有些需要屈肘、屈膝等特殊姿势才能正确取穴的体位，更要使受试者稳定和固定、舒适。如果体位选择不当，在受试者移动体位时，常会导致弯针、折针或滞针等，给受试者增加痛苦。在针灸实验教学中常用的体位有6种：仰卧位主要适用于针刺身体前面的腧穴；俯卧位主要适用于针刺身体后部的腧穴；侧卧位主要适用于针刺侧身部穴位；仰靠坐位主要适用于针刺前头、头顶、颜面、颈前、上胸及上肢、肩前部等穴位；俯伏坐位主要适用于针刺后头、头顶、颈背、后肩部等穴位；侧伏坐位主要适用于针刺侧头、面颊、耳部、颈侧等穴位。

揣定穴位 针刺前必须将施术的腧穴位置定准。试者以手指在腧穴处进行揣摸、按压，以取定腧穴。主要方法有：指切揣穴法、按压揣穴法、分拨揣穴法三种。

针具检查 毫针在使用前后要严格检查，如发现有损坏或不合格者，应予剔除；若仅有针尖钩曲或针身轻微弯曲者，稍经修整后仍可使用。

消毒 针刺训练时要有严格的无菌观念，切实做好消毒工作。除使用一次性无菌针外，消毒是必不可少的重要工作，需要引起足够的重视。如果消毒不严格，一方面容易引起细菌感染，另一方面，也可能导致乙型肝炎病毒及艾滋病病毒等一些传染病通过针刺传染。消毒范围应包括针具、器械、试者手指、受试者穴位皮肤等。

（二）分部训练

人体各部腧穴其针刺的方法和要求不尽相同，腧穴的具体针刺操作方法一般取决于所在部位。就部位而言，针刺训练的操作方法和要求主要与该部位的解剖特点有关，一般部位邻近的腧穴，其针刺训练方法相似。腧穴邻近重要的内脏、器官或分布于大的血管、神经附近，或位于关节等有特殊解剖结构之处，若针刺不当极容易发生意外，必须严格按照训练要求进行针刺。

头面部腧穴 一般头面部腧穴针刺较浅，针刺深度约 0.5 ~ 0.8 寸左右。头部腧穴一般选用横刺法；面部腧穴选用直刺或横刺；眼部腧穴需采用压入式进针，避免损伤眼球。

颈项部腧穴 项部腧穴一般向下方斜刺 0.5 ~ 0.8 寸；颈部应该避开颈总动脉缓慢刺入 0.3 ~ 0.8 寸。

胸腹部 胸部腧穴一般斜刺或平刺 0.5 ~ 0.8 寸；胁肋部有肝、脾等脏器，故章门、京门等穴不宜深刺、直刺，应向下斜刺 0.5 ~ 0.8 寸。腹部腧穴大多可直刺 0.5 ~ 1.5 寸。

背腰部腧穴 背部督脉上的穴位应向上斜刺 0.5 ~ 1 寸，其他部位的穴位一般向内斜刺或平刺 0.5 ~ 0.8 寸；腰部腧穴一般直刺 0.5 ~ 1.5 寸。

四肢部腧穴 肩腋部腧穴可以针刺 1 ~ 1.5 寸；上臂部腧穴可以直刺 0.8 ~ 1.5 寸；前臂部腧穴除列缺、偏历、养老穴外，均可直刺 0.5 ~ 1.2 寸；手部腧穴深度一般不超过 1 寸。

下肢部腧穴 大腿部可以直刺 1 ~ 3 寸；小腿部可以直刺 0.5 ~ 2 寸；足部腧穴一般深度不超过 1 寸。

☆ 学习小节

1. 学习内容

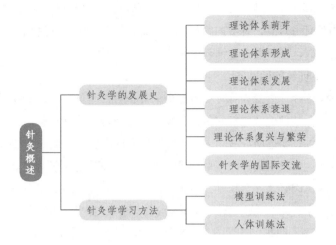

2. 学习方法 本章可通过查阅不同时代的经络腧穴相关著作来了解经络腧穴理论的形成和学术发展的基本概况。在掌握基本知识的基础上，注重操作练习，结合模型训练和人体训练法，培养熟练的针灸操作技能，为临床工作打下扎实的基础。

◇ 复习思考题

1. 《针灸甲乙经》对针灸学的贡献是什么？
2. 北宋著名针灸学家王惟一对针灸学的主要贡献是什么？
3. 人体各部位腧穴针刺操作时需注意哪些？

（刘明军　陈邵涛）

第二章
经络腧穴学总论

学习目标　　　　通过学习人体经络系统的循行分布、生理功能、病理变化及其
　　　　　　　　　与脏腑的相互关系，腧穴的分类、治疗作用、定位方法，特定
　　　　　　　　　穴的组成及特点，为以后学习相关学科奠定坚实的针灸理论
　　　　　　　　　基础。

学习要点　　　　经络概念；经络的组成；十二经脉的循行特点；腧穴的分类及
　　　　　　　　　定位方法；特定穴的组成。

▶　经络学说是阐述人体经络系统的循行分布、生理功能、病理变化及其与脏腑相互关系
的理论体系，是针灸学科的基础，与阴阳五行、脏腑、气血津液等共同组成了中医学的理
论基础。经络理论贯穿于中医的生理、病理、诊断和治疗等各个方面，对中医各科的临床
实践具有重要的指导意义。

▶　经络系统是由经脉与络脉相互联系、彼此衔接而构成的体系，是人体内运行气血的通
道。经脉是粗大的直行主干；络脉是经脉的细小分支。经脉和络脉纵横交错、互相衔接，
像网络一样遍布全身。《灵枢·海论》记载："夫十二经脉者，内属于府藏，外络于支节。"
指出经脉将人体的脏腑器官与四肢百骸联系为一个有机的整体，运行气血、协调阴阳，使
机体的功能活动保持协调和相对平衡。

▶　腧穴是人体脏腑经络之气输注于体表的特殊部位。腧穴与脏腑、经络有密切关系，腧
穴归属于经脉，经脉属于脏腑，所以腧穴—经脉—脏腑内外相通，具有密不可分的联系。
腧穴既是疾病在体表的反映处，也是针灸的施术部位。针灸腧穴，可以疏通经脉、调理气
血，达到治疗疾病的目的。

第一节　经络系统的组成

一、十二经脉

经络系统由经脉和络脉组成，其中经脉包括十二经脉、奇经八脉及附属于十二经脉的十二经别、十二经筋和十二皮部；络脉包括十五络脉和难以计数的孙络、浮络等（图 2-1）。

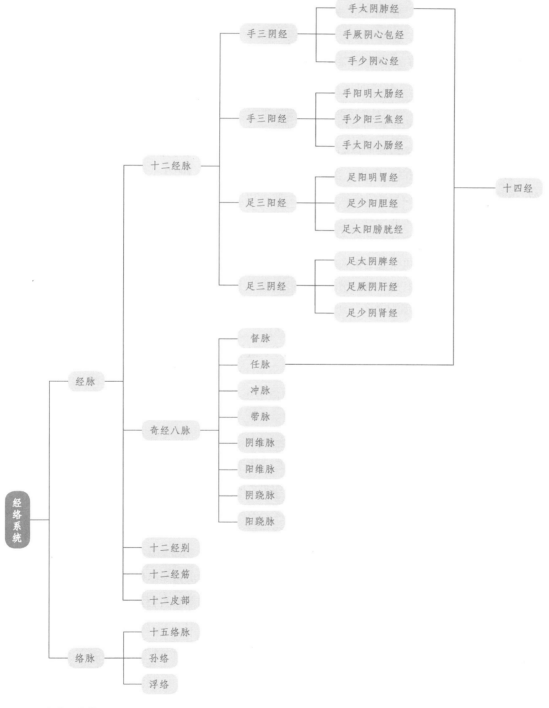

图 2-1　经络系统简图

十二经脉为手三阴经（肺、心包、心）、手三阳经（大肠、三焦、小肠）、足三阳经（胃、胆、膀胱）、足三阴经（脾、肝、肾）的总称。因其是经络系统的主体，故又被称为十二正经。

1. **十二经脉的名称** 十二经脉的名称是由手足、阴阳、脏腑三大部分组成的。手足，表示经脉在上肢或者下肢分布的不同，手经表示经脉的外行线路分布于上肢，足经则表示经脉的外行线路分布于下肢；脏腑，表示经脉的脏腑属络关系，比如肺经表示该经脉属于肺脏，胃经表示该经脉属于胃腑；阴阳，表示经脉的阴阳属性及阴阳气的多少，一阴一阳分化为三阴三阳来区分阴阳气的盛衰：阴经中阴气最盛的是太阴，其次是少阴，再次为厥阴；阳经中阳气最盛的是阳明，其次是太阳，再次为少阳。根据阴阳气的多少，三阴三阳之间组成了对应的表里相合关系：即太阴—阳明，少阴—太阳，厥阴—少阳，三阴三阳的名称也广泛用于经络的命名，经别、经筋、络脉也是如此。

2. **十二经脉的分布** 《灵枢·海论》中概括地指出了十二经脉的分布特点："十二经脉者，内属于府藏，外络于支节。"在内部，十二经脉隶属于脏腑；在外部，分布于四肢、头和躯干。

十二经脉"外络于支节"，这里的"支节"，指经脉在四肢及头和躯干这些体表部位的分支和穴位，其"有穴通路"是经脉的主要循行路线。

（1）四肢部：四肢的内侧面属阴，外侧面属阳。故手足阴经分布于四肢的内侧面，反之手足阳经分布于四肢的外侧面。具体而言，以大指向前、小指向后的体位描述：在内侧面，太阴在前，厥阴在中，少阴在后；在外侧面，阳明在前，少阳在中，太阳在后。

十二经脉在四肢的分布规律是：太阴、阳明在前，厥阴、少阳在中，少阴、太阳在后。在小腿的下半部及足部，足厥阴和足太阴有例外的交叉情况，在内踝上 8 寸以下足厥阴行于足太阴之前；至内踝上 8 寸以上再交叉到足太阴之后而循行于足太阴和足少阴之间。

（2）十二经脉在头和躯干部的分布规律：大致是手三阴联系胸，足三阴联系腹及胸，手足三阳联系头，故称"头为诸阳之会"。阳经在头和躯干部的分布较广泛，大致情况是阳明行于身前，少阳行于身侧，太阳行于身后，在头部也是如此。

十二经脉"内属于府藏"，即指其内行部分。脏腑中，脏为阴，腑为阳。手三阴联系胸部，其内属于肺、心包、心；足三阴联系腹部，其内属于脾、肝、肾，这是所谓的"阴脉营其藏"。足三阳内属于胃、胆、膀胱，手三阳内属于大肠、三焦、小肠，这就是所谓的"阳脉营其府"。

3. **十二经脉的表里属络** 脏腑有表里相合的关系，十二经脉内属于脏腑，所以经脉之间也有表里相合关系。阴经为里，属于脏；阳经为表，属于腑。互为表里的阴经和阳经在体内亦有络属关系，阴经属脏络于腑，阳经属腑络于脏。如手太阴肺经属于肺脏络于大肠，手阳明大肠经属于大肠络于肺脏。如此以来，十二经脉便构成了六对表里相合的关系：手太阴肺经与手阳明大肠经；手少阴心经与手太阳小肠经；手厥阴心包经与手少阳三焦经；足太阴脾经与足阳明胃经；足少阴肾经与足太阳膀胱经；足厥阴肝经与足少阳胆经。而且，经脉的表里关系，除经脉一阴一阳的互相衔接、脏与腑的互相属络外，还通过经别和络脉的表里沟通而得到进一步的加强。

4. **十二经脉与脏腑器官的联络** 十二经脉除了与属络的脏腑有特定的配属关系外，还与其经脉循行分布部位的组织器官有着密切的联络（表 2-1）。

5. **十二经脉的走向与交接** 循行走向为手三阴经从胸走手，手三阳经从手走头，足三阳经从头走足，足三阴经从足走腹（胸）。即如《灵枢·逆顺肥瘦》记载："手之三阴从藏走手，手之三阳从手走头，足之三阳从头走足，足之三阴从足走腹（胸）。"这种脉行之逆顺，后来称为"流注"。有了逆顺，十二经脉之间就可以连贯起来，从而构成"周而复始，如环无端"的气血流注关系。

表 2-1　十二经脉与脏腑器官联络表

经脉名称	属络的脏腑	联络的器官
手太阴肺经	属肺，络大肠，还循胃口	喉咙
手阳明大肠经	属大肠，络肺	入下齿中，挟口、鼻
足阳明胃经	属胃，络脾	起于鼻，入上齿，环口挟唇，循喉咙
足太阴脾经	属脾，络胃，流注心中	挟咽，连舌本，散舌下
手少阴心经	属心，络小肠，上肺	挟咽，系目系
手太阳小肠经	属小肠，络心，抵胃	循咽，至目内外眦，入耳中，抵鼻
足太阳膀胱经	属膀胱，络肾	起于目内眦，至耳上角，入络脑
足少阴肾经	属肾，络膀胱，上贯肝，入肺中，络心	循喉咙，挟舌本
手厥阴心包经	属心包，络三焦	
手少阳三焦经	属三焦，络心包	系耳后，出耳上角，入耳中，至目锐眦
足少阳胆经	属胆，络肝	起于目锐眦，下耳后，入耳中，出耳前
足厥阴肝经	属肝，络胆，挟胃，注肺	过阴器，连目系，环唇内

6. 十二经脉的衔接　十二经脉正常的流注，除需要经脉的逆顺走向之外，各经脉之间还需要相互的衔接，其交接规律为：①阴经与阳经（相表里经）在手足部衔接，如手太阴肺经在食指与手阳明大肠经交接；②阳经与阳经（同名经）在头面部交接，如手阳明大肠经在鼻旁与足阳明胃经交接；③阴经与阴经在胸部交接，即足太阴脾经在心中与手少阴心经交接。

总的看来，手三阴经从脏走手，在手的食指、无名指、小指分别与相表里的阳经相交接，手三阳经从手走向头部，在鼻旁、目内眦、目外眦与同名的足阳经相交接，足三阳经从头走向足部，在足大趾内外侧及足小趾分别与相表里的阴经相交接，足三阴经从足走向腹、胸部，在心中、胸中及肺中与手三阴经交接，从此完成了一个气血循环流注的周期，如此周而复始，阴阳相贯，如环无端，生命不息，运行不止。

二、奇经八脉

奇经八脉为任脉、督脉、冲脉、带脉、阴维脉、阳维脉、阴跷脉、阳跷脉的总称。"奇"，"奇特""奇异"之意。奇经八脉是不同于十二经脉"别道而行"的八条经脉，它们既不直属于脏腑，又无表里配合关系，故称"奇经"。

奇经八脉的分布与十二经脉纵横交互，其中任、督、冲脉三脉皆起于胞中，同出于会阴而异行，称为"一源三歧"。任脉行于前正中线，督脉行于后正中线，任、督脉各有本经所属穴位，故与十二经脉相提并论，合称为"十四经"。冲脉行于腹部第一侧线，交会足少阴肾经穴；带脉横行于腰腹部，交会足少阳经穴；阳跷脉行于下肢外侧、肩及头部，交会足太阳等经穴；阴跷脉行于下肢内侧及眼，交会足少阴经穴；阳维脉行于下肢外侧、肩和头部，交会足少阳等经及督脉穴；阴维脉行于下肢内侧、腹部第三侧线和颈部，交会足少阴等经及任脉穴。

奇经八脉中除了带脉横向循行外，其余的均为纵向循行，纵横交错于十二经脉之间，能够加强十二经脉之间的联系，将部位相近、功能相似的经脉联系起来，能够起到统摄经脉气血、协调阴阳的作用；奇经八脉对十二经脉气血起蓄积、渗灌的调节作用。若喻十二经脉为江河，奇经八脉则为湖泊,《难经·二十八难》云:"比于圣人图设沟渠,沟渠满溢,流于深湖,故圣人不能拘通也。而人脉隆盛,入于八脉,而不环周,故十二经亦不能拘之。"

督脉总督六阳经经气,称为"阳脉之海";任脉总任六阴经,调节全身阴经经气,称为"阴脉之海";冲脉可涵蓄十二经气血,称为"十二经之海""血海";带脉能够约束纵行躯干的诸条经脉;阴维脉和阳维脉分别调节六阴经经气和六阳经经气;阴跷脉和阳跷脉可调节肢体运动,主司眼睑的开合。

三、十五络脉

十二经脉和任、督各自别出一络,加上脾之大络,共计十五条,称为"十五络脉"。分别以其发出的腧穴命名。

十二经脉的络脉从本经四肢肘膝关节以下的络穴分出,走向相表里的经脉;任脉的络脉从鸠尾穴分出后散布于腹部;督脉的络脉从长强穴分出后散布于头,左右别走足太阳经;脾之大络从大包穴分出后散布于胸胁部。

四、十二经别

十二经别,是从十二经脉另行分出,深入体腔,以加强表里相合关系的支脉,又称"别行之正经"。

十二经别一般多从四肢肘膝上下的正经分出,分布于胸腹腔及头部,其循行分布具有"离、入、出、合"的特点。从十二正经别出称"离",进入胸腹腔称"入",与表里经别同行称"合",在头项部出来称"出"。从头项部出来后阳经经别合于原经脉,阴经经别合于相表里的阳经经脉,比如手太阳小肠经经别合于本经,而手少阴心经的经别则合于相表里的阳经,即手太阳小肠经。手足三阴三阳经别,按阴阳表里关系组成六对,形成了"六合"。

十二经别通过离、入、出、合的分布,加强了十二经脉表里、内外、脏腑之间的联系,弥补了十二经脉循行的不足;十二经别表里相合的"六合"作用,使十二经脉中的阴经与头面部发生了联系,扩大了手足三阴经穴的主治范围,为阴经腧穴治疗头面部疾病奠定了基础(表2-2)。

十二经的络脉在四肢部相应的络穴分出后均走向相应的表里经,可起到沟通表里两经和补充经脉循行不足的作用;躯干部的任脉络、督脉络和脾之大络分布于身前、身后和身侧,分别沟通了腹、背和全身经气,从而输布气血以濡养全身组织。

经别和络脉都是经脉的分支,均有加强表里两经的作用,所不同的是:经别行于内,无所属穴位,也无所主病症;络脉则行于外,各有一个络穴,并有所主病症。络脉按其形状、大小、深浅等的不同又有不同的名称,"浮络"为浮行于浅表部位的络脉,"孙络"是络脉中最小的分支,"血络"则指细小的血管。

五、十二经筋

十二经筋是指与十二经脉相应的筋肉部分,其分布范围与十二经脉大体一致。"筋",《说文解字》解作:"肉之力也",意指能产生力量的肌肉;而"腱"是"筋之本",是筋附着于骨骼的部分。全身筋肉按经络分布部位同样分为手足三阴三阳,即十二经筋。

表 2-2　十二经别的分布概况

经别	别，入	胸腹部（合）	出（颈项穴）	合（阳经）
足太阳	入腘中，入肛	属膀胱，之肾，散心		足太阳
足少阴	至腘中，合太阳	至肾，系舌本	出于项（天柱）	足太阳
足少阳	入毛际，入季肋间	属胆，上肝，贯心，夹咽		足少阳
足厥阴	至毛际，合少阳	与别俱行	出颐颔中（天容）	足少阳
足阳明	至髀，入腹里	属胃，散脾，通心，循咽		足阳明
足太阴	至髀，合阳明	与别俱行，结咽，贯舌本	出于口（人迎）	足阳明
手太阳	入腋	走心，系小肠		手太阳
手少阴	入腋（极泉）	属心，走喉咙	出于面（天窗）	手太阳
手少阳	入缺盆	走三焦，散胸中		手少阳
手厥阴	下腋三寸入胸中	属三焦，循喉咙	出耳后（天牖）	手少阳
手阳明	入柱骨	走大肠，属肺，循喉咙		手阳明
手太阴	入腋（中府）	入走肺，散大肠	出缺盆（扶突）	手阳明

经筋均起于四肢末端，结聚于骨骼和关节部，有的进入胸腹腔，但是并不像经脉那样属络脏腑，最后走向头面躯干。手足三阳之筋都到头面部，手三阴之筋到胸膈，足三阴之筋到阴部。

十二经筋能够约束骨骼，活动关节，保持人体正常的运动功能，维持人体正常的体位姿势。

六、十二皮部

指与十二经脉相应的体表皮肤，属于十二经脉及其络脉散布的部位，亦是十二经功能活动反映于体表的部位。体表皮肤按手足三阴三阳划分，即形成十二皮部。

十二皮部的分布区域是以十二经脉在体表的分布为依据而划分的。《素问·皮部论》云："欲知皮部，以经脉为纪者，诸经皆然。"

由于皮部位于人体最外层，所以是机体的卫外屏障。《素问·皮部论》："皮者脉之布也，邪客于皮则腠理开，开则邪入客于络脉，络脉满则注于经脉，经脉满则入舍于府藏也。"因此，皮—络—经—腑—脏，成为了疾病传变的层次；反之，脏腑、经络的病症也可以反映到皮部。所以临床上，可以通过外部的诊察和施治来推断和治疗内部的疾病。临床上常用的治疗方法如皮肤针、刺络、贴敷等，都是皮部理论的应用。由上可知，皮部具有抗御外邪、保卫机体和反映病候、协助诊断治疗的作用。

在诊察或治疗疾病时，还可将十二皮部合为"六经皮部"；又因督脉合于太阳，任脉合于少阳，所以不另有皮部。六经皮部各有专名，三阳以太阳为"关"，阳明为"阖"，少阳为"枢"；三阴以太阴为"关"，厥阴为"阖"，少阴为"枢"。

皮部名称对于说明六经辨证的机制有重要意义。

上述十二经脉、奇经八脉、十五络、十二经别、十二经筋和十二皮部等共同组成经络系统，成为不可分割的整体。

第二节　经络的生理功能和临床应用

一、经络的生理功能

（一）联系脏腑，沟通内外

人体的五脏六腑、四肢百骸、五官九窍、皮肉筋骨等组织器官，各自都有不同的生理功能，它们之间互相联系、互相配合、协调成为一个有机的整体，保持着协调和统一。人体的这种整体联系和整体活动主要是依靠经络系统的联络和沟通而实现的。这正如《灵枢·海论》所记载："夫十二经脉者，内属于府藏，外络于支节。"

十二经脉和经别沟通人体体表和脏腑，以及脏腑之间的联系；十二经脉、十五络脉着重在于体表和体表，以及体表与脏腑之间的联系；十二经脉通过奇经八脉，加强了经与经之间的联系；十二经的标本、气街、四海，则加强了人体前后腹背和头身上下的分段联系。此外还有小的络脉（孙络、浮络）遍布全身，将人体的各部位紧密地联系在一起，使人体各部位的活动保持着完整和统一。

（二）运行气血，协调阴阳

人体饮食水谷精微后，化生气血津液，人体的各个脏腑组织器官在气血的温养濡润后才能正常地发挥生理作用，而气血在全身各部的输布有赖于经络的运行。无论是"宗气""元气""营气""卫气"，必须经过经络营运于周身内外，使得气血"内溉脏腑，外濡腠理"，从而使体内的脏腑和体表的五官九窍、皮肉筋骨，均能息息相通，协调一致。这就是《灵枢·本藏》中记载的："经脉者所以行血气而营阴阳，濡筋骨，利关节者也。"在经络的联系下，气血的盛衰和功能保持相对平衡，使人体达到"阴平阳秘，精神乃治"的生理状态。

（三）抗御外邪，反映病候

外邪侵犯人体时，人体的抗病路径及顺序：当病邪侵犯时，孙络和体表的卫气首当其冲，发挥重要的抗御作用。如果正不敌邪，疾病发展，则可由表及里，从孙络、络脉、经脉、腑、脏逐步深入，出现相应的症状表现。即如《素问·缪刺论》所云："夫邪之客于形也，必先舍于皮毛，留而不去，入舍于孙脉，留而不去，入舍于络脉，留而不去，入舍于经脉，内连五脏，散于肠胃。"

经络反映病候，可以是局部的、一经的、数经的或是整体的。在临床，经络的阴阳气血盛衰可以出现寒热虚实等多种证候表现，疾病由表及里，由三阳经传入到三阴经的发展变化过程，体现了经络与经络、经络与脏腑之间存在着相互联系。如经络的阴气不足也会出现五心烦热、盗汗等阴虚内热的表现。

（四）传导感应，调整虚实

《灵枢·九针十二原》："刺之要，气至而有效。"针刺要取得疗效，首先要得气，再行气，最后气至，即"气至病所"。得气、行气、气至就是针刺传导感应的全过程，是针刺取得疗效的关键。而针刺的"得气"和"行气"现象是经络传导感应现象的表现。所以，针刺调整虚实，是通过传导感应而实现的，而针刺感应是在经络中传导的。

经络在针或者灸的刺激下，可起到双向调节作用，使机体向着有利于机体恢复的方向转化。临床和实验研究表明：经络对机体各个系统和器官都能发挥多方面、多环节、多途径的调整作用，比如足三里，对胃弛缓者可以使收缩加强，对胃紧张者可使之缓和。这种效应对病人更为明显，针刺有关经络的穴位，对亢进者有抑制作用，对抑制者有兴奋作用。不同的穴位具有相对特异性。

总之，经络就像人体内四通八达的网络一般，正常情况下，能够运行气血，协调阴阳，传递信息到人体的各部位；异常情况下，则起到反映疾病和治疗疾病的作用。针灸等治疗方法就是通过激发经络本身的功能，疏通经络气血的传导，使机体恢复阴阳平衡的状态。在中医的生理、病理、诊断和治疗等各个方面都贯穿了经络理论。经络理论不仅对于我们的针灸临床有非常重要的指导意义，而且对中医其他各科的临床实践也具有重要的指导意义。

二、经络的临床应用

经络理论的临床应用体现在诊断和治疗两个方面。诊断方面分经络诊法和分经辨证，是指根据经络来切脉，诊察体表和辨别证候。治疗方面为循经取穴和分经用药，即根据经络来选取腧穴或选择不同治法及药物。

（一）说明病理变化

在正虚邪乘的情况下，经络是病邪传入的途径。《素问·缪刺论》记载："夫邪之客于形也，必先舍于皮毛，留而不去，入舍于孙脉，留而不去，入舍于络脉，留而不去，入舍于经脉，内连五脏，散于肠胃。"即外邪侵犯人体时，人体的抗病路径及顺序：当病邪侵犯时，孙络和体表的卫气首当其冲，发挥重要的抗御作用。如果正不敌邪，疾病发展，则可由表及里，从孙络、络脉、经脉、腑、脏逐步深入，出现相应的症状表现。此外，经络也是脏腑之间、脏腑与体表组织器官之间病变相互影响的渠道。例如，心移热于小肠，肝病影响到胃等；内脏病变也可以通过经络反映到体表，如肝病胁痛、肾病腰痛等都说明了经络是病邪传播的主要途径。

（二）指导药物归经

药物按其主治性能归入某经和某几经，简称药物归经。此说是在分经辨证的基础上发展起来的，如清代徐灵胎在《医学源流论》中记载："如柴胡治寒热往来，能愈少阳之病；桂枝治畏寒发热，能愈太阳之病；葛根治肢体大热，能愈阳明之病。盖其止寒热、已畏寒、除大热，此乃柴胡、桂枝、葛根专长之事。因其能治何经之病，后人即指为何经之药。"

因病症可分经，主治某些病症的药物也就成为某经和某几经之药。关于药物归经，在唐宋以前只有对药物五味作用定向定位的简单论述。从唐宋以后，医家在对药物进行论述时，认为各种药物应取其药性之长，使之各归其经，逐渐地将药物的归属与脏腑经络相联系，极大地促进了临床用药的发展。

（三）诊断治疗疾病

1. **经络诊法** 在诊察某些疾病的过程中，常可发现在经络循行线路上或在经气聚集的某些穴位上有皮肤形态、色泽的变化或明显的结节、条索状物等阳性反应物，这些都有助于疾病的诊断。《灵枢·经水》说："审、切、循、扪、按，视其寒温盛衰而调之"，这些都是就经络部位进行诊察的方法，如审查、指切、推循、扪摸、按压，以及观察局部寒温和气血盛衰现象。

《素问·三部九候论》说的"视其经络浮沉，以上下逆从循之"，就是检查经络的基本方法。诊察皮部血络的色泽，以辨痛、痹、寒、热等，也属于诊络法。

压痛的检查对临床取穴尤为重要。《灵枢·背腧》"按其处，应在中而痛解"，这既是"以痛为腧"的取穴法，也是经络诊法之一。

2. **分经辨证** 全身外至皮肉筋骨，内至五脏六腑，都以经络为纲，按经络来分析病证，即称分经辨证。在《灵枢·经脉》篇中对十二经脉的证候做了详细的记载。认为十二经脉各有"是动则病……"和"是主某所生病"，意指此经脉变动就出现有关的病证，此经脉腧穴能主治其所发生的病证，这就是经脉的主病。各经脉既有其循行所过部位的外经病，又有其相关的脏腑病。通过分经辨证，对于经气虚实、经气厥逆或经气终厥等证候的观察，可明确病位，了解疾病的性质、程度、发展和预后，对于疾病的诊断和治疗有重要意义。

3. **指导针灸治疗**　根据经络相关理论，当某一经出现病变时，就可以对本经或相关经脉的穴位进行治疗，即我们通常所讲的循经取穴。如《四总穴歌》所记载的"肚腹三里留，腰背委中求，头项寻列缺，面口合谷收"就是很好的说明，而且临床应用也非常广泛。对于脏腑五官来说，取用头面躯干部的经穴就是近取法，取用四肢部的经穴是远取法。循经远取和远近配合，在临床治疗中具有特殊的重要意义。

第三节　腧穴的命名、分类与治疗作用

一、腧穴的命名

腧穴是脏腑经络气血输注于躯体外部的特殊部位，是气血输注出入的部位，是疾病的反映点，同时也是针灸治疗疾病的刺激点。人们对腧穴部位特点和治疗作用的认识逐步深入，不断为腧穴确定位置、主治，并加以命名。腧穴各有一定的部位和名称，即如《素问·阴阳应象大论》所言："气穴所发，各有处名。"

古人对腧穴的命名，取义十分广泛，可谓上察天文，下观地理，中通人事，远取诸物，近取诸身，结合腧穴的分布特点、作用、主治等内容赋予一定的名称。

腧穴命名，多是在部位和作用的基础上，结合自然界的现象及医学理论，采用取类比象的方法而定的。因此，了解腧穴的命名，有助于腧穴部位的记忆和功能的掌握。具体而言，主要有以下几方面：

1. **根据所在部位命名**　根据腧穴所在的人体解剖部位来命名，如：腕骨、颧髎、曲骨、京骨、巨骨等都是位于某个骨性标志边缘。

2. **根据治疗作用命名**　根据腧穴对某种病症的特殊治疗作用来命名，如：治疗目疾的睛明、光明，治疗水肿的水分、水道，治疗耳疾的听宫、听会，治疗鼻病的通天、迎香，治疗月经病的交信、归来等等。

3. **根据天体地貌命名**　根据自然界的天体名称，如根据日、月、星、辰等命名的日月、上星、太白、天枢；根据山、陵、丘、溪、谷、海等命名的合谷、大陵、梁丘、丘墟、血海、阳池等。

4. **参照动植物命名**　根据动植物名称来形容腧穴所在部位的形象来命名，如：伏兔、鱼际、犊鼻、禾髎、攒竹、鸠尾等。

5. **借助建筑物命名**　是指根据建筑物的名称来形容某些腧穴所在部位或形容其作用特点而命名。比如：府、房、舍、堂、井等，如风府、天府、中府、气舍、印堂、天井。

6. **结合中医学理论命名**　根据脏腑功能和经络阴阳来命名，如以脏腑功能命名的脏腑背俞穴、神堂、魄户、魂门、志室、意舍等，以经络阴阳来命名的三阴交、阳陵泉、三阳络、阳纲等。

二、腧穴的分类

腧穴的类别，一般将归属于十四经系统的称为"经穴"，未归入十四经的补充穴称为"经外奇穴"，按压痛点所取的穴位称为"阿是穴"。

凡归属于十二经脉、任脉和督脉的腧穴，即归属于十四经的腧穴，称为"经穴"，又称"十四经穴"。经穴均有具体的穴名和固定的位置，分布在十四经循行路线上，具有明确的针灸主治症。

奇穴是指未归属于十四经穴范围，但有具体的位置、固定名称和主治等的经验效穴。如四缝穴治疗小儿疳积，百劳穴治瘰疬等。有的奇穴并不是指一个穴位，而是多个穴位的组合，如八邪、八风、华佗夹脊穴、十宣穴等。

阿是穴，又称天应穴、不定穴等，通常是指该处既不是经穴，又不是奇穴，只是按压痛点所取之穴。这类穴既无具体名称，又没有固定的位置，而是以病痛局部、压痛或其他反应点作为刺灸的部位。阿是穴多在病变附近，也可在与其距离较远的部位。

三、腧穴的治疗作用

腧穴作为脏腑经络气血转输出入的特殊部位，其作用与脏腑、经络有着密切的关系，主要体现在诊断和治疗两个方面。

（一）腧穴的主治特点
腧穴的主治特点主要表现在近治作用、远治作用和特殊作用三个方面。

1. 近治作用　近治作用是指腧穴都能治疗其所在部位及邻近部位的病症，这是一切腧穴所具有的共同特点，也是"腧穴所在，主治所在"规律的体现。如睛明治疗眼疾，中脘治疗腹痛，百会、四神聪、前顶位于巅顶部，可以治疗头顶疼痛、头晕目眩等病症。这些均体现了腧穴的局部治疗作用，也称为"近治作用"。

2. 远治作用　远治作用是指腧穴不仅能治疗局部病症，而且还能治疗本经循行所到达的远隔部位的病症。这是经穴，尤其是十二经脉在四肢肘、膝关节以下的腧穴的主治作用特点。如合谷不仅能治疗手局部的病症，而且还能治疗颈部和头面部的病症；足三里不但能治疗下肢病症，而且能治胃肠以及更高部位的病症等。远治作用的理论基础就是经脉循行所过，这些均体现了"经脉所过，主治所及"的主治规律，即如《灵枢·终始》记载："病在上者下取之，病在下者高取之，病在头者取之足，病在足者取之腘。"

3. 特殊作用　针灸某些腧穴，可以起到双向性的调治作用，这是远道作用的扩大。如腹泻时针刺天枢穴可以止泻，便秘时针刺天枢来通便；胃痉挛产生胃痛时，针刺足三里可以解痉止痛；胃肠蠕动迟缓时，针刺足三里来促进蠕动。有些腧穴还能调治全身性的病症，如合谷、曲池、大椎等穴是泻热要穴，可以治疗外感发热；足三里、膏肓俞、关元等穴是古人总结出来的强壮要穴，可以增强人体防卫、免疫功能。这些均属于腧穴的特殊治疗作用。

（二）腧穴的主治规律
每个腧穴都有广泛的主治范围，这与其所属经络和所在部位的不同有直接关系。无论腧穴的远部治疗作用，还是近部治疗作用，都以经络理论为依据。腧穴的主治规律，主要有分经主治、分部主治两方面。四肢部经穴以分经主治为主，头身部经穴以分部主治为主。

1. **分经主治规律** 某一经脉所属的经穴均可治疗该经脉循行部位及其相应脏腑的病症。十四经穴的主治作用，归纳起来是：本经腧穴能治疗本经病，表里经穴能治疗互为表里的经脉、脏腑病。根据腧穴的分经主治规律，后世在针灸治疗上发展为"宁失其穴，勿失其经"。

各经腧穴的主治既有其特殊性，又有共同性。如手三阴经穴各有其特殊作用，即手太阴肺经穴治肺、喉病及上肢内侧前缘痹痛；手厥阴心包经穴治心、胃病及上肢内侧中间痹痛；手少阴心经穴治心痛及上肢内侧后缘痹痛。但它们又有共同主治特点，即均能治胸部病。

2. **分部主治规律** 位于身体某一部位的腧穴均可治疗该部位及某类病症，即腧穴的分部主治与腧穴的位置特点相关。如位于头面、颈项部的腧穴，以治疗头面五官及颈项部病症为主，后头区及项区又可治疗神志病；胸、腹与背腰部前后对应，"脏腑腹背，气相通应"，这是分部主治的规律，体现经脉在纵行分经的基础上又有横行分部的关系。

第四节 特定穴

一、特定穴及分类

特定穴是十四经穴中，具有特殊应用方法，特殊治疗作用，并以特定称号归类概括的一部分腧穴。

特定穴分为五输穴、原穴、络穴、俞穴、募穴、下合穴、郄穴、八会穴、八脉交会穴和交会穴，共计十大类。

二、特定穴的分布及特点

（一）五输穴

十二经脉在四肢肘、膝关节以下各有井、荥、输、经、合五个腧穴，合称"五输穴"。五输穴在全身腧穴中占有极其重要的位置，临床应用十分广泛，是远部选穴的重要穴位。十二经脉中每条经有 5 个穴位属于五输穴，故人体共有五输穴 60 个。五输穴除了有经脉的归属外，还有其自身的五行属性，并按照"阴井木""阳井金"的规律进行配属。

（二）原穴、络穴

原穴与脏腑原气有着密切的联系，如《难经·六十六难》记载："三焦者，原气之别使也，主通行三气，经历于五脏六腑。原者，三焦之尊号也，故所止辄为原。"原气借三焦之道，贯通运行上、中、下三焦，输布到五脏六腑，头身四肢。所以将三焦运行的原气注留于四肢部位的腧穴称之为原穴。原穴的临床应用主要表现在诊断和治疗两个方面。《灵枢·九针十二原》中载："五脏有疾也，当取之十二原。"所以，原穴主要用于治疗相关脏腑的疾病，也可以协助诊断。

络穴是络脉从本经别出的部位，络穴除了可以治疗其络脉的病症外，由于十二络穴能沟通表里两经，故有"一络通两经"之说。因此，络穴不仅能主治本经，还能治疗其相表里经脉的病症，正如《针经指南》所云："络穴正在两经中间……若刺络穴，表里皆活。"例如，手太阴经的络穴列缺，既能治疗肺经的咳嗽、喘息，又能治疗手阳明大肠经的齿痛、头项强痛等疾患。可见，络穴的作用主要是扩大了经脉的之治疗范围。

在临床上，络穴可以单独应用，也可以与原穴相配合使用，称为原络配穴法或主客原络配穴法，是表里经配穴法的典型应用。例如，肺经先病，先取其经的原穴太渊，大肠后病，再取该经络穴偏历。反之，大肠先病，先取大肠经原穴合谷，肺经后病，再取该经络穴列缺。

（三）背俞穴、募穴

背俞穴是脏腑之气输注于背腰部的腧穴，位于背腰部足太阳膀胱经的第一侧线上。募穴则是脏腑之气结聚于胸腹部的腧穴。背俞穴、募穴与脏腑关系密切，脏腑发生疾病时，在相应的背俞穴、募穴会有反应，表现为压痛或敏感等。因此，某一脏腑有病时，就可以应用背俞穴、募穴来进行治疗。如《素问·长刺节论》："迫藏刺背，背俞也。"《标幽赋》云："岂不闻脏腑病，而求门、海、俞、募之微。"这些均说明背俞穴、募穴可以治疗脏腑病症。

背俞穴、募穴不仅可以治疗与其相应的脏腑疾病，也可以治疗与脏腑经络相联属的五官九窍、皮肉筋骨的病症。如肺俞治咳嗽、喘息等肺系病症，又能治疗与肺有关的鼻病、皮毛病；肾俞既能治疗肾病，又能治疗与肾有关的耳鸣耳聋、阳痿及骨病等。

临床上，腑病多选募穴，脏病多选背俞穴，如《难经·六十七难》记载："阴病行阳，阳病行阴。故令募在阴，俞在阳。"《素问·阴阳应象大论》则有"阴病治阳，阳病治阴"。

（四）郄穴、下合穴

郄穴是十二经脉和奇经八脉中的阴跷脉、阳跷脉、阴维脉、阳维脉各经经气深聚的部位。共16个郄穴，多分布于四肢肘膝部以下。

下合穴又称六腑下合穴，是六腑之气下合于足三阳经的6个腧穴。胃、胆、膀胱三腑的下合穴，即本经五输穴中的合穴足三里、阳陵泉、委中；而大肠、小肠下合于足阳明胃经的上巨虚、下巨虚，三焦下合于足太阳膀胱经的委阳。

（五）八会穴、八脉交会穴

八会穴是脏、腑、气、血、筋、脉、骨、髓之气所聚会的8个腧穴。脏、腑、气、血、骨之会穴位于躯干部，筋、脉、髓之会穴位于四肢部。

八脉交会穴又称"交经八穴""流注八穴"和"八脉八穴"，是十二经脉通于奇经八脉的8个穴位。八脉交会穴均分布于肘膝以下。

（六）交会穴

交会穴是两经或数经相交会的腧穴，多分布于头面、躯干部。其中腧穴所归属的一经称为本经，相交会的一经称为他经。

第五节　腧穴的定位方法

腧穴定位法，又称"取穴法"，是指确定腧穴位置的基本方法。以下就骨度分寸、自然标志、手指同身寸和简便取穴法四种方法进行介绍。

一、骨度分寸定位法

骨度分寸法，古称"骨度法"，是指以体表骨节为主要标志，测量周身各部的大小、长短，并依其尺寸按比例折算作为定穴的标准来确定腧穴位置的方法。常用的骨度分寸以图表说明如下（表2-3）。

表2-3　常用骨度分寸示意图

部位	起止点	折量寸	度量法	说明
头面部	前发际正中至后发际正中	12	直寸	用于确定头部经穴的纵向距离
	眉间（印堂）至前发际正中	3	直寸	
	第7颈椎棘突下（大椎）至后发际正中	3	直寸	用于确定前或后发际及其头部经穴的纵向距离
	眉间（印堂）至后发际正中第7颈椎棘突下（大椎）	18	直寸	
	前两额发角（头维）之间	9	横寸	用于确定头前部经穴的横向距离
	耳后两乳突（完骨）之间	9	横寸	用于确定头后部经穴的横向距离
胸腹胁部	胸骨上窝（天突）至胸剑联合中点（歧骨）	9	直寸	用于确定胸部任脉经穴的纵向距离
	胸剑联合中点（歧骨）至脐中	8	直寸	用于确定上腹部经穴的纵向距离
	脐中至耻骨联合上缘（曲骨）	5	直寸	用于确定下腹部经穴的纵向距离
	两乳头之间	8	横寸	用于确定胸腹部经穴的横向距离
	腋窝顶点至第11肋游离端（章门）	12	直寸	用于确定胁肋部经穴的纵向距离
背腰部	肩胛骨内缘（近脊柱侧点）至后正中线	3	横寸	用于确定背腰部经穴的横向距离
	肩峰至后正中线	3	横寸	用于确定肩背部经穴的横向距离
上肢部	腋前、后纹头至肘横纹（平肘尖）	9	直寸	用于确定上臂部经穴的纵向距离
	肘横纹（平肘尖）至腕掌（背）侧横纹	12	直寸	用于确定前臂部经穴的纵向距离
下肢部	耻骨联合上缘至股骨内上髁上缘	18	直寸	用于确定下肢内侧足三阴经穴的纵向距离
	胫骨内侧髁下方至内踝尖	13	直寸	
	股骨大转子至腘横纹	19	直寸	用于确定下肢外后侧足三阳经穴的纵向距离（臀横纹至腘横纹相当14寸）
	腘横纹至外踝尖	16	直寸	用于确定下肢外后侧足三阳经穴的纵向距离

二、自然标志定位法

自然标志，主要指分布于全身体表的骨性标志和肌性标志。自然标志定位法是指以体表解剖学的各种体表标志为依据来确定腧穴位置的方法。

（一）固定标志

固定标志定位是依据人体表面固定不移，又有明显特征的部位作为取穴标志的方法。如五官、毛发、爪甲、乳头、脐窝和骨节凸起、凹陷及肌肉隆起等。如两眉中间取印堂，取十二经的井穴多以爪甲为标志，取胸部腧穴以肋间为标志，取阳陵泉以腓骨小头为标志等。此外，肩胛冈平第三胸椎棘突，肩胛骨下角平第七胸椎棘突，髂嵴平第四腰椎棘突，这些可作为背腰部腧穴的取穴标志。

（二）活动标志

活动标志定位就是利用关节、肌肉、皮肤随活动而出现的凹陷、突起或皱纹等作为取穴标志的一种方法。如取耳门、听宫、听会等应张口取；下关应闭口取；取阳溪需将拇指翘起，拇长、短伸肌腱之间的凹陷处；取养老时应掌心对胸，当尺骨茎突之桡侧骨缝中。

三、手指比量定位法

手指比量定位法是指以病人本人手指的某些部位折作一定分寸，用以度量腧穴位置的方法，称为"同身寸"。

（一）中指同身寸

以病人中指屈曲时中节桡侧两端纹头之间的距离为1寸，即为中指同身寸。（图2-2）

（二）拇指同身寸

令病人拇指伸直，以拇指指间关节的横度为一寸来折量取穴的方法。（参见图2-2）

（三）横指同身寸

将病人的第二至五指并拢，以中指中节横纹为准，量取四指的横度为三寸，又称"一夫法"。（参见图2-2）

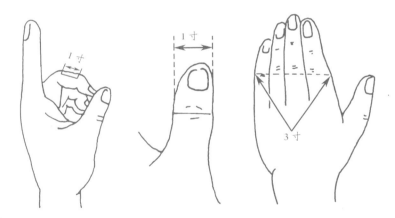

图2-2　同身寸

四、简便定位法

简便定位法是一种简便易行的腧穴定位方法。常用的简便定位方法有：两手虎口交叉，当食指端压在另一手腕后高骨处取列缺；半握拳，当中指端所指处取劳宫；两手自然下垂，于中指端触及下肢处取风市；两耳尖直上连线中点取百会等。

此法是一种辅助取穴方法，为了定穴准确，最好结合体表解剖标志或"骨度"分寸定位等方法取穴（表2-4）。

表 2-4 经脉交会穴表（○所属经 √交会经）

	足太阴经	手太阴经	足厥阴经	手厥阴经	足少阴经	手少阴经	足太阳经	手太阳经	足少阳经	手少阳经	足阳明经	手阳明经	任脉	冲脉	督脉	带脉	阴维脉	阳维脉	阴跷脉	阳跷脉	备注
承浆											√	√	○		√						《针灸大成》
廉泉													○					√			
天突													○					√			
上脘								√			√		○								
中脘								√		√	√		○								手太阳，手少阳，足阳明所生
下脘	√												○								
阴交													○	√							
关元	√		√		√								○								
中极	√		√		√								○								
曲骨			√										○								
会阴													○	√	√						
三阴交	○		√		√																
冲门	○		√																		
府舍	○		√														√				
大横	○																√				
腹哀	○																√				
中府	√	○																			
章门			○						√												
期门	√		○														√				
天池				○					√												
横骨					○									√							
大赫					○									√							
气穴					○									√							
四满					○									√							
中注					○									√							
肓俞					○									√							
商曲					○									√							
石关					○									√							
阴都					○									√							
腹通谷					○									√							
幽门					○									√							

	足太阴经	手太阴经	足厥阴经	手厥阴经	足少阴经	手少阴经	足太阳经	手太阳经	足少阳经	手少阳经	足阳明经	手阳明经	任脉	冲脉	督脉	带脉	阴维脉	阳维脉	阴跷脉	阳跷脉	备注
照海					○														√		
交信					○														√		
筑宾					○												√				
神庭							√				√				○						
水沟											√	√			○						
百会							√								○						
脑户							√								○						
风府															○			√			
哑门															○			√			
大椎							√		√		√				○						
陶道							√								○						《铜人》
长强					√				√						○						《铜人》
睛明							○	√			√								√	√	《素问》
大杼							○	√													
风门							○								√						
附分							○	√													
跗阳							○													√	
申脉							○													√	
仆参							○													√	
金门							○											√			
臑俞								○										√		√	
秉风								○	√	√		√									
颧髎								○		√											
听宫								○	√	√											
瞳子髎								√	○	√											
上关									○	√	√										
颔厌									○	√	√										
悬厘									○	√	√										
曲鬓							√		○												
率谷							√		○												
浮白							√		○												
头窍阴							√		○							√					

	足太阴经	手太阴经	足厥阴经	手厥阴经	足少阴经	手少阴经	足太阳经	手太阳经	足少阳经	手少阳经	足阳明经	手阳明经	任脉	冲脉	督脉	带脉	阴维脉	阳维脉	阴跷脉	阳跷脉	备注
完骨							√		○							√					
本神									○									√			
阳白									○									√			
头临泣									○									√			
目窗									○									√			
正营									○									√			
承灵									○									√			
脑空									○									√			
风池									○									√			
肩井									○	√								√			
日月	√								○									√			
环跳							√		○												
带脉									○							√					
五枢									○							√					
维道									○							√					
居髎									○											√	
阳交									○									√			
天髎										○								√			
翳风								√		○											
角孙								√		○	√										
耳和髎								√	√	○											《铜人》
承泣											○		√							√	
巨髎											○									√	
地仓											○	√								√	
下关									√		○										
头维									√		○							√			
气冲											○			√							冲脉所起
臂臑												○									手阳明络之会
肩髃												○								√	
巨骨												○								√	
迎香											√	○									

☆ 学习小节

1. 学习内容

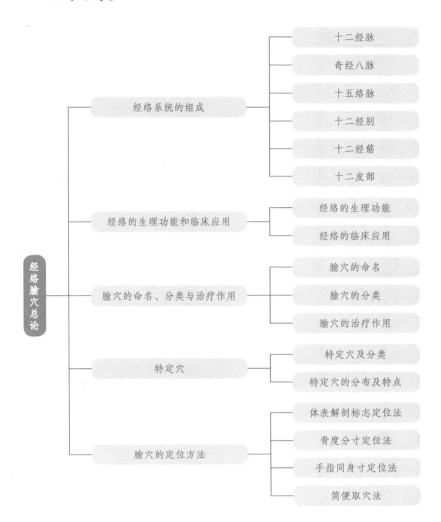

2. 学习方法 本章通过学习掌握十二经脉的分布、循行规律，腧穴的分类及定位方法，并结合图谱、表格加以总结，可以更加形象地掌握经络系统的各个组成部分。结合人体训练掌握腧穴定位的四种方法，在实践中反复练习。

◇ 复习思考题

1. 简述十二经脉的循行走向与交接规律。

2. 简述腧穴的分类及治疗作用。

3. 简述腧穴的定位方法。

（衣华强）

第三章
经络腧穴学各论

学习目标　通过学习十四经脉的循行及其与脏腑、组织器官的联系，十四经脉各经腧穴的主治概要及常用腧穴的定位、主治及操作等，为针灸临床实践打好基础。

学习要点　十四经脉的循行；十四经脉各经腧穴的主治概要；十四经腧穴及奇穴中常用穴位的定位、主治特点和操作要求。

03章

第一节　十二经脉和常用经穴

一、手太阴肺经

（一）经脉循行

手太阴肺经，起于中焦，向下联络大肠，再返回沿着胃的上口，通过横膈，入属于肺。从肺系（气管喉咙部）向外横行出来，沿上臂内侧下行于手少阴、手厥阴之前，至肘窝中，再沿前臂内侧前缘下行，经寸口动脉搏动处，行至鱼际，沿着鱼际桡侧缘循行至拇指端。腕后支脉，从腕后走向食指桡侧至末端，与手阳明大肠经相接（图3-1）。

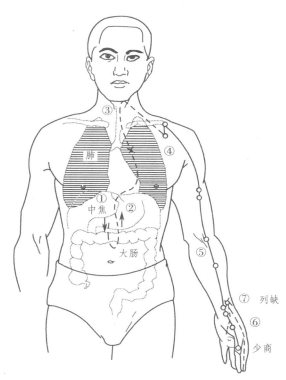

图3-1　手太阴肺经经脉循行示意图

（二）主病

咳嗽，气喘，少气不足以息，咳血，伤风，胸部胀满，咽喉肿痛，缺盆部和手臂内侧前缘痛，肩背部寒冷、疼痛等。

（三）常用穴位

本经首穴为中府，末穴为少商，左右各11穴（图3-2）。

1. 中府 *Zhōngfǔ（LU 1）肺之募穴；手、足太阴经交会穴

【定位】在胸部，横平第1肋间隙，锁骨下窝外侧，前正中线旁开6寸（图3-3）。

【主治】①咳嗽，气喘，胸闷，胸痛；②肩背痛。

【操作】向外斜刺0.5～0.8寸；不可向内深刺，以免伤及肺脏导致气胸。

2．尺泽 * Chǐzé（LU 5）合穴

【定位】在肘区，肘横纹上，肱二头肌腱桡侧凹陷中（图3-4）。

【主治】①咳嗽，气喘，咳血，咽喉肿痛；②急性吐泻；③小儿惊风；④肘臂挛痛。

【操作】直刺0.5～0.8寸；或点刺出血。

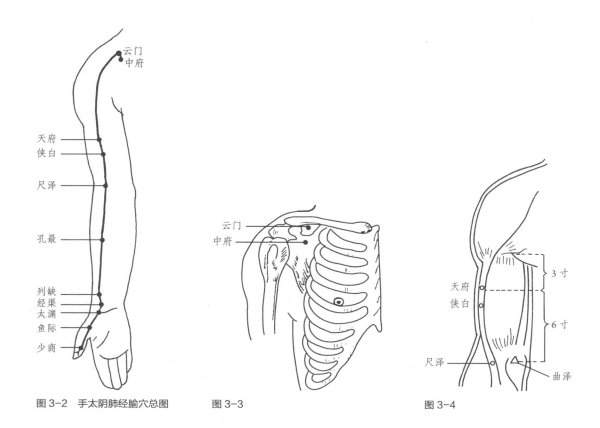

图3-2　手太阴肺经腧穴总图　　图3-3　　　　　　图3-4

3．孔最 * Kǒngzuì（LU 6）郄穴

【定位】在前臂前区，腕掌侧远端横纹上7寸，尺泽与太渊连线上（图3-5）。

【主治】①咳血，咳嗽，气喘，鼻衄，咽喉肿痛；②痔疾；③肘臂挛痛。

【操作】直刺0.5～1寸。

4．列缺 * Lièquē（LU 7）络穴；八脉交会穴（通任脉）

【定位】在前臂，腕掌侧远端横纹上1.5寸，拇短伸肌腱与拇长展肌腱之间，拇长展肌腱沟的凹陷中（参见图3-5）。简便取穴法：两手虎口自然平直交叉，一手食指按在另一手桡骨茎突上，指尖下凹陷中是穴。

【主治】①咳嗽，气喘，咳血，咽喉肿痛；②头痛，项强，齿痛，口眼歪斜；③手腕痛。

【操作】向上斜刺0.3～0.5寸。

5．太渊 * Tàiyuān（LU 9）输穴；原穴；八会穴（脉会）

【定位】在腕前区，桡骨茎突与舟状骨之间，拇长展肌腱尺侧凹陷中（参见图3-5）。

【主治】①咳嗽，气喘，咳血，胸痛，咽喉肿痛；②无脉症；③手腕痛。

【操作】避开桡动脉，直刺0.3～0.5寸。

6．鱼际 * Yújì（LU 10）荥穴

【定位】在手外侧，第1掌骨桡侧中点赤白肉际处（参见图3-5）。

【主治】①咳嗽，气喘，咳血，咽喉肿痛，咽干，失音；②小儿疳积；③掌中热。

【操作】直刺 0.5～0.8 寸。可灸。治小儿疳积可用割治法。

7．少商 * Shàoshāng（LU 11）井穴

【定位】在手指，拇指末节桡侧，指甲根角侧上方 0.1 寸（指寸）（参见图3-5）。

【主治】①咳嗽，咽喉肿痛，鼻衄；②高热，昏迷，癫狂；③指肿，麻木。

【操作】浅刺 0.1～0.2 寸；或点刺出血。

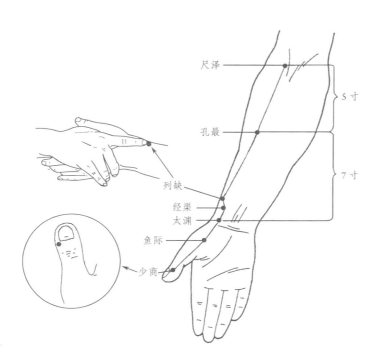

图 3-5

表 3-1　手太阴肺经经脉其他穴位一览表

穴位名称	定位	主治	操作
云门 （LU 2）	在胸部，锁骨下窝凹陷中，肩胛骨喙突内缘，前正中线旁开6寸	①咳嗽，气喘，胸痛； ②肩背痛	向外斜刺 0.5～0.8 寸；不可向内深刺，以免伤及肺脏
天府 （LU 3）	在上臂前区，腋前纹头下3寸，肱二头肌腱桡侧缘处	①咳嗽，气喘，鼻衄： ②瘿气； ③上臂痛	直刺 0.3～0.5 寸
侠白 （LU 4）	在上臂前区，腋前纹头下4寸，肱二头肌腱桡侧缘处	①咳嗽，气喘； ②干呕； ③上臂痛	直刺 0.5～1 寸
经渠 （LU 8）	在前臂前区，腕掌侧远端横纹上1寸，桡骨茎突与桡动脉之间	①咳嗽，气喘，胸痛，咽喉肿痛； ②手腕痛	避开桡动脉，直刺 0.3～0.5 寸

二、手阳明大肠经

（一）经脉循行

手阳明大肠经，起于食指桡侧端，沿食指桡侧上行，经过第 1、2 掌骨之间，向上进入两筋（拇长伸肌腱和拇短伸肌腱）之间，沿前臂外侧前缘，至肘部外侧，再沿上臂外侧前缘至肩部，沿肩峰前缘，向上行至背部，与诸阳经交会于大椎穴，再向下进入缺盆部，络于肺，通过横膈，属于大肠。缺盆部支脉，从缺盆部上行至颈旁，经面颊进入下齿之中，回绕至上唇，交叉于人中，左脉向右，右脉向左，分布在鼻翼旁，与足阳明胃经相接（图 3-6）。

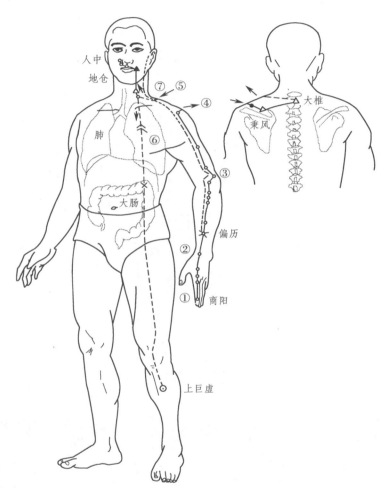

图 3-6　手阳明大肠经经脉循行示意图

（二）主病

齿痛，面肿，眼睛昏黄，口干，鼻流清涕，出血，咽痛，肩前、上臂部痛，食指疼痛、活动不利等。

（三）常用穴位

本经首穴为商阳，末穴为迎香，左右各 20 穴（图 3-7）。

1．商阳 *Shāngyáng（LI 1）井穴

【定位】在手指，食指末节桡侧，指甲根角侧上方 0.1 寸（图 3-8）。

【主治】①咽喉肿痛，齿痛；②热病，昏迷；③手指麻木。

【操作】浅刺 0.1 ~ 0.2 寸；或点刺出血。

2．合谷 *Hégǔ（LI 4）原穴

【定位】在手背，第 1、2 掌骨间，第 2 掌骨桡侧的中点处（参见图 3-8）。简便取穴法：以一手的拇指指间关节横纹，放在另一手拇、食指之间的指蹼缘上，当拇指尖下是穴。又名虎口。

【主治】①头痛，齿痛，口眼歪斜，目赤肿痛，鼻衄，耳聋；②腹痛，便秘；③热病；④多汗，无汗；⑤皮肤瘙痒，瘾疹；⑥经闭，滞产；⑦上肢痿痹，手指挛痛。

【操作】直刺 0.5 ~ 1 寸；孕妇不宜针。

3．偏历 *Piānlì（LI 6）络穴

【定位】在前臂，腕背侧远端横纹上 3 寸，阳溪与曲池连线上（图 3-9）。

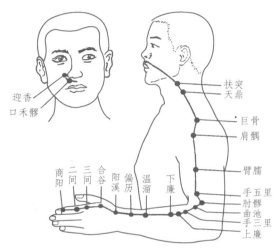

图 3-7　手阳明大肠经腧穴总图

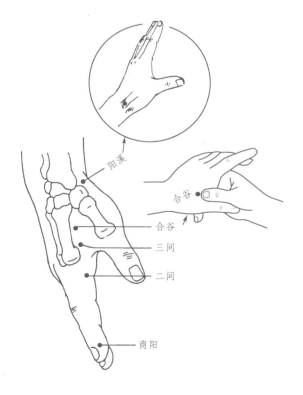

图 3-8

【主治】①鼻衄，咽痛，目赤，耳鸣，耳聋；②水肿，小便不利；③手臂酸痛。

【操作】直刺或斜刺 0.5～0.8 寸。

4．曲池 *Qūchí（LI 11）合穴

【定位】在肘区，屈肘成直角，在尺泽与肱骨外上髁连线中点处（参见图 3-9）。

【主治】①咽喉肿痛，目赤肿痛，齿痛；②腹痛，吐泻；③热病；④皮肤瘙痒，瘾疹；⑤眩晕，癫狂；⑥上肢不遂，肘臂疼痛无力。

【操作】直刺 1～1.5 寸。

5．迎香 *Yíngxiāng（LI 20）手、足阳明交会穴

【定位】在面部，鼻翼外缘中点旁，鼻唇沟中（图 3-10）。

【主治】①鼻衄，鼻塞，鼻渊，口歪，面痒；②胆道蛔虫症。

【操作】略向内上方斜刺或平刺 0.3～0.5 寸。不宜灸。

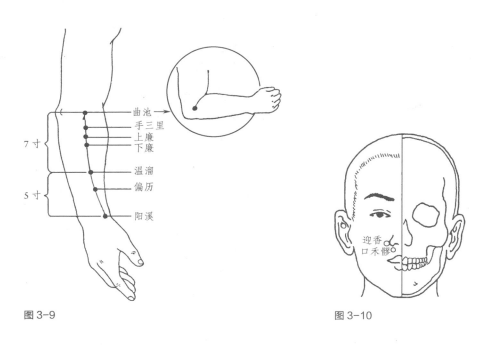

图 3-9　　　　　　　　　　　　　　　　　　图 3-10

表 3-2　手阳明大肠经经脉其他穴位一览表

穴位名称	定位	主治	操作
二间 （LI 2）	在手背，第 2 掌指关节桡侧远端赤白肉际处	①鼻衄，齿痛，咽喉肿痛；目赤肿痛； ②热病	直刺 0.2～0.3 寸
三间 （LI 3）	在手背，第 2 掌指关节桡侧近端凹陷中	①鼻衄，齿痛，咽喉肿痛； ②身热	直刺 0.3～0.5 寸
阳溪 （LI 5）	在腕区，腕背侧远端横纹桡侧，桡骨茎突远端，手指向上跷起时，当拇短伸肌腱与拇长伸肌腱之间的凹陷中	①头痛，咽喉肿痛，齿痛，目赤肿痛； ②手腕痛	直刺 0.3～0.5 寸
温溜 （LI 7）	在前臂，腕背侧远端横纹上 5 寸，阳溪与曲池连线上	①头痛，面肿，咽喉肿痛，口舌肿痛； ②急性肠鸣、腹痛； ③上肢不遂，肩背痛	直刺 0.5～1 寸

穴位名称	定位	主治	操作
下廉 （LI 8）	在前臂，肘横纹下 4 寸，阳溪与曲池连线上	①头痛，眩晕，目痛； ②腹胀，腹痛； ③肘臂痛麻，上肢不遂	直刺 0.5～1 寸
上廉 （LI 9）	在前臂，肘横纹下 3 寸，阳溪与曲池连线上	①头痛； ②腹痛，肠鸣，泄泻； ③肘臂酸痛麻木，上肢不遂	直刺 0.5～1 寸
手三里 （LI 10）	在前臂，肘横纹下 2 寸，阳溪与曲池连线上	①齿痛，颊肿； ②腹痛，吐泻； ③上肢不遂，肘臂痛	直刺 0.5～0.8 寸
肘髎 （LI 12）	在肘区，肱骨外上髁外缘，髁上嵴的前缘	肩肘臂痛、麻木	直刺 0.5～1 寸
手五里 （LI 13）	在臂部，肘横纹上 3 寸，曲池与肩髃连线上	①肘臂痛； ②瘰疬	避开动脉，直刺 0.5～1 寸
臂臑 （LI 14）	在臂部，曲池上 7 寸，三角肌前缘处	①肩臂痛，上肢不遂； ②瘰疬； ③目疾	直刺 0.5～1 寸
肩髃 （LI 15）	在三角肌区，肩峰外侧缘前端与肱骨大结节两骨间凹陷中。屈臂外展，肩峰外侧缘呈现前后两个凹陷，前下方的凹陷即是本穴	①肩臂痛，上肢不遂； ②瘰疬； ③瘾疹	直刺或向下斜刺 0.5～0.8 寸
巨骨 （LI 16）	在肩胛区，锁骨肩峰端与肩胛冈之间凹陷中	①肩背痛； ②瘰疬，瘿气	直刺，微斜向外下方，进针 0.5～1 寸
天鼎 （LI 17）	在颈部，横平环状软骨，胸锁乳突肌后缘	①咽喉肿痛，暴喑； ②瘰疬，瘿气	直刺 0.5～0.8 寸
扶突 （LI 18）	在胸锁乳突肌区，横平喉结，胸锁乳突肌前缘与后缘中间	①咽喉肿痛，暴喑， ②瘰疬，瘿气； ③咳喘，气喘	直刺 0.5～0.8 寸；注意避开颈动脉，不可过深
口禾髎 （LI 19）	在面部，横平人中沟上 1/3 与下 2/3 交点，鼻孔外缘直下	①鼽衄，鼻塞； ②口歪，口噤	直刺 0.3～0.5 寸

三、足阳明胃经

（一）经脉循行

足阳明胃经，起于鼻旁，上行至鼻根，入目内眦，与足太阳经相交，向下沿着鼻柱外侧，入上齿中，返回环绕口唇，入下唇交会于承浆穴，返回沿下颌下缘至大迎穴，沿下颌角上行至耳前，过上关穴，沿发际至前额。面部支脉，自大迎穴前方下行至人迎穴，沿喉咙向下，行至大椎，折向前行，入缺盆，深入体腔，向下通过横膈，属于胃，联络脾。缺盆部直行支脉，从缺盆出体表，沿乳中线下行，挟脐两旁（旁开 2 寸），下行至腹股沟处的气街穴。胃下口部支脉，从胃下口幽门处分出，经腹腔内下行到气街穴，与直行之脉会合，而后下行，沿大腿外侧前侧，至膝膑，沿胫骨外侧前缘，下行至足背，入足次趾外侧端。胫部支脉，自膝下 3 寸处分出，下行至中趾外侧端。足跗部支脉，从足背上冲阳穴分出，入足大趾内侧端，与足太阴脾经相接（图 3-11）。

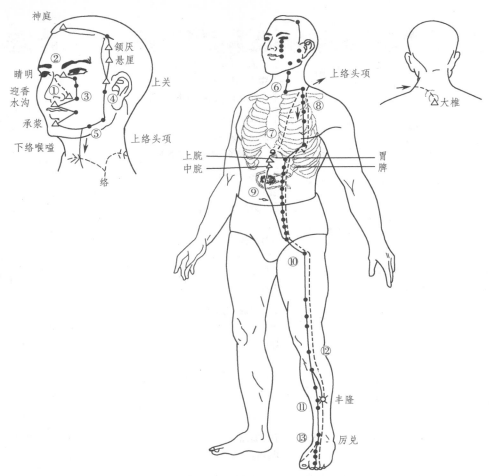

图 3-11 足阳明胃经经脉循行示意图

（二）主病

颤抖发冷，喜欢伸腰、呵欠，躁狂，疟疾，温热病，汗出，鼻塞流涕或出血，口㖞，唇生疮疹，颈肿，咽痛，水肿，胸、乳、腹股沟部、大腿前、膝关节、小腿外侧及足背疼痛等。

（三）常用穴位

本经首穴为承泣，末穴为厉兑，左右各45穴（图3-12）。

1．承泣 *Chéngqì（ST 1）足阳明、阳跷、任脉交会穴

【定位】在面部，眼球与眶下缘之间，瞳孔直下（图3-13）。

【主治】①目赤肿痛，迎风流泪，夜盲，视物不明；②口眼歪斜，面肌痉挛。

【操作】嘱病人闭目，医者用押手向上轻推固定眼球，刺手持针紧靠眶下缘缓慢直刺0.5～1寸，不宜提插、捻转，以防刺破血管引起血肿；出针时应用消毒干棉球稍加按压，以防出血；禁灸。

2．四白 *Sìbái（ST 2）

【定位】在面部，眶下孔处（参见图3-13）。

【主治】①目赤肿痛，迎风流泪，目翳，视物不明；②口眼歪斜，面痛，面肌痉挛；③头痛，眩晕。

【操作】直刺或微向外上斜刺0.3～0.5寸。

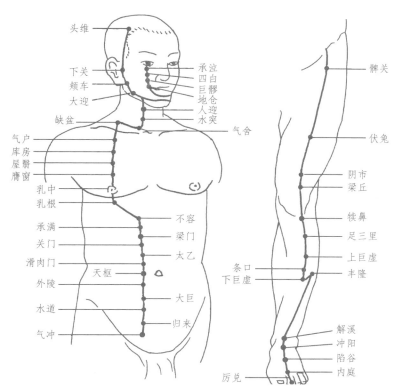

图 3-12 足阳明胃经腧穴总图

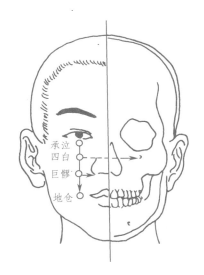

图 3-13

3.天枢 * Tiānshū（ST 25）大肠募穴

【定位】在腹部，横平脐中，前正中线旁开 2 寸（图 3-14）。

【主治】①腹痛，腹胀，泄泻，便秘，痢疾，肠痈；②月经不调，痛经；③水肿。

【操作】直刺 1 ~ 1.5 寸。

4.梁丘 * Liángqiū（ST 34）郄穴

【定位】在股前区，髌底上 2 寸，髂前上棘与髌底外侧端的连线上（图 3-15）。

【主治】①急性胃痛；②乳痈，乳痛；③膝痛，下肢痿痹。

【操作】直刺 0.5 ~ 0.8 寸。

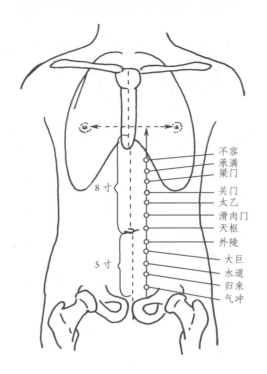

图 3-14

不容
承满
梁门
关门
太乙
滑肉门
天枢
外陵
大巨
水道
归来
气冲

8 寸

5 寸

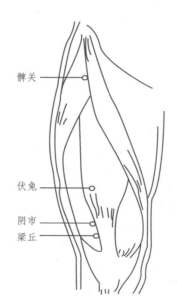

髀关

伏兔

阴市

梁丘

图 3-15

5. 足三里 * Zúsānlǐ（ST 36）合穴；胃下合穴

【定位】在小腿外侧，犊鼻穴下 3 寸，犊鼻与解溪连线上（图 3-16）。

【主治】①胃痛，呕吐，腹痛，腹胀，泄泻，便秘，痢疾，肠痈；②虚劳羸瘦，心悸气短，头晕；③下肢痿痹，水肿，脚气；④癫、狂、痫。

【操作】直刺 1～2 寸；强壮保健多用灸法。

6. 上巨虚 * Shàngjùxū（ST 37）大肠下合穴

【定位】在小腿外侧，犊鼻穴下 6 寸，犊鼻与解溪连线上（参见图 3-16）。

【主治】①腹痛，泄泻，便秘，痢疾，肠痈；②下肢痿痹，脚气。

【操作】直刺 1～1.5 寸。

7．下巨虚＊Xiàjùxū（ST 39）小肠之下合穴

【定位】在小腿外侧，犊鼻穴下9寸，犊鼻与解溪连线上（参见图3-16）。

【主治】①腹痛，肠鸣，泄泻；②下肢痿痹；③乳痈。

【操作】直刺1～1.5寸。

8．丰隆＊Fēnglóng（ST 40）络穴

【定位】小腿外侧，外踝尖上8寸，条口旁开1寸（参见图3-16）。

【主治】①咳嗽，痰多；②头痛，眩晕，癫狂病；③下肢痿痹。

【操作】直刺1～1.5寸。

9．内庭＊Nèitíng（ST 44）荥穴

【定位】在足背，第2、3趾间，趾蹼缘后方赤白肉际处（图3-17）。

【主治】①齿痛，咽喉肿痛，口歪，鼻衄；②热病；③胃痛，吐酸，泄泻，痢疾，腹痛，腹胀，便秘；④足背肿痛。

【操作】直刺或向上斜刺0.5～0.8寸。

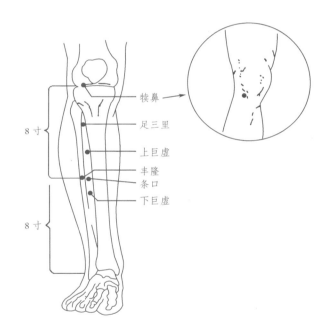

图 3-16

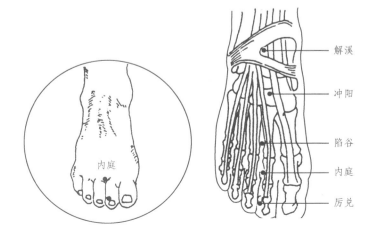

图 3-17

10. 厉兑 *Lìduì（ST 45）井穴

【定位】在足趾，第 2 趾末节外侧，趾甲根角侧后方 0.1 寸（参见图 3-17）。

【主治】①齿痛，鼻衄，咽喉肿痛；②热病；③多梦，梦魇，癫狂。

【操作】浅刺 0.1 ~ 0.2 寸；或点刺出血。

表 3-3　足阳明胃经经脉其他穴位一览表

穴位名称	定位	主治	操作
巨髎 （ST 3）	在面部，横平鼻翼下缘，瞳孔直下	口眼歪斜，面痛，齿痛，鼻衄，唇颊肿	直刺 0.5 ~ 0.8 寸
地仓 （ST 4）	在面部，口角旁开 0.4 寸	口眼歪斜，流涎，齿痛，面痛，面肌𥆧动	斜刺或平刺 0.5 ~ 0.8 寸；或向迎香、颊车方向透刺 1 ~ 2 寸
大迎 （ST 5）	在面部，下颌角前方，咬肌附着部的前缘凹陷中，面动脉搏动处	口眼歪斜，齿痛，颊肿，面痛，面肌𥆧动	避开动脉直刺 0.3 ~ 0.5 寸；或斜向地仓方向刺
颊车 （ST 6）	在面部，下颌角前上方约 1 横指（中指），当咀嚼时咬肌隆起高点处	口眼歪斜，齿痛，颊肿，面痛，面肌𥆧动	直刺 0.3 ~ 0.5 寸；或向地仓方向透刺 1.5 ~ 2 寸
下关 （ST 7）	在面部，颧弓下缘中央与下颌切迹之间凹陷中	①下颌疼痛，口噤，口眼歪斜，齿痛，颊肿，面痛；②耳聋，耳鸣，聤耳	直刺 0.3 ~ 0.5 寸；或向下斜刺 0.5 ~ 1 寸；留针时不宜做大幅度的张口动作，以免弯针、折针
头维 （ST 8）	在头部，额角发际直上 0.5 寸，头正中线旁开 4.5 寸	①头痛，眩晕；②目痛，迎风流泪；③眼睑𥆧动	向后平刺 0.5 ~ 0.8 寸；或横刺透率谷
人迎 （ST 9）	在颈部，横平喉结，胸锁乳突肌前缘，颈总动脉搏动处	①咽喉肿痛；②瘰疬，瘿气；③高血压；④气喘	避开颈总动脉，直刺 0.3 ~ 0.8 寸；不宜灸
水突 （ST 10）	在颈部，横平环状软骨，胸锁乳突肌的前缘	①咽喉肿痛，失音；②瘰疬，瘿气；③咳嗽，喘息	直刺 0.3 ~ 0.5 寸
气舍 （ST 11）	在锁骨胸骨端上缘，胸锁乳突肌胸骨头与锁骨头中间的凹陷中	①咽喉肿痛；②瘿气，瘰疬；③喘息，呃逆；④颈项强痛	直刺 0.3 ~ 0.5 寸（本经气舍至乳根诸穴，深部有大动脉及肺、肝等重要脏器，不可深刺）
缺盆 （ST 12）	在颈外侧区，锁骨上缘凹陷中，前正中线旁开 4 寸	①咳嗽，气喘；②咽喉肿痛；③缺盆痛；④瘰疬	直刺或向后背横刺 0.3 ~ 0.5 寸；不可深刺，以防刺伤胸膜引起气胸
气户 （ST 13）	在胸部，锁骨下缘，前正中线旁开 4 寸	①咳喘，气喘，呃逆；②胸痛，胸胁支满	直刺 0.2 ~ 0.4 寸
库房 （ST 14）	在胸部，第 1 肋间隙，前正中线旁开 4 寸	①咳嗽，气喘，咳唾脓血；②胸胁胀痛	斜刺或平刺 0.5 ~ 0.8 寸
屋翳 （ST 15）	在胸部，第 2 肋间隙，前正中线旁开 4 寸	①咳嗽，气喘；②胸胁胀痛；③乳痈	斜刺或平刺 0.5 ~ 0.8 寸
膺窗 （ST 16）	在胸部，第 3 肋间隙，前正中线旁开 4 寸	①咳嗽，气喘；②胸胁胀痛；③乳痈	斜刺或平刺 0.5 ~ 0.8 寸

穴位名称	定位	主治	操作
乳中 （ST 17）	在胸部，乳头中央		本穴不针不灸，只作胸腹部腧穴定位标志
乳根 （ST 18）	在胸部，第 5 肋间隙，前正中线旁开 4 寸	①乳痈，乳汁少； ②咳嗽，气喘，呃逆； ③胸闷，胸痛	斜刺或平刺 0.5 ~ 0.8 寸
不容 （ST 19）	在上腹部，脐中上 6 寸，前正中线旁开 2 寸	呕吐，胃痛，腹胀，食欲不振	直刺 0.5 ~ 1 寸；不宜做大幅度提插；过饱或肝大者禁针
承满 （ST 20）	在上腹部，脐中上 5 寸，前正中线旁开 2 寸	胃痛，呕吐，腹胀，食欲不振	直刺 0.5 ~ 1 寸；不宜做大幅度提插；过饱或肝大者慎针或禁针
梁门 （ST 21）	在上腹部，脐中上 4 寸，前正中线旁开 2 寸	①胃痛，呕吐，食欲不振； ②腹胀，腹泻	直刺 0.5 ~ 1 寸；不宜做大幅度提插；过饱或肝大者慎针或禁针
关门 （ST 22）	在上腹部，脐中上 3 寸，前正中线旁开 2 寸	①腹痛，腹胀，肠鸣泄泻，食欲不振； ②水肿	直刺 0.5 ~ 1 寸
太乙 （ST 23）	在上腹部，脐中上 2 寸，前正中线旁开 2 寸	①腹痛，腹胀； ②心烦，癫狂	直刺 0.8 ~ 1.2 寸
滑肉门 （ST 24）	在上腹部，脐中上 1 寸，前正中线旁开 2 寸	①胃痛，呕吐； ②癫狂，吐舌	直刺 0.8 ~ 1.2 寸
外陵 （ST 26）	在下腹部，脐中下 1 寸，前正中线旁开 2 寸	①腹痛； ②痛经； ③疝气	直刺 1.0 ~ 1.5 寸
大巨 （ST 27）	在下腹部，脐中下 2 寸，前正中线旁开 2 寸	①小腹胀满； ②小便不利； ③遗精，早泄； ④疝气	直刺 1 ~ 1.5 寸
水道 （ST 28）	在下腹部，脐中下 3 寸，前正中线旁开 2 寸	①水肿，小便不利； ②小腹胀满； ③不孕，痛经； ④疝气	直刺 1 ~ 1.5 寸
归来 （ST 29）	在下腹部，脐中下 4 寸，前正中线旁开 2 寸	①经闭，痛经，带下，月经不调，阴挺； ②小腹痛； ③疝气	直刺 1 ~ 1.5 寸
气冲 （ST 30）	在腹股沟区，耻骨联合上缘，前正中线旁开 2 寸，动脉搏动处	①腹痛； ②月经不调，不孕； ③阳痿，阴肿； ④疝气	避开动脉，直刺 0.5 ~ 1 寸；不宜灸
髀关 （ST 31）	在股前区，股直肌近端、缝匠肌与阔筋膜张肌 3 条肌肉之间凹陷中	下肢痿痹，腰膝冷痛	直刺 1 ~ 2 寸
伏兔 （ST 32）	在股前区，髌骨底上 6 寸，髂前上棘与髌骨底外侧端的连线上	①腰腿疼痛，下肢痿痹； ②脚气； ③疝气	直刺 1 ~ 2 寸
阴市 （ST 33）	在股前区，髌骨底上 3 寸，髂前上棘与髌底外侧端的连线上	膝痛，下肢痿痹	直刺 1 ~ 1.5 寸

穴位名称	定位	主治	操作
犊鼻 （ST 35）	在膝前区，髌韧带外侧凹陷中	膝肿痛，下肢痿痹	屈膝，向后内斜刺 1～1.5 寸
·条口 （ST 38）	在小腿外侧，犊鼻穴下 8 寸，犊鼻与解溪连线上	①下肢痿痹； ②脘腹疼痛； ③肩臂痛	直刺 1～1.5 寸
解溪 （ST 41）	在踝区，踝关节前面中央凹陷中，拇长伸肌腱与趾长伸肌腱之间	①下肢痿痹，足踝痛； ②腹胀，便秘； ③头痛，眩晕，癫狂病	直刺 0.5～1 寸
冲阳 （ST 42）	在足背，第 2 跖骨基底部与中间楔状骨关节处，可触及足背动脉搏动	①胃痛，腹胀； ②面肿，口歪，齿痛； ③足背肿痛，足痿无力	避开动脉，直刺 0.3～0.5 寸
陷谷 （ST 43）	在足背，第 2、3 跖骨间，第 2 跖趾关节近端凹陷中	①面目浮肿，水肿； ②肠鸣，腹泻，腹痛； ③足背肿痛，足痿无力	直刺 0.3～0.5 寸

四、足太阴脾经

（一）经脉循行

足太阴脾经，起于足大趾末端，沿着大趾内侧赤白肉际，经过第一跖趾关节后面，上行至内踝前面，沿小腿内侧胫骨后缘上行，至内踝上 8 寸处交于足厥阴肝经之前，经膝、股部内侧前缘，进入腹部，属于脾，联络胃，通过横膈上行，夹咽部两旁，连系舌根，分散于舌下。胃部支脉，从胃上膈，流注于心中，与手少阴心经相接。另有一条分布于胸腹部第三侧线，经锁骨下，止于腋下大包穴（图 3-18）。

（二）主病

舌根强，食后呕吐，心胸烦闷，胃痛，腹胀，好嗳气，大便或矢气后轻松，全身沉重无力，不能活动，大便溏，腹有痞块，泄泻或小便不通，黄疸，不能入睡，想打呵欠而气不畅，下肢内侧、足大趾痿厥。

（三）常用穴位

本经首穴为隐白，末穴为大包，左右各 21 穴（图 3-19）。

1．隐白 * Yǐnbái（SP 1）井穴

【定位】在足趾，大趾末节内侧，趾甲根角侧后方 0.1 寸（图 3-20）。

【主治】①崩漏，月经过多；②便血，尿血；③腹满，暴泻；④昏厥，癫狂，惊风。

【操作】浅刺 0.1～0.2 寸；或点刺出血。

2．公孙 * Gōngsūn（SP 4）络穴；八脉交会穴（通冲脉）

【定位】在跖区，第 1 跖骨底的前下缘赤白肉际处（图 3-20）。

【主治】①胃痛，呕吐，腹胀，腹痛，泄泻，痢疾；②胸闷、胸痛。

【操作】直刺 0.5～1.0 寸。

3．三阴交 * Sānyīnjiāo（SP 6）足太阴、少阴、厥阴交会穴

【定位】在小腿内侧，内踝尖上 3 寸，胫骨内侧缘后际（图 3-21）。

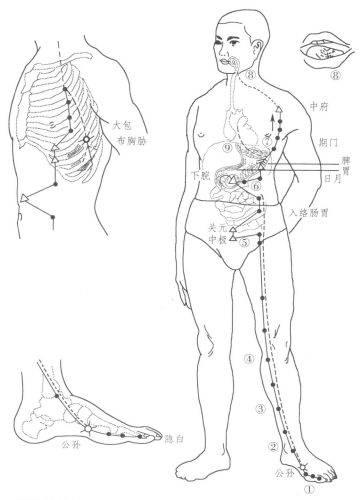

图 3-18　足太阴脾经经脉循行示意图

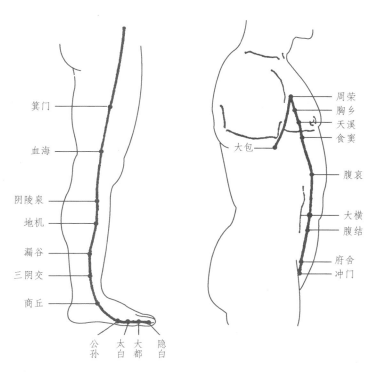

图 3-19　足太阴脾经腧穴总图

【主治】①腹痛，肠鸣，便秘，泄泻；②月经不调，经闭，痛经，带下，阴挺，滞产，不孕，不育，阳痿，遗精，遗尿；③小便不利，水肿；④失眠，眩晕；⑤下肢痿痹；⑥阴虚诸症。

【操作】直刺 1 ~ 1.5 寸；孕妇禁针。

4．地机 *Dìjī（SP 8）郄穴

【定位】在小腿内侧，阴陵泉下 3 寸，胫骨内侧缘后际（参见图 3-21）。

【主治】①腹胀，腹痛，泄泻；②月经不调，痛经，崩漏，遗精；③小便不利，水肿；④下肢痿痹。

【操作】直刺 1 ~ 1.5 寸。

5．阴陵泉 *Yīnlíngquán（SP 9）合穴

【定位】在小腿内侧，胫骨内侧髁下缘与胫骨内侧缘之间的凹陷中（参见图 3-21）。

【主治】①腹胀，泄泻；②痛经，月经不调，带下，遗精，阳痿，遗尿；③水肿，黄疸；④下肢痿痹。

【操作】直刺 1 ~ 2 寸。

6．大包 *Dàbāo（SP 21）脾之大络

【定位】在胸外侧区，第 6 肋间隙，在腋中线上（图 3-22）。

【主治】①胸胁痛；②咳嗽，气喘；③全身疼痛，四肢无力。

【操作】斜刺或平刺 0.5 ~ 0.8 寸。

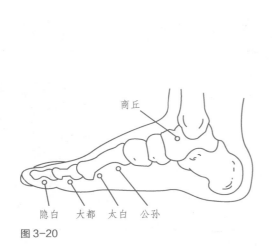

图 3-20

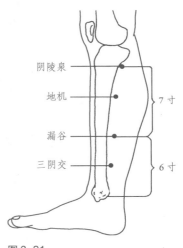

图 3-21

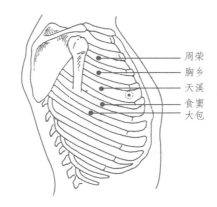

图 3-22

表 3-4　足太阴脾经经脉其他穴位一览表

穴位名称	定位	主治	操作
大都 （SP 2）	在足趾，第 1 跖趾关节远端赤白肉际凹陷中	① 胃痛，呕吐，腹胀，腹痛，泄泻，痢疾，便秘； ② 热病无汗	直刺 0.3～0.5 寸
太白 （SP 3）	在跖区，第 1 跖趾关节近端赤白肉际凹陷中	① 胃痛，呕吐，腹胀，腹痛，泄泻，痢疾，便秘； ② 体重节痛	直刺 0.3～0.5 寸
商丘 （SP 5）	在踝区，足内踝前下方，舟骨粗隆与内踝尖连线中点的凹陷中	① 腹胀，泄泻，便秘，痔疾； ② 足踝痛	直刺 0.3～0.5 寸
漏谷 （SP 7）	在小腿内侧，内踝尖上 6 寸，胫骨内侧缘后际	① 腹胀，肠鸣； ② 遗精； ③ 小便不利； ④ 下肢痿痹	直刺 1～1.5 寸
血海 （SP 10）	在股前区，髌底内侧端上 2 寸，股内侧肌隆起处	① 痛经，月经不调，经闭，崩漏； ② 湿疹，瘾疹，丹毒； ③ 膝肿痛	直刺 1～1.5 寸
箕门 （SP 11）	在股前区，髌底内侧端与冲门的连线上 1/3 与下 2/3 交点，长收肌和缝匠肌交角的动脉搏动处	① 小便不利，遗尿； ② 腹股沟肿痛	避开动脉，直刺 0.5～1 寸
冲门 （SP 12）	在腹股沟区，腹股沟斜纹中，髂外动脉搏动处的外侧	① 腹痛； ② 崩漏，带下； ③ 疝气	避开动脉，直刺 0.5～1 寸
府舍 （SP 13）	在下腹部，脐中下 4.3 寸，前正中线旁开 4 寸	① 腹痛； ② 积聚； ③ 疝气	直刺 1～1.5 寸
腹结 （SP 14）	在下腹部，脐中下 1.3 寸，前正中线旁开 4 寸	① 腹痛，腹泻，便秘； ② 疝气	直刺 1～1.5 寸
大横 （SP 15）	在腹部，脐中旁开 4 寸	腹痛，泄泻，便秘	直刺 1～1.5 寸
腹哀 （SP 16）	在上腹部，脐中上 3 寸，前正中线旁开 4 寸	腹痛，泄泻，便秘，消化不良，痢疾	直刺 1～1.5 寸
食窦 （SP 17）	在胸部，第 5 肋间隙，前正中线旁开 6 寸	① 嗳气，腹胀； ② 胸胁胀痛； ③ 水肿	斜刺或向外平刺 0.5～0.8 寸（本经周荣至大包诸穴，深部为肺脏，不可深刺）
天溪 （SP 18）	在胸部，第 4 肋间隙，前正中线旁开 6 寸	① 胸痛，咳嗽； ② 乳痈，乳汁少	斜刺或向外平刺 0.5～0.8 寸
胸乡 （SP 19）	在胸部，第 3 肋间隙，前正中线旁开 6 寸	胸胁胀痛	斜刺或向外平刺 0.5～0.8 寸
周荣 （SP 20）	在胸部，第 2 肋间隙，前正中线旁开 6 寸	① 胸胁胀满； ② 咳嗽，气喘	斜刺或向外平刺 0.5～0.8 寸

五、手少阴心经

（一）经脉循行

手少阴心经，起于心中，出属心系（心与其他脏腑相连的组织），通过横膈，联络小肠。心系上行支脉，夹着食管上行，连于目系（眼球连接于脑的组织）。心系直行支脉，上行至肺部，再向下出于腋下，沿上臂内侧后缘，行于手太阴经、手厥阴经之后，下肘窝，沿前臂内侧后缘，至掌后豌豆骨部进入掌内，止于小指桡侧末端，与手太阳小肠经相接（图3-23）。

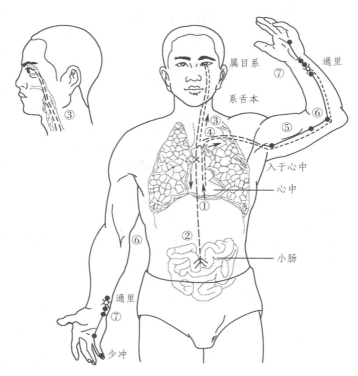

图3-23　手少阴心经经脉循行示意图

（二）主病

眼睛昏黄，咽干，胁肋疼痛，心痛，口渴欲饮水，前臂部厥冷、麻木、疼痛，掌心热。

（三）常用穴位

本经首穴为极泉，末穴为少冲，左右各9穴（图3-24）。

1. 通里 *Tōnglǐ（HT 5）络穴

【定位】在前臂前区，腕掌侧远端横纹上1寸，尺侧腕屈肌腱的桡侧缘（图3-25）。

【主治】①暴喑，舌强不语；②心悸，心痛；③腕臂痛。

【操作】直刺0.3～0.5寸；不宜深刺，以免伤及血管和神经。

2. 阴郄 *Yīnxì（HT 6）郄穴

【定位】在前臂前区，腕掌侧远端横纹上0.5寸，尺侧腕屈肌腱的桡侧缘（参见图3-25）。

【主治】①心痛，惊悸；②吐血，衄血；③骨蒸盗汗；④腕臂痛。

【操作】避开尺动、静脉，直刺0.3～0.5寸。

3.神门 *Shénmén（HT 7）输穴；原穴

【定位】在腕前区，腕掌侧远端横纹尺侧端，尺侧腕屈肌腱的桡侧缘（参见图 3-25）。

【主治】①心痛，心悸，心烦；②失眠，健忘，呆痴，癫狂痫；③腕臂痛。

【操作】避开尺动、静脉，直刺 0.3～0.5 寸。

4.少府 *Shàofǔ（HT 8）荥穴

【定位】在手掌，横平第 5 掌指关节近端，第 4、5 掌骨之间（握拳时小指尖所指处）（图 3-26）。

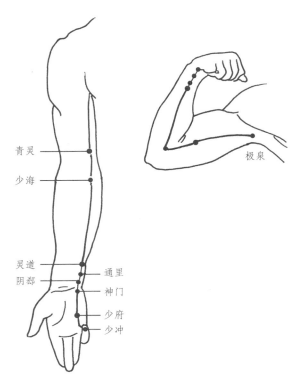

图 3-24　手少阴心经腧穴总图

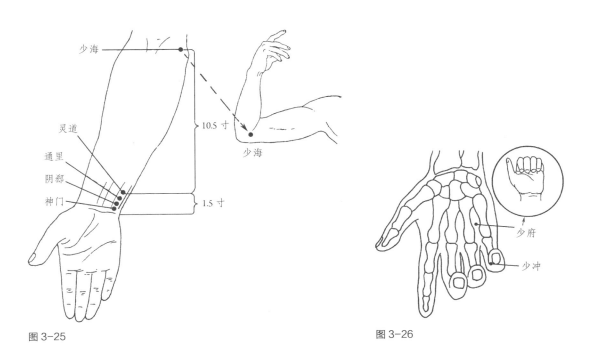

图 3-25

图 3-26

【主治】①心悸，胸痛；②阴痒，阴痛；③小指挛痛，掌中热。

【操作】直刺 0.3 ~ 0.5 寸。

5．少冲 * Shàochōng（HT 9）井穴

【定位】在手小指的末节桡侧，指甲根角侧上方 0.1 寸（参见图 3-26）。

【主治】①心痛，心悸；②癫狂，昏迷；③热病。

【操作】浅刺 0.1 ~ 0.2 寸；或点刺出血。

表 3-5　手少阴心经经脉其他穴位一览表

穴位名称	定位	主治	操作
极泉 （HT 1）	在腋窝中央，腋动脉搏动处	①心痛，心悸； ②胸闷气短，肋肋疼痛； ③肩臂疼痛，上肢不遂； ④瘰疬	上臂外展，避开腋动脉，直刺 0.5 ~ 0.8 寸
青灵 （HT 2）	在上臂前区，肘横纹上 3 寸，肱二头肌的内侧沟中	①头痛，目视不明； ②胁痛；肩臂疼痛	直刺 0.3 ~ 0.5 寸
少海 （HT 3）	在肘前区，横平肘横纹，肱骨内上髁前缘	①心痛； ②腋胁痛，肘臂麻痛； ③瘰疬	直刺 0.5 ~ 1 寸
灵道 （HT 4）	在前臂前区，腕掌侧远端横纹上 1.5 寸，尺侧腕屈肌腱的桡侧缘	①心痛，心悸； ②肘臂挛痛，手指麻木； ③暴喑	直刺 0.3 ~ 0.5 寸；不宜深刺，以免伤及血管和神经

六、手太阳小肠经

（一）经脉循行

起于小指外侧末端（少泽），沿手掌尺侧至腕部（腕骨），出尺骨小头部（养老），直上沿前臂外侧后缘，经肱骨内上髁和尺骨鹰嘴之间（小海），向上沿臂外后侧，出肩关节部，绕肩胛，交会于肩上，向下进入缺盆，联络于心，沿着食管，通过膈肌，到胃，属于小肠。颈部支脉，从缺盆上行，沿着颈旁，上向面颊至外眼角，弯曲向后进入耳中（听宫）。面颊部支脉，从面颊部分出，上行颧骨抵鼻旁，到内眼角，与足太阳膀胱经相接（图 3-27）。

（二）主病

眼睛发黄，面颊肿，咽痛，耳聋，颈部、颌下、肩胛、上臂、前臂的外侧后边疼痛。

（三）常用穴位

本经首穴为少泽，末穴为听宫，左右各 19 穴（图 3-28）。

1．少泽 * Shàozé（SI 1）井穴

【定位】在手小指末节尺侧，距指甲角 0.1 寸（图 3-29）。

【主治】①头痛，目翳，咽喉肿痛，耳聋，耳鸣；②乳痈，乳汁少；③昏迷，热病。

【操作】浅刺 0.1 ~ 0.2 寸，或点刺出血。

2．后溪 * Hòuxī（SI 3）输穴；八脉交会穴（通督脉）

【定位】在手掌尺侧，微握拳，当小指本节（第 5 掌指关节）后的远侧掌横纹头赤白肉际（参见图 3-29）。

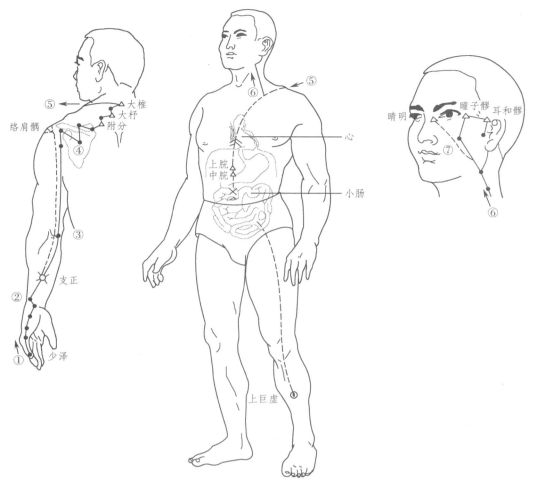

图 3-27　手太阳小肠经循行示意图

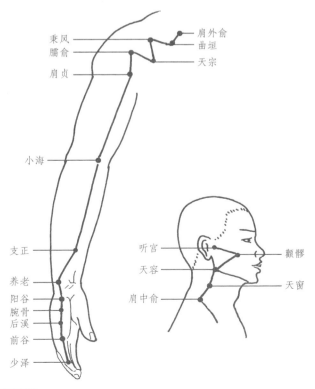

图 3-28　手太阳小肠经腧穴总图

【主治】①头项强痛，腰背痛；②目赤，耳聋，咽喉肿痛；③盗汗，疟疾；④癫狂痫；⑤手指及肘臂挛急。

【操作】直刺 0.5 ~ 0.8 寸，或向合谷方向透刺。

3．腕骨 * Wàngǔ（SI 4）原穴

【定位】在手掌尺侧，当第 5 掌骨基底与钩骨之间的凹陷处，赤白肉际（参见图 3-29）。

【主治】①头项强痛，耳鸣，目翳；②黄疸，消渴，热病，疟疾；③指挛腕痛。

【操作】直刺 0.3 ~ 0.5 寸。

4．养老 * Yǎnglǎo（SI 6）郄穴

【定位】在前臂背面尺侧，当尺骨小头近端桡侧凹陷中（参见图 3-29）。

【主治】①目视不明；②项强，急性腰痛，肩背肘臂痛麻。

【操作】掌心向胸，向肘方向斜刺 0.5 ~ 0.8 寸。

5．支正 * Zhīzhèng（SI 7）络穴

【定位】在前臂背面尺侧，当阳谷与小海的连线上，腕背横纹上 5 寸（图 3-30）。

【主治】①头痛，项强，目眩；②热病，癫狂；③肘臂酸痛。

【操作】直刺或斜刺 0.5 ~ 0.8 寸。

6．小海 * Xiǎohǎi（SI 8）合穴

【定位】微屈肘，在尺骨鹰嘴与肱骨内上髁之间凹陷处（参见图 3-30）。

【主治】①肘臂疼痛；②癫痫。

【操作】直刺 0.3 ~ 0.5 寸。

7．颧髎 * Quánliáo（SI 18）手少阳、太阳经交会穴

【定位】在面部当目外眦直下，颧骨下缘凹陷处（图 3-31）。

【主治】口眼㖞斜，眼睑眴动，面痛，齿痛，颊肿。

【操作】直刺 0.3 ~ 0.5 寸，或斜刺 0.5 ~ 1.0 寸。

8．听宫 * Tīnggōng（SI 19）手足少阳、手太阳经交会穴

【定位】在面部，耳屏前，下颌骨髁状突的后方，张口时呈凹陷处（参见图 3-31）。

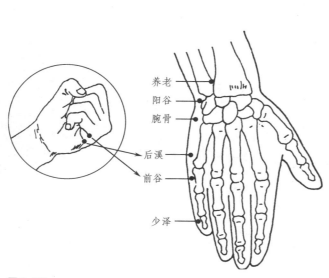

图 3-29

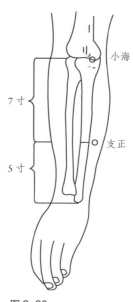

图 3-30

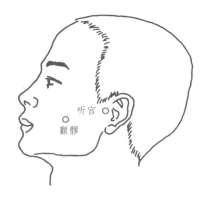

图 3-31

表 3-6　手太阳小肠经经脉其他穴位一览表

穴位名称	定位	主治	操作
前谷 （SI2）	在手尺侧，微握拳，当小指本节（第 5 掌指关节）前的掌指横纹头赤白肉际	①头痛，目痛，咽喉肿痛，耳鸣；②热病；③乳少	直刺 0.2～0.3 寸
阳谷 （SI5）	在手腕尺侧，当尺骨茎突与三角骨之间的凹陷处	①头痛，目眩，耳鸣，耳聋；②热病，癫狂痫；③手腕痛	直刺 0.3～0.5 寸
肩贞 （SI9）	在肩关节后下方，臂内收时，腋后纹头上 1 寸	①肩臂麻痛；②耳鸣，耳聋；③瘰疬	直刺 1.0～1.5 寸
臑俞 （SI10）	在肩部，当腋后纹头直上，肩胛冈下缘凹陷中	①臂疼痛；②瘰疬	直刺或斜刺 0.5～1.2 寸
天宗 （SI11）	在肩胛部，当冈下窝中央凹陷处，与第 4 胸椎相平	①肩胛疼痛；②气喘；③乳痈	直刺或斜刺 0.5～1.0 寸
秉风 （SI12）	在肩胛部，冈上窝中央，天宗直上，举臂有凹陷处	肩胛疼痛，手臂酸麻	直刺或斜刺 0.3 寸
曲垣 （SI13）	在肩胛部，冈上窝内侧端，当臑俞与第 2 胸椎棘突连线的中点处	肩胛背项疼痛	直刺或向外斜刺 0.5～0.8 寸
天窗 （SI14）	在颈外侧部，胸锁乳突肌的后缘，扶突后，与喉结平	①咽喉肿痛，耳鸣，耳聋，暴喑；②颈项强痛	直刺 0.5～0.8 寸
天容 （SI15）	在颈外侧部，当下颌骨的后方，胸锁乳突肌的前缘凹陷中	①咽喉肿痛，耳鸣，耳聋；②颈项肿痛	直刺 0.5～0.8 寸
肩外俞 （SI16）	在背部，当第 1 胸椎棘突下，旁开 3 寸	肩背疼痛，颈项强急	斜刺 0.5～0.8 寸
肩中俞 （SI17）	在背部，当第 7 颈椎棘突下，旁开 2 寸	①咳嗽，气喘；②肩背疼痛	斜刺 0.5～0.8 寸

【主治】①耳鸣，耳聋，齿痛；②癫狂痫。

【操作】微张口，直刺 0.5～1.0 寸。

七、足太阳膀胱经

（一）经脉循行

足太阳膀胱经，起于内眼角，上行额部，交会于头顶。其支脉，从头顶分出至耳上角。其直行主干，从头顶入络于脑，回出分别下行到项部，一支沿肩胛内侧，夹脊旁，到达腰中，进入脊旁筋肉，络于肾，属于膀胱。一支从腰中分出下行，夹脊旁，通过臀部，进入腘窝中。背部另一支脉，从肩胛内侧分别下行，通过肩胛，经过髋关节部，沿大腿外侧后边下行，会合于腘窝中，然后向下通过腓肠肌，出外踝后方，沿足背外侧缘至足小趾外侧端，与足少阴肾经相接。（图3-32）。

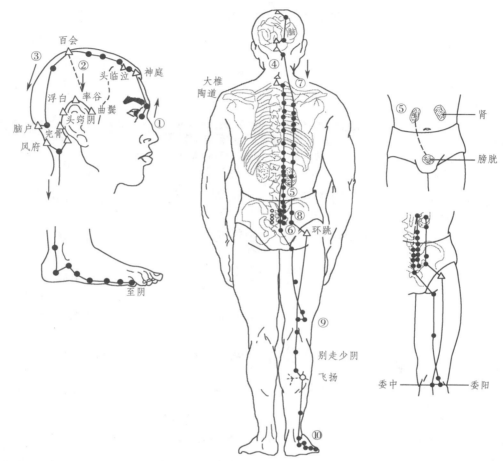

图 3-32　足太阳膀胱经循行示意图

（二）主病

本经腧穴主治头、目、项、腰、下肢部病症以及神志病，背部第 1 侧线的背俞穴及第 2 侧线相平的腧穴主治与其相关的脏腑及组织器官的病症。

（三）常用穴位

本经首穴为睛明，末穴为至阴，左右各 67 穴（图 3-33）。

1. 睛明 *Jīngmíng（BL 1）手、足太阳，足阳明经、阴跷脉、阳跷脉交会穴

【定位】在面部，目内眦角稍上方凹陷处（图 3-34）。

【主治】①目赤肿痛，近视，视物不明，迎风流泪，夜盲，色盲；②急性腰痛。

【操作】嘱病人闭目，医者押手将眼球推向外侧固定，刺手持针沿眼眶边缘缓缓刺入 0.3 ～ 0.5 寸，不宜做大幅度提插、捻转，禁灸。

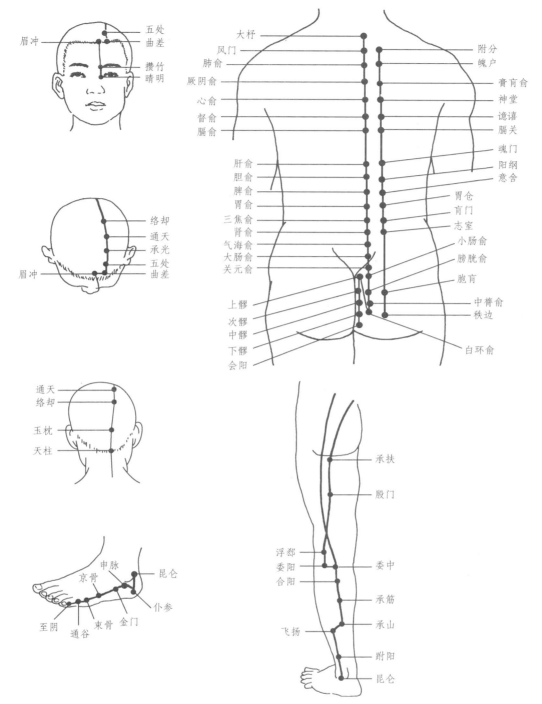

图 3-33　足太阳膀胱经腧穴总图

2. 攒竹 * Cuánzhú（BL 2）

【定位】在面部，眉头陷中，眶上切迹处（参见图 3-34）。

【主治】①头痛，眉棱骨痛；②目视不明，目赤肿痛，眼睑𬌗动，眼睑下垂，口眼歪斜，迎风流泪；③呃逆。

【操作】平刺或斜刺 0.5 ～ 0.8 寸。

3．天柱 * Tiānzhù（BL 10）

【定位】在颈部，斜方肌外缘凹陷中，后发际正中直上 0.5 寸，旁开 1.3 寸（图 3-35）。

【主治】①头痛，眩晕，项强，肩背痛；②目赤肿痛，鼻塞；③癫狂痫。

【操作】直刺或斜刺 0.5~0.8 寸，不可向内上方深刺。

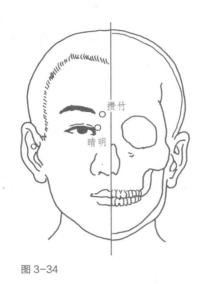

图 3-34

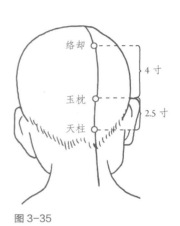

图 3-35

4．风门 * Fēngmén（BL 12）足太阳经、督脉交会穴

【定位】在背部，第二胸椎棘突下，旁开 1.5 寸（图 3-36）。

【主治】①伤风，鼻塞流涕，咳嗽，发热头痛；②项强，胸背痛。

【操作】斜刺 0.5~0.8 寸。

5．肺俞 * Fèishū（BL 13）背俞穴

【定位】在背部，第三胸椎棘突下，旁开 1.5 寸（参见图 3-36）。

【主治】①咳嗽，气喘，鼻塞，咯血；②骨蒸潮热，盗汗；③皮肤瘙痒，瘾疹。

【操作】斜刺 0.5~0.8 寸。

6．心俞 * Xīnshū（BL 15）背俞穴

【定位】在背部，第五胸椎棘突下，旁开 1.5 寸（参见图 3-36）。

【主治】①心痛，心烦，惊悸，失眠，健忘，梦遗，癫狂痫；②咳嗽，吐血；③盗汗，遗精。

【操作】斜刺 0.5~0.8 寸。

7．膈俞 * Géshū（BL 17）八会穴（血会）

【定位】在背部，第七胸椎棘突下，旁开 1.5 寸（参见图 3-36）。

【主治】①呕吐，气喘，呃逆，吐血；②潮热，盗汗；③瘾疹，皮肤瘙痒。

【操作】斜刺 0.5~0.8 寸。

8．肝俞 * Gānshū（BL 18）背俞穴

【定位】在背部，第九胸椎棘突下，旁开 1.5 寸（参见图 3-36）。

【主治】①黄疸，胁痛，脊背痛；②目赤，目视不明，夜盲，迎风流泪；③癫狂痫，眩晕。

【操作】斜刺 0.5~0.8 寸。

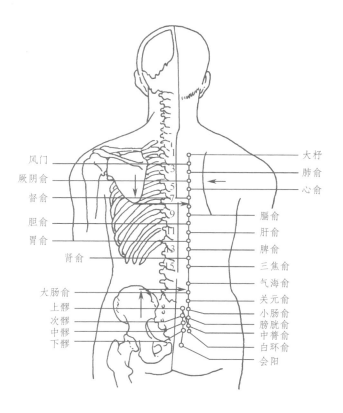

風门　　　　　　　　　　　　　　　　　　　　　大杼
厥阴俞　　　　　　　　　　　　　　　　　　　肺俞
督俞　　　　　　　　　　　　　　　　　　　　心俞
胆俞　　　　　　　　　　　　　　　　　　　膈俞
胃俞　　　　　　　　　　　　　　　　　　　肝俞
　　　　　　　　　　　　　　　　　　　　脾俞
肾俞　　　　　　　　　　　　　　　　三焦俞
　　　　　　　　　　　　　　　　气海俞
大肠俞　　　　　　　　　　　关元俞
上髎　　　　　　　　　　小肠俞
次髎　　　　　　　　膀胱俞
中髎　　　　　　中膂俞
下髎　　　　　白环俞
　　　　　会阳

图 3-36

9. 胆俞 *Dǎnshū（BL 19）背俞穴

【定位】在背部，第十胸椎棘突下，旁开 1.5 寸（参见图 3-36）。

【主治】①黄疸，口苦，呕吐，胁痛；②肺痨，潮热。

【操作】斜刺 0.5 ~ 0.8 寸。

10. 脾俞 *Píshū（BL 20）背俞穴

【定位】在背部，第十一胸椎棘突下，旁开 1.5 寸（参见图 3-36）。

【主治】①腹胀，呕吐，纳呆，食不化，泄泻，痢疾，便血；②水肿；③背痛。

【操作】斜刺 0.5 ~ 1.0 寸。

11. 胃俞 *Wèishū（BL 21）背俞穴

【定位】在背部，第十二胸椎棘突下，旁开 1.5 寸（参见图 3-36）。

【主治】①胃脘痛，呕吐，腹胀，肠鸣；②胸胁痛。

【操作】直刺 0.5 ~ 1.0 寸。

12. 肾俞 *Shènshū（BL 23）背俞穴

【定位】在腰部，第二腰椎棘突下，旁开 1.5 寸（参见图 3-36）。

【主治】①遗尿，小便不利，水肿，阳痿，遗精，月经不调，带下；②耳鸣，耳聋；③腰痛。

【操作】直刺 0.5 ~ 1.0 寸。

13. 大肠俞 *Dàchángshū（BL 25）背俞穴

【定位】在腰部，第四腰椎棘突下，旁开 1.5 寸（参见图 3-36）。

【主治】①腹胀，腹泻，便秘，痢疾，痔疾；②腰痛。

【操作】直刺 0.5 ~ 1.2 寸。

14．膀胱俞 * Pángguāngshū（BL 28）背俞穴

【定位】在骶部，第二骶椎棘突下，旁开 1.5 寸，约平第二骶后孔（参见图 3-36）。

【主治】①尿频，小便不利，遗尿，遗精；②腹泻，便秘；③腰骶痛。

【操作】直刺 0.8 ～ 1.2 寸。

15．委阳 * Wěiyáng（BL 39）三焦下合穴

【定位】在腘横纹外侧端，当股二头肌腱的内侧（图 3-37）。

【主治】①腹满，小便不利；②腰脊强痛，腿足挛痛。

【操作】直刺 1.0 ～ 1.5 寸。

16．委中 * Wěizhōng（BL 40）合穴；膀胱下合穴

【定位】在腘横纹中点，当股二头肌腱与半腱肌肌腱的中间（参见图 3-37）。

【主治】①腰背痛，下肢痿痹；②遗尿，小便不利；③丹毒，瘾疹，皮肤瘙痒，疔疮。

【操作】直刺 1.0 ～ 1.5 寸，或用三棱针点刺腘静脉出血。

17．膏肓 * Gāohuāng（BL 43）

【定位】在背部，当第四胸椎棘突下，旁开 3 寸（图 3-38）。

【主治】①咳嗽，气喘，盗汗，肺痨；②健忘，遗精，虚劳；③肩胛痛。

【操作】斜刺 0.5 ～ 0.8 寸。

18．志室 * Zhìshì（BL 52）

【定位】在腰部，第二腰椎棘突下，旁开 3 寸（参见图 3-38）。

【主治】①小便不利，水肿；②遗精，阳痿；③腰脊强痛。

【操作】直刺 0.5 ～ 0.8 寸。

19．承山 * Chéngshān（BL 57）

【定位】在小腿后面正中，委中与昆仑之间，当伸直小腿或足跟上提时，腓肠肌肌腹下出现尖角凹陷处（图 3-39）。

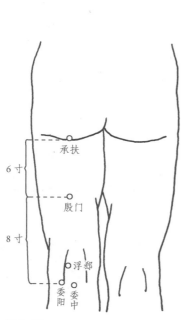

图 3-37

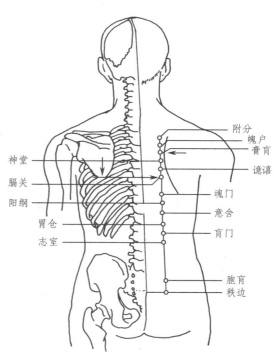

图 3-38

【主治】①腰腿拘急疼痛；②痔疾，便秘。

【操作】直刺 1.0 ～ 2.0 寸。

20．飞扬 *Fēiyáng（BL 58）络穴

【定位】在小腿后面，外踝后，昆仑穴直上 7 寸，承山外下方 1 寸处（参见图 3–39）。

【主治】①头痛，目眩，鼻衄；②腰腿疼痛；③痔疾。

【操作】直刺 1.0 ～ 1.5 寸。

21．昆仑 *Kūnlún（BL 60）经穴

【定位】在足部外踝后方，外踝尖与跟腱之间的凹陷处（图 3–40）。

【主治】①头痛，项强，目眩，鼻衄；②腰痛，足跟肿痛；③滞产；④癫痫。

【操作】直刺 0.5 ～ 0.8 寸。

22．申脉 *Shēnmài（BL 62）八脉交会穴（通阳跷脉）

【定位】在足外侧部，外踝直下方凹陷中（参见图 3–40）。

【主治】①头痛，眩晕，失眠，癫狂痫；②目赤肿痛，眼睑下垂；③项强，腰腿痛。

【操作】直刺 0.3 ～ 0.5 寸。

23．京骨 *Jīnggǔ（BL 64）原穴

【定位】在足外侧，第五跖骨粗隆下方，赤白肉际处（参见图 3–40）。

【主治】①头痛，项强，癫痫，目翳；②腰腿痛。

【操作】直刺 0.3 ～ 0.5 寸。

24．至阴 *Zhìyīn（BL 67）井穴

【定位】在足小趾末节外侧，距趾甲根角 0.1 寸（参见图 3–40）。

【主治】①胎位不正，滞产；②头痛，目痛，鼻塞，鼻衄。

【操作】浅刺 0.1 ～ 0.5 寸或点刺出血；胎位不正可灸。

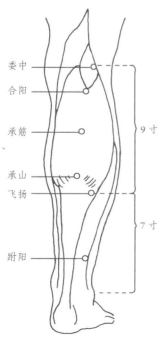

图 3–39

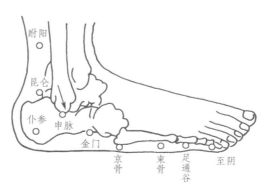

图 3–40

表 3-7 足太阳膀胱经其他穴位一览表

穴位名称	定位	主治	操作
眉冲 （BL3）	在头部，攒竹直上入发际 0.5 寸	①头痛，眩晕； ②鼻塞，鼻衄	平刺 0.3 ~ 0.5 寸
曲差 （BL4）	在头部，发际正中直上 0.5 寸，旁开 1.5 寸，即神庭与头维连线的内 1/3 与中 1/3 交点上	①头痛； ②目视不明，鼻塞，鼻衄	平刺 0.5 ~ 0.8 寸
五处 （BL5）	在头部，前发际正中直上 1 寸，旁开 1.5 寸	①头痛，目眩，目视不明； ②癫痫	平刺 0.3 ~ 0.5 寸
承光 （BL6）	在头部，前发际正中直上 2.5 寸，旁开 1.5 寸	①头痛，眩晕，癫痫； ②目视不明，鼻塞	平刺 0.3 ~ 0.5 寸
通天 （BL7）	在头部，前发际正中直上 4 寸，旁开 1.5 寸	①鼻塞，鼻渊，鼻衄； ②头痛，眩晕	平刺 0.3 ~ 0.5 寸
络却 （BL8）	在头部，前发际正中直上 5.5 寸，旁开 1.5 寸	①头晕，癫痫； ②目视不明，鼻塞，耳鸣	平刺 0.3 ~ 0.5 寸
玉枕 （BL9）	在后头部，后发际正中直上 2.5 寸，旁开 1.3 寸，平枕外隆凸上缘的凹陷处	①头项痛，目痛； ②鼻塞，目视不明	平刺 0.3 ~ 0.5 寸
大杼 （BL11）	在背部，第一胸椎棘突下，旁开 1.5 寸	①发热，咳嗽； ②项强，肩背痛	斜刺 0.5 ~ 0.8 寸
厥阴俞 （BL14）	在背部，第四胸椎棘突下，旁开 1.5 寸	①心痛，心悸；②胸闷，咳嗽；③呕吐	斜刺 0.5 ~ 0.8 寸
督俞 （BL16）	在背部，第六胸椎棘突下，旁开 1.5 寸	①心痛，气喘，胸闷； ②胃痛，腹痛，腹胀，呃逆	斜刺 0.5 ~ 0.8 寸； 可灸
三焦俞 （BL22）	在腰部，第一腰椎棘突下，旁开 1.5 寸	①腹胀，呕吐，肠鸣，泄泻，痢疾； ②水肿，小便不利；③腰背强痛	直刺 0.5 ~ 1.0 寸
气海俞 （BL24）	在腰部，第三腰椎棘突下，旁开 1.5 寸	①腰痛，痛经； ②腹胀，肠鸣，痔疾	直刺 0.5 ~ 1.2 寸
关元俞 （BL26）	在腰部，第五腰椎棘突下，旁开 1.5 寸	①腹胀，腹泻，小便频数或不利，遗尿； ②腰骶痛	直刺 0.5 ~ 1.2 寸
小肠俞 （BL27）	在骶部，第一骶椎棘突下，旁开 1.5 寸，约平第一骶后孔	①遗精，遗尿，尿血，带下，疝气； ②腹痛，腹泻，痢疾；③腰骶痛	直刺 0.8 ~ 1.2 寸
中膂俞 （BL29）	在骶部，第三骶椎棘突下，旁开 1.5 寸，约平第三骶后孔	①腹泻，疝气； ②腰骶痛	直刺 0.8 ~ 1.2 寸
白环俞 （BL30）	在骶部，第四骶椎棘突下，旁开 1.5 寸，约平第四骶后孔	①遗精，遗尿，月经不调，带下，疝气； ②腰骶痛	直刺 0.8 ~ 1.2 寸
上髎 （BL31）	在骶部，第一骶后孔中，髂后上棘与后正中线之间	①大小便不利，月经不调，带下，阴挺，遗精，阳痿；②腰骶痛	直刺 1.0 ~ 1.5 寸
次髎 （BL32）	在骶部，第二骶后孔中，髂后上棘与后正中线之间	①小便不利，月经不调，痛经，带下，遗精，疝气；②腰骶痛，下肢痿痹	直刺 1.0 ~ 1.5 寸
中髎 （BL33）	在骶部，第三骶后孔中，次髎穴下内方，中膂俞与后正中线之间	①腹泻，便秘，小便不利； ②月经不调，带下；③腰骶痛	直刺 1.0 ~ 1.5 寸
下髎 （BL34）	在骶部，第四骶后孔中，中髎穴下内方，白环俞与后正中线之间	①腹痛，便秘；②小便不利，带下； ③腰骶痛	直刺 1.0 ~ 1.5 寸
会阳 （BL35）	在骶部，尾骨旁开 0.5 寸	①阳痿，带下； ②腹泻，痢疾，痔疾	直刺 1.0 ~ 1.5 寸

穴位名称	定位	主治	操作
承扶 （BL36）	在大腿后面，臀下横纹的中点	①腰腿痛，下肢痿痹； ②痔疾	直刺 1.0～2.0 寸
殷门 （BL37）	在大腿后面，承扶与委中的连线上，承扶下 6 寸	腰腿痛，下肢痿痹	直刺 1.0～2.0 寸
浮郄 （BL38）	在腘横纹外侧端，委阳上 1 寸，股二头肌腱的内侧	①膝腘部疼痛、麻木； ②便秘	直刺 1.0～1.5 寸
附分 （BL41）	在背部，第二胸椎棘突下，旁开 3 寸	项背强痛，肩背拘急，肘臂麻木	斜刺 0.5～0.8 寸
魄户 （BL42）	在背部，第三胸椎棘突下，旁开 3 寸	①咳嗽，气喘，肺痨，咳血； ②肩背痛，项强	斜刺 0.5～0.8 寸
神堂 （BL44）	在背部，第五胸椎棘突下，旁开 3 寸	①心痛、心悸；②咳嗽，气喘，胸闷； ③背痛	斜刺 0.5～0.8 寸
譩譆 （BL45）	在背部，第六胸椎棘突下，旁开 3 寸	①咳嗽，气喘；②热病，疟疾； ③肩背痛	斜刺 0.5～0.8 寸
膈关 （BL46）	在背部，第七胸椎棘突下，旁开 3 寸	①呕吐，呃逆，嗳气，食不下； ②胸闷，脊背强痛	斜刺 0.5～0.8 寸
魂门 （BL47）	在背部，第九胸椎棘突下，旁开 3 寸	①胸胁痛，呕吐，泄泻； ②背痛	斜刺 0.5～0.8 寸
阳纲 （BL48）	在背部，第十胸椎棘突下，旁开 3 寸	①腹痛，肠鸣，泄泻； ②黄疸，消渴	斜刺 0.5～0.8 寸
意舍 （BL49）	在背部，第十一胸椎棘突下，旁开 3 寸	腹胀，肠鸣，呕吐，泄泻	斜刺 0.5～0.8 寸
胃仓 （BL50）	在背部，第十二胸椎棘突下，旁开 3 寸	①胃脘痛，腹胀，小儿食积； ②水肿	斜刺 0.5～0.8 寸
胞肓 （BL53）	在臀部，平第二骶后孔，骶正中嵴旁开 3 寸	①肠鸣，腹胀，便秘； ②小便不利，阴肿；③腰脊痛	直刺 0.8～1.2 寸
秩边 （BL54）	在臀部，平第四骶后孔，骶正中嵴旁开 3 寸	①腰腿痛，下肢痿痹； ②便秘，痔疾，小便不利	直刺 1.5～2.0 寸
合阳 （BL55）	俯卧，在小腿后面，当委中与承山的连线上，委中下 2 寸	①腰脊强痛，下肢痿痹； ②疝气，崩漏	直刺 1.0～2.0 寸
肓门 （BL51）	在腰部，第一腰椎棘突下，旁开 3 寸	①腹痛，痞块，便秘； ②乳疾	斜刺 0.5～0.8 寸
承筋 （BL56）	在小腿后面，委中与承山连线上，腓肠肌肌腹中央，委中下 5 寸	①腰腿拘急疼痛； ②痔疾	直刺 1.0～1.5 寸
跗阳 （BL59）	在小腿后面，昆仑穴直上 3 寸	①头重，头痛； ②腰腿痛，下肢痿痹，外踝肿痛	直刺 0.8～1.2 寸
仆参 （BL61）	在足外侧部，外踝后下方，昆仑穴直下，跟骨外侧，赤白肉际处	①下肢痿痹，足跟痛； ②癫痫	直刺 0.3～0.5 寸
金门 （BL63）	在足外侧，当外踝前缘直下，骰骨下缘处	①头痛，癫痫，小儿惊风； ②腰痛，下肢痹痛，外踝肿痛	直刺 0.3～0.5 寸
束骨 （BL65）	在足外侧，足小趾本节（第五跖趾关节）的后方，赤白肉际处	①头痛，项强，目眩； ②癫狂；③腰腿痛	直刺 0.3～0.5 寸
足通谷 （BL66）	在足外侧部，足小趾本节（第五跖趾关节）的前方，赤白肉际处	①头痛，项强，目眩，鼻衄； ②癫狂	直刺 0.2～0.3 寸

八、足少阴肾经

（一）经脉循行

足少阴肾经起于足小趾之下，斜走足心，出于舟骨粗隆下，沿内踝后侧，进入足跟，再向上经小腿内侧，出腘窝内侧，上大腿的内后侧，通过脊柱，属于肾，络于膀胱（腧穴通路：浅出腹前，上行经腹、胸部，止于锁骨下缘）。肾脏直行的主脉，从肾向上穿过肝、膈，进入肺中，沿喉咙上行，止于舌根两旁；肺部支脉，从肺部出来，联络于心，流注于胸中，与手厥阴心包经相接。（图3-41）。

（二）主病

本经腧穴主治妇科病、前阴病，肾、肺、咽喉病，以及经脉循行部位的其他病症。

（三）常用穴位

本经首穴为涌泉，末穴为俞府，左右各27穴（图3-42）。

1. 涌泉 * Yǒngquán（KI 1）井穴

【定位】在足底部，卷足时足前部凹陷处，约当第2、3趾趾缝纹头端与足跟连线的前1/3与后2/3交点上（图3-43）。

【主治】①头顶痛，头晕，目眩；②咽喉肿痛，舌干，失音；③癫狂，小儿惊风，失眠；④便秘，小便不利；⑤足心热。

【操作】直刺0.5～0.8寸。

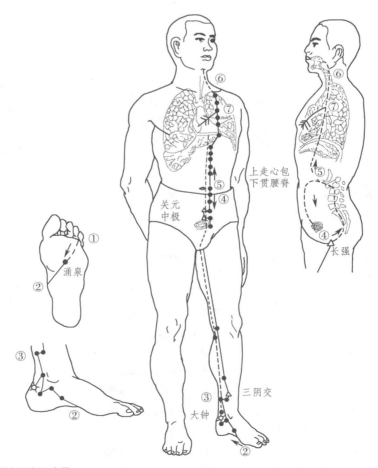

图3-41　足少阴肾经循行示意图

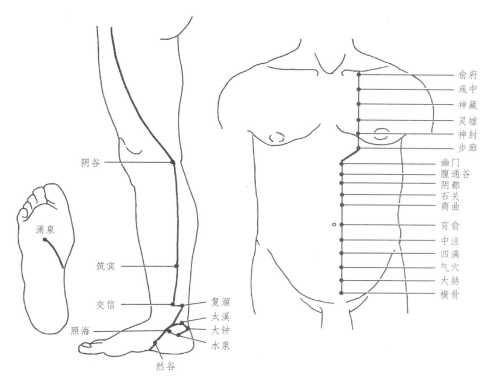

图 3-42　足少阴肾经腧穴总图

俞府
彧中
神藏
灵墟
神封
步廊
幽门
腹通谷
阴都
石关
商曲
肓俞
中注
四满
气穴
大赫
横骨

阴谷

涌泉

筑宾

交信

照海

然谷

复溜
太溪
大钟
水泉

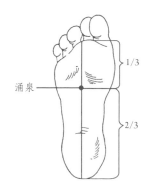

涌泉

1/3

2/3

图 3-43

2．然谷 *Rángǔ（KI 2）荥穴

【定位】在足内侧缘，足舟骨粗隆下方，赤白肉际处（图 3-44）。

【主治】①月经不调，阴挺，阴痒，遗精，带下，小便不利；②消渴，泄泻，小儿脐风；③咽喉肿痛，咳血，口噤。

【操作】直刺 0.5 ~ 0.8 寸。

3．太溪 *Tàixī（KI 3）原穴；输穴

【定位】在足内侧，内踝后方，当足内踝尖与跟腱之间的凹陷处（参见图 3-44）。

【主治】①头痛，目眩，失眠，健忘；②耳聋，耳鸣，咽喉肿痛，齿痛；③咳喘，气喘；④月经不调，遗精，阳痿，小便频数，消渴；⑤腰痛。

【操作】直刺 0.5 ~ 1.0 寸。

4．大钟 *Dàzhōng（KI 4）络穴

【定位】在足内侧，内踝后下方，当跟腱附着部的内侧前方凹陷处（参见图 3-44）。

【主治】①癃闭，遗尿，便秘；②痴呆，嗜卧；③足跟痛，腰痛。

【操作】直刺 0.3～0.5 寸。

5．**照海** * Zhàohǎi（KI 6）八脉交会穴（通阴跷脉）

【定位】在足内侧，内踝尖下方凹陷处（参见图 3-44）。

【主治】①月经不调，痛经，带下，阴挺，小便频数，癃闭，便秘；②咽喉干痛，目赤肿痛；③痫证，失眠。

【操作】直刺 0.5～0.8 寸。

6．**复溜** * Fùliū（KI 7）经穴

【定位】在小腿内侧，太溪直上 2 寸，跟腱的前方（图 3-45）。

【主治】①水肿，腹胀，泄泻；②盗汗，无汗或汗出不止；③下肢痿痹。

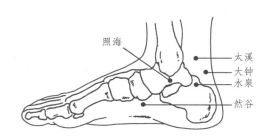

图 3-44

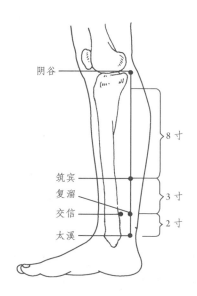

图 3-45

表 3-8　足少阴肾经经脉其他穴位一览表

穴位名称	定位	主治	操作
水泉 （KI5）	在足内侧，内踝后下方，太溪穴直下 1 寸，跟骨结节的内侧凹陷处	①月经不调，痛经，阴挺；②小便不利	直刺 0.3～0.5 寸
交信 （KI8）	在小腿内侧，太溪直上 2 寸，复溜前 0.5 寸，胫骨内侧缘的后方	①月经不调，崩漏，阴挺；②泄泻，便秘	直刺 0.8～1.2 寸

穴位名称	定位	主治	操作
筑宾 （KI9）	在小腿内侧，当太溪与阴谷的连线上，太溪上5寸，腓肠肌肌腹的下方	①癫狂；②疝气；③小腿内侧痛	直刺1.0～1.5寸
阴谷 （KI10）	在腘窝内侧，屈膝时，当半腱肌肌腱与半膜肌肌腱之间	①癫狂；②阳痿，月经不调，崩漏，小便不利；③膝股内侧痛	直刺1.0～1.5寸
横骨 （KI11）	在下腹部，当脐中下5寸，前正中线旁开0.5寸	①少腹胀痛，疝气； ②阳痿，遗精，小便不利，遗尿	直刺1.0～1.5寸
大赫 （KI12）	在下腹部，当脐中下4寸，前正中线旁开0.5寸	①遗精，阳痿； ②带下，阴挺	直刺1.0～1.5寸
气穴 （KI13）	在下腹部，当脐中下3寸，前正中线旁开0.5寸	①月经不调，带下，不孕，阳痿，小便不利；②泄泻	直刺1.0～1.5寸
四满 （KI14）	在下腹部，当脐中下2寸，前正中线旁开0.5寸	①月经不调，带下，遗精，遗尿，疝气；②便秘，腹痛，水肿	直刺1.0～1.5寸
中注 （KI15）	在中腹部，当脐中下1寸，前正中线旁开0.5寸	①腹痛，便秘，泄泻； ②月经不调，痛经	直刺1.0～1.5寸
肓俞 （KI16）	在中腹部，当脐中旁开0.5寸	①腹痛，腹胀，呕吐，泄泻，便秘；②月经不调，疝气，腰痛	直刺1.0～1.5寸
商曲 （KI17）	在上腹部，当脐中上2寸，前正中线旁开0.5寸	腹痛，腹胀，泄泻，便秘	直刺1.0～1.5寸
石关 （KI18）	在上腹部，当脐中上3寸，前正中线旁开0.5寸	①呕吐，腹痛，腹胀，便秘； ②不孕	直刺1.0～1.5寸
阴都 （KI19）	在上腹部，当脐中上4寸，前正中线旁开0.5寸	①腹痛，腹胀，便秘，肠鸣； ②不孕	直刺1.0～1.5寸
腹通谷 （KI20）	在上腹部，当脐中上5寸，前正中线旁开0.5寸	①腹胀，腹痛，呕吐； ②心痛，心悸	直刺0.5～1.0寸
幽门 （KI21）	在上腹部，当脐中上6寸，前正中线旁开0.5寸	腹痛，腹胀，呕吐，泄泻	直刺0.5～1.0寸，不可向上深刺，以免伤及内脏
步廊 （KI22）	在胸部，当第5肋间隙，前正中线旁开2寸	①咳嗽，气喘，胸胁胀满； ②乳痛；③呕吐	斜刺或平刺0.5～0.8寸，不可以深刺，以免伤及心、肺
神封 （KI23）	在胸部，当第4肋间隙，前正中线旁开2寸	①咳嗽，气喘，胸胁胀满； ②乳痛；③呕吐	斜刺或平刺0.5～0.8寸，不可以深刺，以免伤及心、肺
灵墟 （KI24）	在胸部，当第3肋间隙，前正中线旁开2寸	①咳嗽，气喘，胸胁胀满； ②乳痛；③呕吐	斜刺或平刺0.5～0.8寸，不可以深刺，以免伤及心、肺
神藏 （KI25）	在胸部，当第2肋间隙，前正中线旁开2寸	①咳嗽，气喘，胸痛； ②呕吐	斜刺或平刺0.5～0.8寸，不可以深刺，以免伤及心、肺
彧中 （KI26）	在胸部，当第1肋间隙，前正中线旁开2寸	咳嗽，气喘，胸胁胀痛	斜刺或平刺0.5～0.8寸，不可以深刺，以免伤及心、肺
俞府 （KI27）	在胸部，当锁骨下缘，前正中线旁开2寸	①咳嗽，气喘，胸痛； ②呕吐	斜刺或平刺0.5～0.8寸，不可以深刺，以免伤及内脏

九、手厥阴心包经

（一）经脉循行

手厥阴心包经，起于胸中，出属于心包络，向下通过横膈，从胸至腹依次络于上、中、下三焦。胸部支脉，从胸中出于胁部，经腋下三寸处，上行至腋窝，沿上臂内侧，行于手太阴、手少阴经之间，进入肘中，下行于前臂两筋之间，进入掌中，到达中指桡侧末端。掌中支脉，从掌中分出，沿着无名指尺侧至指端，与手少阳三焦经相接（图3-46）。

（二）主病

本经腧穴主治心、胸、胃病，神志病以及经脉循行部位的其他病症。

（三）常用穴位

本经首穴为天池，末穴为中冲，左右各9穴（图3-47）。

1. 曲泽 *Qūzé（PC3）合穴

【定位】在肘横纹中，当肱二头肌腱的尺侧缘（图3-48）。

【主治】①心痛，心悸；②热病，中暑；③胃痛，呕吐，泄泻；④肘臂挛痛。

【操作】直刺1.0～1.5寸，或用三棱针点刺出血。

2. 郄门 *Xìmén（PC4）郄穴

【定位】在前臂掌侧，当曲泽与大陵连线上，腕横纹上5寸，掌长肌腱与桡侧腕屈肌腱之间（图3-49）。

【主治】①心痛，心悸，疔疮，癫痫；②呕血，咳血。

【操作】直刺0.5～1.0寸。

3. 间使 *Jiānshǐ（PC5）经穴

【定位】在前臂掌侧，当曲泽与大陵连线上，腕横纹上3寸，掌长肌腱与桡侧腕屈肌腱之间（参见图3-49）。

【主治】①心痛，心悸；②癫狂病，热病，疟疾；③胃痛，呕吐；④肘臂痛。

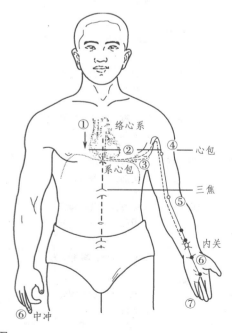

图3-46　手厥阴心包经循行示意图

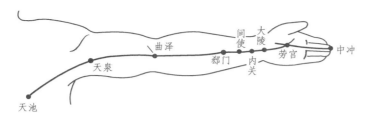

图 3-47 手厥阴心包经腧穴总图

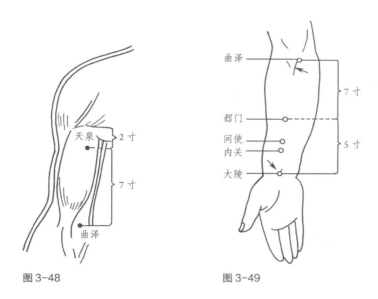

图 3-48   图 3-49

【操作】直刺 0.5～1.0 寸。

4．**内关** * Nèiguān（PC6））络脉；八脉交会穴（通阴维脉）

【定位】在前臂掌侧，当曲泽与大陵连线上，腕横纹上 2 寸，掌长肌腱与桡侧腕屈肌腱之间（参见图 3-49）。

【主治】①心痛，心悸，胸闷；②眩晕，癫痫，失眠，郁证；③胃痛，呕吐，呃逆；④肘臂挛痛。

【操作】直刺 0.5～1.0 寸。

5．**大陵** * Dàlíng（PC7）输穴；原穴

【定位】在腕掌侧横纹中点处，当掌长肌腱与桡侧腕屈肌腱之间（参见图 3-49）。

【主治】①心痛，心悸，癫狂；②胃痛，呕吐；③手腕挛痛，胸胁胀痛。

【操作】直刺 0.3～0.5 寸。

6．**劳宫** * Láogōng（PC8）荥穴

【定位】在手掌心，第 2、3 掌骨之间偏于第 3 掌骨，握拳屈指时中指尖处（图 3-50）。

【主治】①口疮，口臭；②心痛，心悸；③呕吐；④癫狂痫，中风昏迷，中暑。

【操作】直刺 0.3～0.5 寸。

7．**中冲** * Zhōngchōng（PC9）井穴

【定位】在手中指末节尖端（参见图 3-50）。

【主治】①中风昏迷，中暑，晕厥，小儿惊风，热病；②心烦，心痛。

【操作】浅刺 0.1 寸，或用三棱针点刺出血。

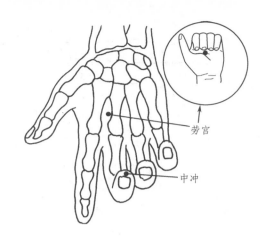

劳宫

中冲

图 3-50

表 3-9　手厥阴心包经经脉其他穴位一览表

穴位名称	定位	主治	操作
天池 （PC1）	在胸部，当第四肋间隙，乳头外1寸，前正中线旁开5寸	①咳嗽，气喘；②乳痛，乳少；③心胸疼痛	斜刺或平刺 0.5～0.8 寸，不可深刺，以免伤及肺脏
天泉 （PC2）	在臂内侧，当腋前纹头下2寸，肱二头肌长、短头之间	①心胸痛，咳嗽，胸胁胀痛；②臂痛	直刺 0.5～0.8 寸

十、手少阳三焦经

（一）经脉循行

手少阳三焦经，起于无名指末端，上行于第四、五掌骨间，沿着手背，出于前臂外侧桡骨与尺骨之间，经肘尖沿上臂外侧，到达肩部，而交出足少阳经的后面，进入缺盆，分布于胸中，散络心包，向下通过膈肌，从胸至腹遍及上、中、下三焦。胸中支脉，从胸向上，出于缺盆，循项上行，沿耳后直上至额角，再屈向下行经面颊部，到达眼眶下部。耳部支脉，从耳后进入耳中，出走耳前，与前脉交叉于面颊部，行至目外眦，与足少阳胆经相接。（图 3-51）

（二）主病

侧头部、咽喉、耳部病，胸胁病，热病以及经脉所过部位的其他病症。

（三）常用穴位

本经首穴为关冲，末穴为丝竹空，左右各 23 穴（图 3-52）。

1．关冲 * Guānchōng（TE1）井穴

【定位】在手无名指末节尺侧，距指甲根角 0.1 寸（图 3-53）。

【主治】①热病，昏厥，中暑；②头痛，目赤，耳聋，咽喉肿痛。

【操作】浅刺 0.1 寸，或用三棱针点刺出血。

2．中渚 * Zhōngzhǔ（TE3）输穴

【定位】在手背部，当无名指本节（掌指关节）的后方，第4、5掌骨间凹陷处（参见图 3-53）。

【主治】①头痛，目赤，耳鸣，耳聋，咽喉肿痛；②热病；③手臂痛。

【操作】直刺 0.3～0.5 寸。

3．阳池 *Yángchí（TE4）原穴

【定位】在腕背横纹中，当指伸肌腱的尺侧缘凹陷处（参见图3-53）。

【主治】①目赤肿痛，耳聋，咽喉肿痛；②疟疾；③消渴；④腕臂痛。

【操作】直刺0.3～0.5寸。

4．外关 *Wàiguān（TE5）络穴；八脉交会穴（通阳维脉）

【定位】在前臂背侧，当阳池与肘尖的连线上，腕背横纹上2寸，尺骨与桡骨之间（图3-54）。

【主治】①头痛，颊痛，目赤肿痛，耳鸣，耳聋；②胸胁痛；③热病；④上肢痿痹。

【操作】直刺0.5～1.0寸。

5．支沟 *Zhīgōu（TE6）经穴

【定位】在前臂背侧，当阳池与肘尖的连线上，腕背横纹上3寸，尺骨与桡骨之间（参见图3-54）

【主治】①耳鸣，耳聋；②热病；③便秘；④胁肋痛。

【操作】直刺0.5～1.0寸。

6．肩髎 *Jiānliáo（TE14）

【定位】在肩部，肩髃后方，当臂外展时，于肩峰后下方呈现凹陷处（图3-55）。

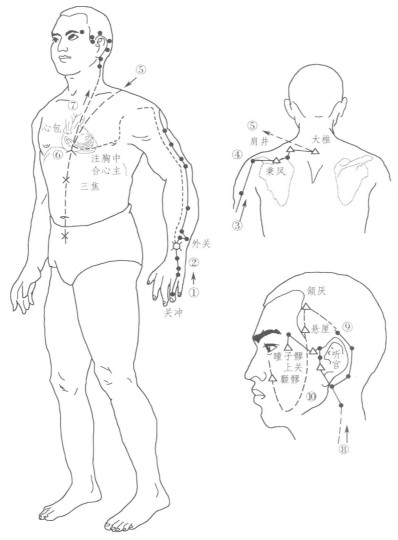

图3-51　手少阳三焦经循行示意图

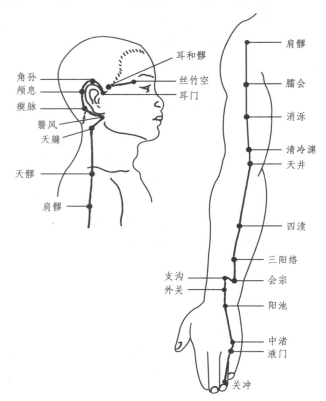

图 3-52　手少阳三焦经腧穴总图

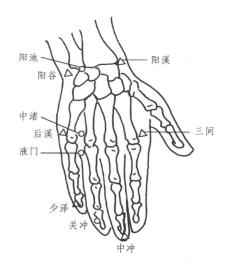

图 3-53

【主治】肩臂痛。

【操作】直刺 1.0 ～ 1.5 寸。

7. 翳风 * Yìfēng（TE17）

【定位】在颈部，耳垂后方，乳突下端前方凹陷中。（图 3-56）。

【主治】①口眼歪斜，牙关紧闭，齿痛，颊肿；②耳鸣，耳聋；③瘰疬。

【操作】直刺 0.5 ～ 1.0 寸。

8．角孙 * JiǎoSūn（TE20）

【定位】在头部，折耳郭向前，当耳尖直上入发际处（参见图 3-56）。

【主治】①目翳，齿痛，颊肿；②偏头痛，项强。

【操作】平刺 0.3 ~ 0.5 寸。

9．耳门 * Ermén（TE21）

【定位】在面部，当耳屏上切迹的前方，下颌骨髁突后缘，张口有凹陷处（参见图 3-56）。

【主治】①耳鸣，耳聋；②齿痛。

【操作】微张口，直刺 0.5 ~ 1.0 寸。

10．丝竹空 * Sīzhúkōng（TE23）

【定位】在面部，当眉梢凹陷处（参见图 3-56）。

【主治】①头痛，目赤肿痛，眼睑瞤动；②癫狂痫。

【操作】平刺 0.3 ~ 0.5 寸。

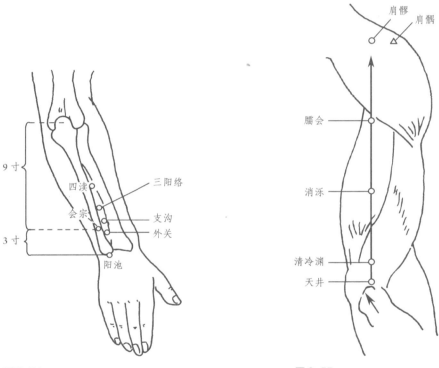

图 3-54

图 3-55

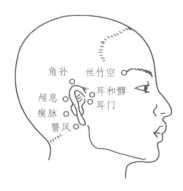

图 3-56

表 3-10　手少阳三焦经经脉其他穴位一览表

穴位名称	定位	主治	操作
液门 （TE2）	在手背部，当第四、五指间，指蹼缘后方赤白肉际处	①头痛，目赤，耳聋，咽喉肿痛；②热病，疟疾	直刺 0.3 ~ 0.5 寸
会宗 （TE7）	在前臂背侧，当腕骨横纹上 3 寸，支沟尺侧，尺骨的桡侧缘	①耳聋，耳鸣；②癫痫；③上肢痹痛	直刺 0.5 ~ 1.0 寸
三阳络 （TE8）	在前臂背侧，腕背横纹上 4 寸，尺骨与桡骨之间	①耳聋，暴喑，齿痛；②上肢痹痛	直刺 0.5 ~ 1.0 寸
四渎 （TE9）	在前臂背侧，当阳池与肘尖的连线上，肘尖下 5 寸，尺骨与桡骨之间	①耳痛，耳聋，暴喑，齿痛，咽喉肿痛；②上肢痹痛	直刺 0.5 ~ 1.0 寸
天井 （TE10）	在臂外侧，屈肘时，当肘尖直上 1 寸凹陷处	①头痛，耳聋，癫痫；②瘰疬；③肘臂痛	直刺 0.5 ~ 1.0 寸
清冷渊 （TE11）	在臂外侧，屈肘，当肘尖直上 2 寸，即天井上 1 寸	①头痛，目痛；②肩臂痛	直刺 0.5 ~ 1.0 寸
消泺 （TE12）	在臂外侧，当清冷渊与臑会连线的中点处	①头痛，齿痛，项强；②肩臂痛	直刺 1.0 ~ 1.5 寸
臑会 （TE13）	在臂外侧，当肘尖与肩髎的连线上，肩髎下 3 寸，三角肌的后下缘	①瘰疬，瘿气；②上肢痿痹	直刺 1.0 ~ 1.5 寸
天髎 （TE15）	在肩胛部，肩井与曲垣的中间，当肩胛骨上角处	肩臂痛，颈项强痛	直刺 0.5 ~ 0.8 寸
天牖 （TE16）	在颈侧部，当乳突的后方直下，平下颌角，胸锁乳突肌的后缘	①头痛，头晕，目痛，耳聋，项强；②瘰疬	直刺 0.5 ~ 1.0 寸
瘈脉 （TE18）	在头部，耳后乳突中央，当角孙至翳风之间，沿耳轮连线的中、下 1/3 的交点处	①头痛，耳鸣，耳聋；②小儿惊风	平刺 0.3 ~ 0.5 寸，或点刺出血
颅息 （TE19）	在头部，当角孙至翳风之间，沿耳轮连线的上、中 1/3 的交点处	①偏头痛，耳鸣，耳聋；②小儿惊风	平刺 0.3 ~ 0.5 寸
耳和髎 （TE22）	在头侧面，当鬓发后缘，平耳郭根之前方，颞浅动脉的后缘	①头痛，耳鸣；②牙关紧闭，口㖞	避开动脉，平刺或斜刺 0.3 ~ 0.5 寸

十一、足少阳胆经

（一）经脉循行

足少阳胆经起于外眼角，上行经额角，下行至耳后，沿颈项部，行手少阳三焦经之前，至肩上退后，交出手少阳三焦经之后，下入缺盆。耳部支脉，从耳后入耳中，经耳前，到达外眼角后方；外眼角支脉，从外眼角下走大迎，再向上会合手少阳三焦经至眼下，下行经颊车至颈部，与前脉会合于缺盆，由此下胸中，过膈肌联络于肝、属于胆，沿胁肋下达腹股沟动脉部，绕阴部毛际横入髋关节部。直行主脉从缺盆下行经腋下、侧胸、胁肋部，与前脉会合于髋关节部，再向下沿大腿外侧、膝关节外缘，行于腓骨前面，直下至腓骨下端，行外踝之前，沿足背止于足第 4 趾外侧。足背部支脉从足背分出，进入大趾趾缝间，沿第 1、2 跖骨之间，出于大趾端，回转来通过爪甲，出于趾背汗毛部，与足厥阴肝经相接。（图 3-57）

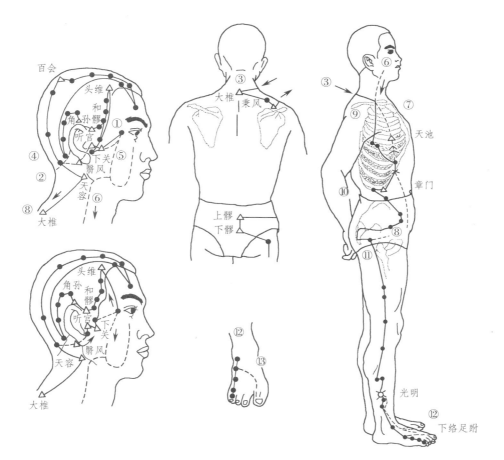

图 3-57　足少阳胆经循行示意图

（二）主病

本经腧穴主治侧头、目、耳、咽喉、胸胁病，肝胆病，神志病以及经脉循行部位的其他病症。

（三）常用穴位

本经腧穴首穴为瞳子髎，末穴为足窍阴，左右各 44 穴（图 3-58）。

1．瞳子髎 * Tóngzǐliáo（GB1）手太阳、手足少阳经交会穴

【定位】在面部，目外眦旁，当眶外侧缘凹陷处（图 3-59）。

【主治】①目赤肿痛，目翳，青盲；②偏头痛，口眼㖞斜。

【操作】平刺 0.3～0.5 寸；或用三棱针点刺出血。

2．听会 * Tīnghuì（GB2）

【定位】在面部，当耳屏间切迹的前方，下颌骨髁突的后缘，张口有凹陷处（参见图 3-59）。

【主治】①耳鸣，耳聋，聤耳；②面痛，齿痛，口眼㖞斜。

【操作】微张口，直刺 0.5～1.0 寸。

3．曲鬓 * Qūbìn（GB7）足少阳、足太阳经交会穴

【定位】在头部，当耳前鬓角发际后缘与耳尖水平线交点处（参见图 3-59）。

【主治】①偏头痛，眩晕，耳鸣；②齿痛，目赤肿痛。

【操作】向后平刺 0.5～0.8 寸。

4．率谷 * Shuàigǔ（GB8）足少阳、足太阳经交会穴

【定位】在头部，当耳尖直上入发际 1.5 寸（参见图 3-59）。

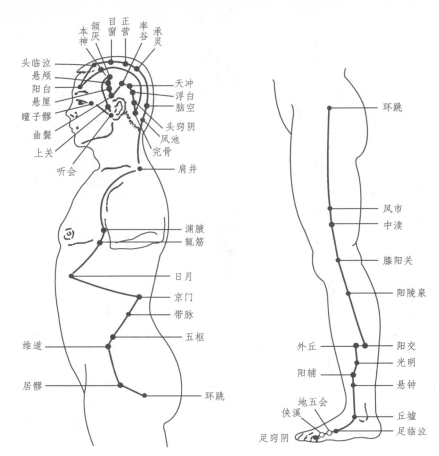

图 3-58 足少阳胆经腧穴总图

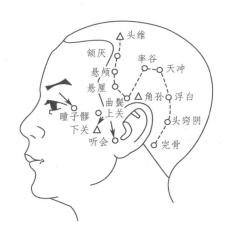

图 3-59

【主治】①偏头痛，眩晕，耳鸣，耳聋；②小儿惊风。

【操作】平刺 0.5 ~ 0.8 寸。

5. 本神 *Běnshén（GB13）足少阳经、阳维脉交会穴

【定位】在头部，当前发际上 0.5 寸，神庭旁开 3 寸，神庭与头维连线的内 2/3 与外 1/3 交点处（图 3-60）。

【主治】①头痛，眩晕；②癫痫，小儿惊风，中风。

【操作】平刺 0.5 ~ 0.8 寸。

6．阳白 *Yángbái（GB14）足少阳经、阳维脉交会穴

【定位】在前额部，当瞳孔直上，眉上 1 寸（参见图 3-60）。

【主治】前头痛，目痛，视物模糊，眼睑下垂，口眼㖞斜。

【操作】平刺 0.3 ～ 0.5 寸。

7．头临泣 *Tóulínqì（GB15）足少阳、太阳经、阳维脉交会穴

【定位】在头部，当瞳孔直上入前发际 0.5 寸，神庭与头维连线的中点处（参见图 3-60）。

【主治】①头痛，目眩，流泪；②小儿惊风，癫痫。

【操作】平刺 0.3 ～ 0.5 寸。

8．风池 *Fēngchí（GB20）足少阳经、阳维脉交会穴

【定位】在项部，胸锁乳突肌与斜方肌上端之间的凹陷中，平风府穴（参见图 3-60）。

【主治】①头痛，眩晕；②目赤肿痛，视物不明，鼻衄，鼻塞，鼻渊，耳鸣，咽喉肿痛；③颈项强痛；④热病，感冒；⑤中风，不寐，癫痫。

【操作】针尖微下，向鼻尖方向斜刺 0.5 ～ 0.8 寸，或平刺透风府穴。不可向内上方深刺，以免伤及延髓。

9．肩井 *Jiānjǐng（GB21）手、足少阳，足阳明经、阳维脉交会穴

【定位】在肩上，当大椎与肩峰端连线的中点上，前直对乳中（图 3-61）。

【主治】①肩背痹痛，颈项强痛；②乳痛，乳汁少，滞产，瘰疬。

【操作】直刺 0.3 ～ 0.5 寸，深部正当肺尖，不可深刺；孕妇忌用。

10．日月 *Rìyuè（GB24）胆募穴；足少阳、足太阴经交会穴

【定位】在上腹部，乳头直下，前正中线旁开 4 寸，第 7 肋间隙中（图 3-62）。

【主治】①胃脘痛，呕吐，呃逆，吞酸，黄疸；②胁肋胀痛。

【操作】斜刺 0.5 ～ 0.8 寸。

11．带脉 *Dàimài（GB26）足少阳经、带脉交会穴

【定位】在侧腹部，章门下 1.8 寸，当第 11 肋骨游离端下方垂线与脐水平线的交点上（图 3-63）。

【主治】①月经不调，带下，阴挺，经闭，疝气，小腹痛；②腰痛，胁痛。

【操作】斜刺 0.8 ～ 1.0 寸。

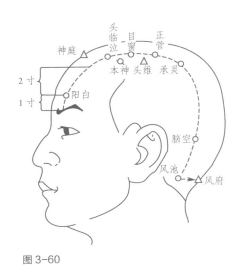

图 3-60

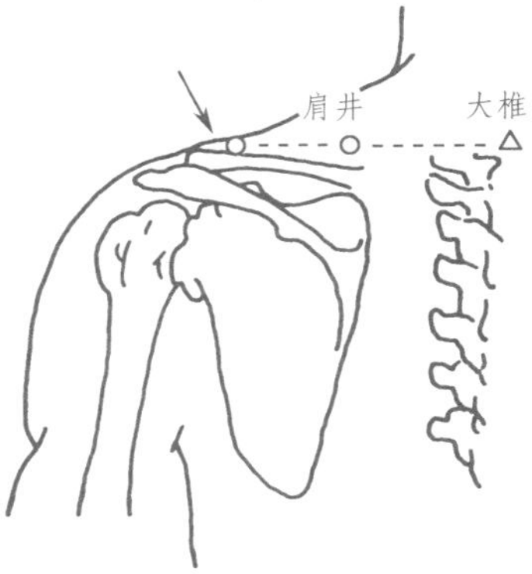

图 3-61

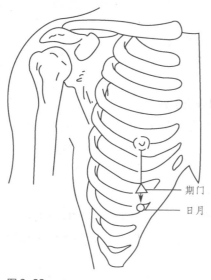
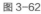

期门
日月

图 3-62

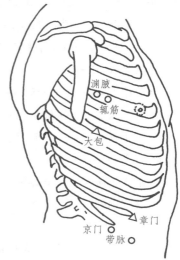

渊腋
辄筋
大包
章门
京门
带脉

图 3-63

12．**环跳** * Huántiào（GB30）足少阳、足太阳经交会穴

【定位】在股外侧部，侧卧屈股，当股骨大转子最凸点与骶管裂孔连线的外 1/3 与中 1/3 交点处（图 3-64）。

【主治】腰腿痛，半身不遂，下肢痿痹。

【操作】直刺 2.0 ~ 3.0 寸。

13．**风市** * Fēngshì（GB31）

【定位】在大腿外侧部的中线上，当腘横纹上 7 寸。或直立垂手时，中指尖处（图 3-65）。

【主治】①下肢痿痹；②遍身瘙痒，脚气。

【操作】直刺 1.0 ~ 1.5 寸。

14．**阳陵泉** * Yánglíngquán（GB34）合穴，胆下合穴，八会穴（筋会）

【定位】在小腿外侧，当腓骨小头前下方凹陷处（图 3-66）。

【主治】①口苦，呕吐，黄疸，胁肋痛；②下肢痿痹，膝膑肿痛；③小儿惊风。

【操作】直刺 1.0 ~ 1.5 寸。

15．**光明** * Guāngmíng（GB37）络穴

【定位】在小腿外侧，当外踝尖上 5 寸，腓骨前缘（参见图 3-66）。

【主治】①目痛，夜盲，视物不明；②乳胀痛，乳汁少；③下肢痿痹。

【操作】直刺 1.0 ~ 1.5 寸。

16．**悬钟** * Xuánzhōng（GB39）八会穴（髓会）

【定位】在小腿外侧，当外踝尖上 3 寸，腓骨前缘（参见图 3-66）。

【主治】①颈项强痛，胁肋胀痛；②中风，痴呆；③下肢痿痹。④痔疮，便秘。

【操作】直刺 0.5 ~ 1.0 寸。

17．**丘墟** * Qiūxū（GB40）原穴

【定位】在外踝的前下方，当趾长伸肌腱的外侧凹陷处（图 3-67）。

【主治】①目视不明；②胸胁胀痛；③下肢痿痹，外踝肿痛，脚气；④疟疾。

【操作】直刺 0.5 ~ 0.8 寸。

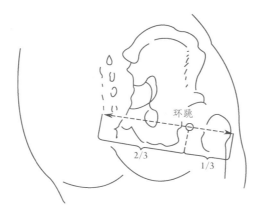

图 3-64

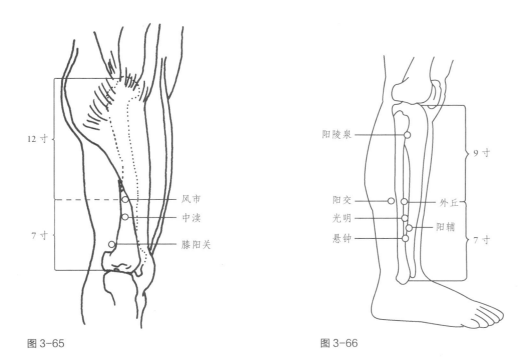

图 3-65

图 3-66

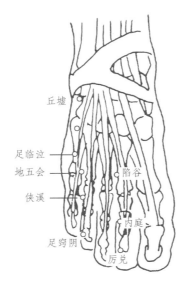

图 3-67

18. 足临泣 *Zúlínqì（GB41）输穴；八脉交会穴（通带脉）

【定位】在足背外侧，当足4、5跖骨结合部前方，小趾伸肌腱的外侧凹陷处（参见图3-67）。

【主治】①偏头痛，目眩，目赤肿痛；②乳痈，月经不调；③胁痛，足跗肿痛；④瘰疬。

【操作】直刺0.3～0.5寸。

19. 足窍阴 *Zúqiàoyīn（GB44）井穴

【定位】在第4趾末节外侧，距趾甲角0.1寸（参见图3-67）。

【主治】①头痛，目赤肿痛，耳聋，耳鸣，咽喉肿痛；②胸胁胀痛，足跗肿痛。

【操作】浅刺0.1～0.2寸；或三棱针点刺出血。

表3-11 足少阳胆经其他腧穴列表

穴位名称	定位	主治	操作
上关 （GB3）	在耳前，下关穴直上，当颧弓的上缘凹陷处	①耳鸣，耳聋，聤耳；②面痛，齿痛，口眼㖞斜，口噤	直刺0.5～0.8寸
颔厌 （GB4）	在头部鬓发上，当头维与曲鬓弧形连线的上1/4与下3/4交点处	①头痛，眩晕；②齿痛，耳鸣；③癫痫	向后平刺0.5～0.8寸
悬颅 （GB5）	在头部鬓发上，当头维与曲鬓弧形连线的中点处	①头痛；②目赤肿痛，面肿，齿痛	向后平刺0.5～0.8寸
悬厘 （GB6）	在头部鬓发上，当头维与曲鬓弧形连线的上3/4与下1/4交点处	①头痛；②目赤肿痛，耳鸣，齿痛	向后平刺0.5～0.8寸
天冲 （GB9）	在头部，当耳根后缘直上入发际2寸，率谷后0.5寸处	①头痛，眩晕，耳鸣，耳聋，牙龈肿痛；②癫痫	平刺0.5～0.8寸
浮白 （GB10）	在头部，天冲与完骨弧形连线的上1/3与中1/3交点处	①头痛，耳鸣，耳聋；②瘿气	平刺0.5～0.8寸
头窍阴 （GB11）	在头部，天冲与完骨的弧形连线的中1/3与下1/3交点处	①头痛，眩晕，颈项强痛；②耳鸣，耳聋；③瘿气	平刺0.5～0.8寸
完骨 （GB12）	在头部，当耳后乳突的后下方凹陷处	①头痛，颈项强痛；②耳鸣，口眼㖞斜，颊肿，口噤不开；③癫痫	斜刺0.5～0.8寸
目窗 （GB16）	在头部，当前发际上1.5寸，头正中线旁开2.25寸	①头痛，目眩，目赤肿痛，视物模糊，青盲；②癫痫	平刺0.3～0.5寸
正营 （GB17）	在头部，当前发际上2.5寸，头正中线旁开2.25寸	头痛，眩晕，癫痫	平刺0.3～0.5寸
承灵 （GB18）	在头部，当前发际上4寸，头正中线旁开2.25寸	①头晕，眩晕；②目痛，鼻渊，鼻衄	平刺0.3～0.5寸
脑空 （GB19）	在头部，当枕外隆凸的上缘外侧，头正中线旁开2.25寸，平脑户	①头痛，眩晕，颈项强痛；②癫痫，惊悸	平刺0.3～0.5寸
渊腋 （GB22）	在侧胸部，当腋中线上，腋下3寸，第4肋间隙中	①胸满，胁痛，腋下肿；②上肢痹痛	斜刺或平刺0.5～0.8寸
辄筋 （GB23）	在侧胸部，渊腋前1寸，平乳头，第4肋间隙中	①头痛，胸满，腋痛；②呕吐，吞酸；③气喘	斜刺或平刺0.5～0.8寸
京门 （GB25）	在侧腰部，章门后1.8寸，当第12肋骨游离端的下方	①小便不利，水肿；②肠鸣，泄泻，腹胀；③腰痛，胁痛	斜刺0.5～1.0寸
五枢 （GB27）	在侧腹部，当髂前上棘的前方，横平脐下3寸处	①月经不调，带下，阴挺，疝气；②小腹痛，腰胯痛	直刺1.0～1.5寸

穴位名称	定位	主治	操作
维道 （GB28）	在侧腹部，当髂前上棘的前下方，五枢前下 0.5 寸	①月经不调，带下，阴挺，疝气； ②小腹痛，腰胯痛	直刺 1.0～1.5 寸
居髎 （GB29）	在髋部，当髂前上棘与股骨大转子最凸点连线的中点处	①腰胯痛，下肢痿痹； ②少腹痛，疝气	直刺或斜刺 1.0～1.5 寸
中渎 （GB32）	在大腿外侧，当风市下 2 寸，或腘横纹上 5 寸，股外侧肌与股二头肌之间	下肢痿痹，半身不遂	直刺 1.0～1.5 寸
膝阳关 （GB33）	在膝外侧，当阳陵泉上 3 寸，股骨外上髁上方的凹陷处	膝膑肿痛、挛急，小腿麻木	直刺 1.0～1.5 寸
阳交 （GB35）	在小腿外侧，当外踝尖上 7 寸，腓骨后缘	①胸胁胀痛；②下肢痿痹；③癫狂	直刺 1.0～1.5 寸
外丘 （GB36）	在小腿外侧，当外踝尖上 7 寸，腓骨前缘，平阳交	①头项强痛，胸胁胀痛；②下肢痿痹；③癫狂	直刺 1.0～1.5 寸
阳辅 （GB38）	在小腿外侧，当外踝尖上 4 寸，腓骨前缘稍前方	①头痛，目外眦痛，咽喉肿痛；②胸胁胀痛，瘰疬；③下肢痿痹	直刺 1.0～1.5 寸
地五会 （GB42）	在足背外侧，当足第 4、5 趾骨之间，小趾伸肌腱的内侧缘	①头痛，目赤，耳鸣，耳聋；②乳痈，乳胀；③胁痛，足跗肿痛	直刺 0.3～0.5 寸
侠溪 （GB43）	当第 4、5 趾间，趾蹼缘后方赤白肉际处	①头痛，眩晕，耳鸣，耳聋，目赤肿痛；②胸胁胀痛，足跗肿痛；③热病	直刺 0.3～0.5 寸

十二、足厥阴肝经

（一）经脉循行

足厥阴肝经，起于足大趾外侧爪甲后丛毛处，向上沿着足背内侧，经过内踝前 1 寸处，上循小腿内侧，至内踝上 8 寸处交出于足太阴脾经之后，上经膝、股内侧，入阴毛中，环绕阴部，至小腹，挟胃，属于肝，联络于胆，向上通过膈肌，分布于胁肋部，经喉咙之后，上入鼻咽部，连接目系，上出于额部，与督脉交会于头顶。目系之脉，从目系走向面颊，下行环绕口唇之内。肝部之脉，从肝分出，通过膈肌，向上流注于肺，与手太阴肺经相接。（图 3-68）。

（二）主病

本经腧穴主治肝、胆、脾、胃病，妇科、前阴病，以及经脉循行部位的其他病症。

（三）常用穴位

本经首穴为大敦，末穴为期门，左右各 14 穴（图 3-69）。

1. 大敦 * Dàdūn（LR1）井穴

【定位】在足大趾末节外侧，距趾角旁 0.1 寸处（图 3-70）。

【主治】①疝气，经闭，崩漏，阴挺，遗尿，癃闭；②癫痫。

【操作】浅刺 0.1～0.2 寸，或三棱针点刺出血。

2. 行间 * Xíngjiān（LR2）荣穴

【定位】在足背侧，第 1、2 趾间趾蹼缘的后方赤白肉际处（参见图 3-70）。

【主治】①中风，癫痫，头痛，目眩，目赤肿痛，青盲，口㖞；②月经不调，崩漏，痛经，带下，遗尿，癃闭，疝气；③胁肋疼痛。

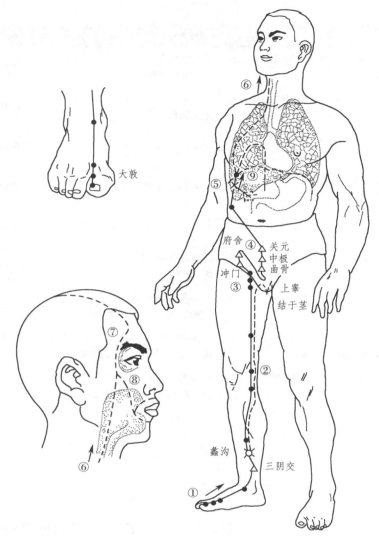

大敦

⑥

⑤ ⑨

府舍
④ 关元
中极
曲骨
冲门
③ 上睾
结于茎

②

⑦

⑧

⑥

蠡沟

三阴交

①

图 3-68　足厥阴肝经循行示意图

【操作】直刺 0.5 ~ 0.8 寸。

3．太冲 * Tàichōng（LR3）输穴；原穴

【定位】在足背侧，第 1、2 跖骨结合部之前凹陷处（参见图 3-70）。

【主治】①头痛，眩晕，目赤肿痛，口㖞，青盲，耳鸣，耳聋；②癫痫，小儿惊风，中风；③黄疸，胁痛；④月经不调，痛经，经闭，带下，遗尿，癃闭；⑤下肢痿痹。

【操作】直刺 0.5 ~ 1.0 寸。

4．章门 * Zhāngmén（LR13）脾募穴；八会穴（脏会）；足厥阴、足少阳经交会穴（图 3-71）。

【定位】在侧腹部，在第 11 肋游离端下方。

【主治】①腹胀，泄泻，呕吐；②胁痛，黄疸，痞块。

【操作】斜刺 0.5 ~ 0.8 寸。

5．期门 * Qīmén（LB14）肝募穴；足厥阴、太阳经与阴维脉交会穴

【定位】在胸部，当乳头直下，第 6 肋间隙，前正中线旁开 4 寸（参见图 3-71）。

【主治】①胸胁胀痛，抑郁；②腹胀，呃逆，泛酸；③乳痈。

【操作】斜刺或平刺 0.5 ~ 0.8 寸，不可深刺，以免伤及内脏。

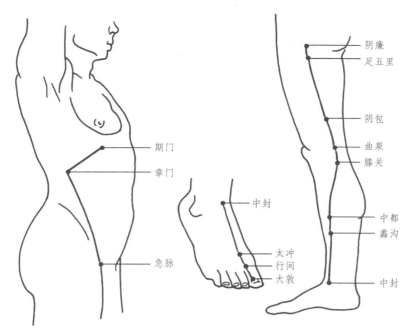

图 3-69　足厥阴肝经腧穴总图

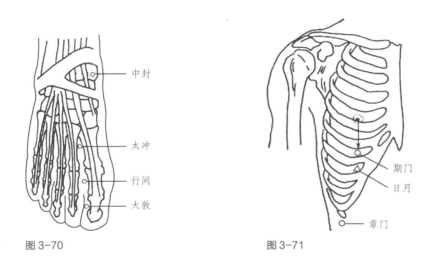

图 3-70 　　　　　　　　　　　　　图 3-71

表 3-12　足厥阴肝经经脉其他穴位一览表

穴位名称	定位	主治	操作
中封 （LR4）	在足背侧，足内踝前 1 寸，商丘与解溪连线之间，胫骨前肌腱内缘凹陷处	①疝气，少腹痛，小便不利，遗精；②下肢痿痹，足踝肿痛	直刺 0.5～0.8 寸
蠡沟 （LR 5）	在小腿内侧，足内踝尖上 5 寸，胫骨内侧面的中央	①睾丸肿痛，阳强，小便不利，遗尿，月经不调，带下；②足胫疼痛	平刺 0.5～0.8 寸
中都 （LB6）	在小腿内侧，足内踝尖上 7 寸，胫骨内侧面的中央	①疝气，崩漏，恶露不尽；②小腹痛，胁痛，泄泻；③下肢痿痹	平刺 0.5～0.8 寸
膝关 （LR7）	在小腿内侧，胫骨内上髁后下方，阴陵泉穴后 1 寸	膝髌肿痛，下肢痿痹	直刺 0.8～1.0 寸
曲泉 （LR8）	在膝内侧，屈膝，当膝内侧横纹头上方，半腱肌、半膜肌止端的前缘凹陷中	①小腹痛，小便不利，淋证；②月经不调，痛经，带下，阴挺，阴痒，遗精，阳痿；③膝髌肿痛，下肢痿痹	直刺 1.0～1.5 寸

穴位名称	定位	主治	操作
阴包 （LR9）	在大腿内侧，当股骨内上髁上4寸，股内肌与缝匠肌之间	①月经不调，遗尿，小便不利；②腹痛，腰骶痛	直刺 1.0～1.5 寸
足五里 （LR10）	在大腿内侧，气冲直下3寸，大腿根部，耻骨结节的下方	①小便不利，少腹胀痛，阴痒，阴挺，睾丸肿痛；②瘰疬	直刺 1.0～1.5 寸
阴廉 （LR11）	在大腿内侧，气冲穴直下2寸，大腿根部，耻骨结节下方	少腹胀痛，月经不调，带下	直刺 1.0～1.5 寸
急脉 （LR12）	在耻骨结节的外侧，当气冲穴外下方腹股沟股动脉搏动处，前正中线旁开2.5寸	少腹痛，疝气，阴挺，阴茎痛	避开动脉，直刺 0.5～0.8 寸

第二节　奇经八脉和常用经穴

一、督　脉

（一）经脉循行

督脉起于小腹内，下出于会阴部，向后经尾骨端（长强）行于脊柱的内部，上达项后风府，进入脑内，上行巅顶，沿前额下行鼻柱，止于上唇系带处。（图 3-72）

（二）主病

脊柱强痛，角弓反张，头痛头重，神志病以及经脉所过部位的其他病症。

（三）常用穴位

本经首穴为长强，末穴为龈交，共各 28 穴（图 3-73）。

（四）常用腧穴

1．长强 * Chángqiáng（GV1）络穴

【定位】尾骨端下，当尾骨端与肛门连线的中点处（图 3-74）。

【主治】①肛肠病如痔疮、脱肛、腹泻、便血、便秘等；②癫狂痫；③腰脊和尾骶部疼痛。

【操作】针尖向上，紧靠尾骨前斜刺 0.5～1 寸。不宜直刺，以免伤及直肠。

2．腰阳关 * Yāoyángguān（GV3）

【定位】后正中线上，第 4 腰椎棘突下凹陷中（参见图 3-74）。

【主治】①腰骶疼痛，下肢痿痹；②妇科病如月经不调、赤白带下等；③男科病如遗精、阳痿等。

【操作】直刺 0.5～1 寸。

3．命门 * Mìngmén（GV4）

【定位】后正中线上，第 2 腰椎棘突下凹陷中（参见图 3-74）。

【主治】①腰脊强痛，下肢痿痹；②妇科病如月经不调、赤白带下、痛经、经闭、不孕等；③肾阳不足病症如遗精、阳痿、遗尿、尿频、泄泻、小腹冷痛等。

【操作】直刺 0.5～1 寸。多加灸法。

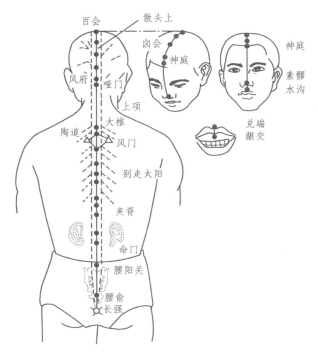

图 3-72　督脉循行示意图

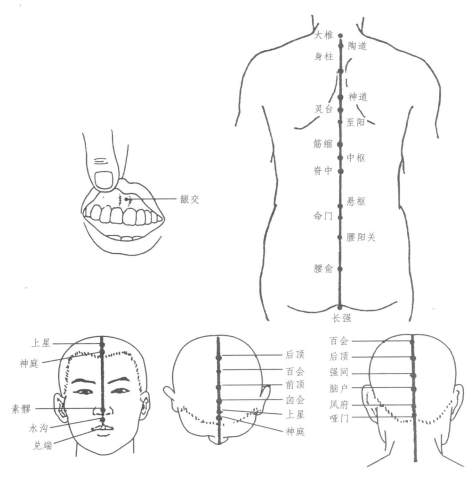

图 3-73　督脉腧穴总图

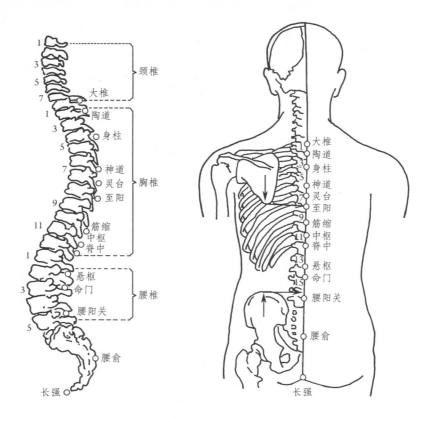

图 3-74

4．至阳 * Zhìyáng（GV9）

【定位】后正中线上，第 7 胸椎棘突下凹陷中（参见图 3-74）。

【主治】①肝胆病如黄疸、胸胁胀满等；②肺病咳嗽，气喘；③脊强背痛。

【操作】向上斜刺 0.5 ～ 1 寸。

5．身柱 * Shēnzhù（GV12）

【定位】后正中线上，第 3 胸椎棘突下凹陷中（参见图 3-74）。

【主治】①咳嗽、气喘；②惊厥、癫狂痫；③脊背强痛。

【操作】向上斜刺 0.5 ～ 1 寸。

6．大椎 * Dàzhuī（GV14）

【定位】后正中线上，第 7 颈椎棘突下凹陷中（参见图 3-74）。

【主治】①热病，疟疾，骨蒸潮热；②感冒，咳喘；③头项强痛，脊痛；④癫狂痫证，小儿惊风；⑤风疹，痤疮。

【操作】向上斜刺 0.5 ～ 1 寸。

7．哑门 * Yǎmén（GV15）

【定位】后发际正中直上 0.5 寸，第 1 颈椎下（图 3-75）。

【主治】①暴喑，舌强不语；②癫痫、癔症；③头痛项强。

【操作】伏案正坐，头微前倾，项部放松，向下颌方向缓慢刺入 0.5 ～ 1 寸。不可向上深刺，以免刺入枕骨大孔，伤及延髓。

8．风府 * Fēngfǔ（GV16）

【定位】后发际正中直上 1 寸，枕外隆凸直下，两侧斜方肌之间凹陷中。（参见图 3-75）

【主治】由内、外风邪所致的病症。①头项病如头痛、眩晕、颈项强痛等；②中风、癫狂痫、瘛症；③咽喉肿痛，失音。

【操作】伏案正坐，头微前倾，项部放松，向下颌方向缓慢刺入0.5～1寸。不可向上深刺，以免刺入枕骨大孔，伤及延髓。

9．百会 * Bǎihuì（GV20）

【定位】前发际正中直上 5 寸，或头部正中线与两耳尖连线的交点处。（参见图 3-75）

【主治】①头病、神志病，如头痛、眩晕、失眠、健忘、痴呆、中风、癫狂痫、瘛症等；②气虚下陷病症如脱肛、泄泻、阴挺、脏器下垂等。

【操作】平刺0.5～1寸。升阳举陷常用灸法。

10．上星 * Shàngxīng（GV23）

【定位】前发际正中直上1寸。（参见图 3-75）

【主治】①头痛、鼻渊、鼻衄、目痛；②热病，疟疾；③癫狂。

【操作】平刺0.5～1寸。

11．神庭 * Shéntíng（GV24）

【定位】前发际正中直上0.5寸。（参见图 3-75）

【主治】①神志病如癫狂痫、失眠、惊悸；②头面五官病如头痛、目眩、鼻渊、鼻衄等。

【操作】平刺0.5～1寸。

12．素髎 * Sùliáo（GV25）

【定位】鼻尖的正中央。（参见图 3-75）

【主治】①急危重症如昏迷、惊厥、新生儿窒息等；②鼻病如鼻渊、鼻衄、酒糟鼻等。

【操作】向上斜刺0.3～0.5寸，或点刺出血。一般不灸。

13．水沟 * Shuǐgōu（GV26）

【定位】人中沟的上 1/3 与下 2/3 交点处。（参见图 3-75）

【主治】①急危重症如昏迷、晕厥、中风、中暑等；②神志病如瘛症、癫狂痫、急慢惊风等；③面部病症如面肿、口歪、牙关紧闭等；③闪挫腰痛。

【操作】向上斜刺0.3～0.5寸，或用指甲掐按。一般不灸。

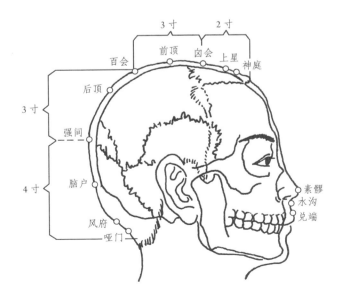

图 3-75

表 3-13　督脉其他穴位一览表

穴位名称	定位	主治	操作
腰俞 （GV2）	后正中线上，适对骶管裂孔处	①脊强痛，下肢痿痹；②肛肠病如痔疮、脱肛、腹泻、便血等；③月经不调；④癫痫	向上斜刺 0.5～1 寸
悬枢 （GV5）	后正中线上，第 1 腰椎棘突下凹陷中	①脊强痛；②胃肠疾患如肠鸣、腹痛、完谷不化、泄泻等	直刺 0.5～1 寸
脊中 （GV6）	后正中线上，第 11 胸椎棘突下凹陷中	①腰脊强痛；②黄疸，腹泻，小儿疳积，痔疾，脱肛；③癫痫	向上斜刺 0.5～1 寸
中枢 （GV7）	后正中线上，第 10 胸椎棘突下凹陷中	①胆及脾胃病如黄疸、呕吐、腹满、胃痛、食欲不振等；②腰背疼痛	向上斜刺 0.5～1 寸
筋缩 （GV8）	后正中线上，第 9 胸椎棘突下凹陷中	①脊强、抽搐、四肢拘急等；②癫痫；③胃痛	向上斜刺 0.5～1 寸
灵台 （GV10）	后正中线上，第 6 胸椎棘突下凹陷中	①咳嗽，气喘；②脊痛，项强；③疔疮	向上斜刺 0.5～1 寸
神道 （GV11）	后正中线上，第 5 胸椎棘突下凹陷中	①神志病，如心痛、心悸、失眠、健忘、癫痫等；②肺病咳喘；③脊背强痛	向上斜刺 0.5～1 寸
陶道 （GV13）	后正中线上，第 1 胸椎棘突下凹陷中	①热病，疟疾，骨蒸潮热；②头痛，脊项强急；③癫狂	向上斜刺 0.5～1 寸
脑户 （GV17）	后发际正中直上 2.5 寸，枕外隆凸的上缘凹陷处	①头痛，眩晕，项强；②癫痫	平刺 0.5～1 寸
强间 （GV18）	后发际正中直上 4 寸，当风府穴与百会穴连线的中点处	①头痛，目眩，项强；②癫狂	平刺 0.5～1 寸
后顶 （GV19）	后发际正中直上 5.5 寸	①头痛，项强，眩晕；②癫狂病	平刺 0.5～1 寸
前顶 （GV21）	前发际正中直上 3.5 寸	①头痛，眩晕；②鼻渊；③癫痫	平刺 0.5～1 寸
囟会 （GV22）	前发际正中直上 2 寸	①头痛，眩晕；②鼻渊，鼻衄；③癫痫	平刺 0.5～1 寸。小儿前囟未闭者禁针
兑端 （GV27）	上唇的尖端，人中沟下端的皮肤与唇的移行部	①口齿鼻病如口歪、口噤、齿龈肿痛、鼽衄等；②神志病如昏迷、晕厥、癫狂等	向上斜刺 0.2～0.3 寸。一般不灸
龈交 （GV28）	在上唇内，唇系带与上齿龈的连接处	①口齿鼻病如口歪、口噤、口臭、齿衄、齿龈肿痛、鼻衄等；②癫狂；③腰痛，项强	向上斜刺 0.2～0.3 寸。一般不灸

二、任　脉

（一）经脉循行

任脉起于小腹内，向下出于会阴部（会阴），向前上行经阴毛部，沿腹内前正中线向上到达咽喉部，再上行环绕口唇（承浆），经面部进入目眶下。（图 3-76）。

（二）主要病候

疝气、带下、腹中结块等症。

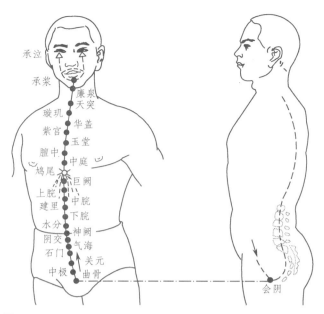

图 3-76　任脉循行示意图

（三）常用穴位

本经首穴为会阴，末穴为承浆，共 24 穴（图 3-77）。

1. 中极 * Zhōngjí（CV3）**膀胱募穴**

【定位】前正中线上，脐中下 4 寸。（图 3-78）

【主治】①泌尿生殖系病如遗尿、尿频、遗精、阳痿、小便不利等；②妇科病如痛经、月经不调、崩漏、带下、阴挺、不孕等。

【操作】直刺 1～1.5 寸。针刺前排尿；孕妇禁针。

2. 关元 * Guānyuán（CV4）**小肠募穴**

【定位】前正中线上，脐中下 3 寸（参见图 3-78）。

【主治】①元气虚损证如中风脱证、虚劳羸瘦等；②泌尿生殖系病如尿闭、尿频、遗尿、遗精、阳痿、早泄等；③妇科病如月经不调、痛经、经闭、崩漏、带下、阴挺、不孕等。④少腹疼痛，疝气；⑤肠病如腹泻、痢疾、脱肛、便血等。

【操作】直刺 1～1.5 寸。针刺前排尿；孕妇禁针。

3. 气海 * Qìhǎi（CV6）

【定位】前正中线上，脐中下 1.5 寸（参见图 3-78）。

【主治】①气虚病证如虚劳羸瘦、中风脱证等；②肠病如腹痛、腹泻、便秘等；③泌尿生殖系病如小便不利、遗尿、遗精、阳痿等；④妇科病如月经不调、痛经、经闭、崩漏、带下、阴挺等。

【操作】直刺 1～1.5 寸。孕妇慎用。

4. 神阙 * Shénquè（CV8）

【定位】在脐中央（参见图 3-78）。

【主治】①脱证；②肠病如脐腹痛胀、泄泻、痢疾、脱肛等；③水肿，小便不利。

【操作】禁刺；宜灸。

5. 下脘 * Xiàwǎn（CV10）

【定位】前正中线上，脐中上 2 寸（参见图 3-78）。

【主治】①胃肠病如腹痛、腹胀、腹泻、呕吐、食谷不化等；②痞块。

【操作】直刺 1 ~ 1.5 寸。

6. 建里 *Jiànlǐ（CV11）

【定位】前正中线上，脐中上 3 寸（参见图 3-78）。

【主治】①胃肠病如胃痛、呕吐、食欲不振、腹胀等；②水肿。

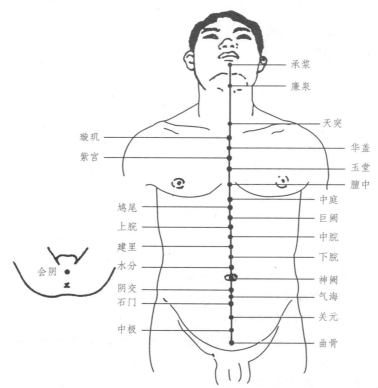

图 3-77　任脉腧穴总图

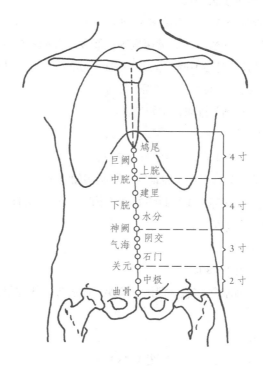

图 3-78

　针灸基础篇

【操作】直刺 1 ~ 1.5 寸。

7．中脘 *Zhōngwǎn（CV12）胃之募穴；八会穴之腑会

【定位】前正中线上，脐中上 4 寸（参见图 3-78）。

【主治】①胃病如胃痛、腹胀、纳呆、呕吐、吞酸、呃逆等；②黄疸；③神志病如癫狂，失眠。

【操作】直刺 1 ~ 1.5 寸。

8．上脘 *Shàngwǎn（CV13）

【定位】前正中线上，脐中上 5 寸（参见图 3-78）。

【主治】①胃病如胃痛、呕吐、呃逆、腹胀等症；②癫痫。

【操作】直刺 1 ~ 1.5 寸。

9．膻中 *Dànzhōng（CV17）心包募穴；八会穴之气会

【定位】前正中线上，平第 4 肋间，两乳头连线的中点（图 3-79）。

【主治】①气滞、气逆之心肺胃病，如心痛、胸闷、咳嗽、气喘、噎膈、呃逆等；②乳病如乳少、乳痈、乳癖等。

【操作】平刺 0.3 ~ 0.5 寸。

10．天突 *Tiāntū（CV22）

【定位】前正中线上，胸骨上窝中央（图 3-80）。

【主治】①胸肺病如咳嗽、哮喘、胸痛等；②颈部组织器官病如咽喉肿痛、暴喑、瘿气、梅核气、噎膈。

【操作】先直刺 0.2 寸，然后将针尖朝向下方，沿胸骨柄后缘、气管前缘缓慢向下刺入 0.5 ~ 1 寸。必须严格掌握针刺的角度和深度，以防刺伤肺和有关动、静脉。

11．廉泉 *Liánquán（CV23）

【定位】前正中线上，喉结上方，舌骨体上缘中点凹陷处（参见图 3-80）。

【主治】口舌咽喉病如中风失语、暴喑、吞咽困难、舌缓流涎、舌下肿痛、口舌生疮、喉痹等。

【操作】向舌根斜刺 0.5 ~ 0.8 寸。

12．承浆 *Chéngjiāng（CV24）

【定位】颏唇沟的正中凹陷处（参见图 3-80）。

【主治】①口齿病如口歪、齿龈肿痛、流涎等；②暴喑，癫痫。

【操作】斜刺 0.3 ~ 0.5 寸。

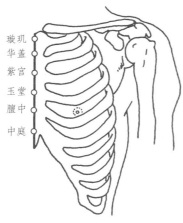

图 3-79

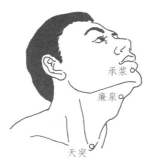

图 3-80

表 3-14　任脉其他穴位一览表

穴位名称	定位	主治	操作
会阴 （CV1）	男性在阴囊根部与肛门连线的中点；女性在大阴唇后联合与肛门连线的中点	①危证、神志病，如溺水窒息、昏迷、癫狂病等；②局部二阴病，如阴痛、阴痒、小便不利、遗尿、脱肛、阴挺、痔疮、遗精、月经不调等	直刺 0.5～1 寸。孕妇慎用
曲骨 （CV2）	前正中线上，脐下 5 寸，耻骨联合上缘中点处	①泌尿生殖系病如小便不利、遗尿、遗精、阳痿、阴囊湿疹等；②妇科病如月经不调、痛经、赤白带下等	直刺 0.5～1 寸。深部为膀胱，故应在排尿后针刺；孕妇禁针
石门 （CV5）	前正中线上，脐中下 2 寸	①肠病如腹胀、泄泻等；②水肿，小便不利；③男性病如遗精、阳痿、疝气；④妇科病如经闭、崩漏、带下等	直刺 1～1.5 寸。孕妇慎用
阴交 （CV7）	前正中线上，脐中下 1 寸	①腹痛、疝气；②水肿，小便不利；③月经不调、带下	直刺 1～1.5 寸
水分 （CV9）	前正中线上，脐中上 1 寸	①水肿、小便不利；②胃肠病如腹痛、腹泻、反胃吐食等	直刺 1～1.5 寸；宜灸
巨阙 （CV14）	前正中线上，脐中上 6 寸	①心胸、神志病，如胸痛、癫狂病等；②吞酸	向下斜刺 0.5～1 寸。不可深刺，以免伤及肝脏
鸠尾 （CV15）	前正中线上，胸剑结合部下 1 寸	①心胸、神志病，如心悸、胸痛、癫狂病；②腹胀，呃逆，呕吐	向下斜刺 0.5～1 寸
中庭 （CV16）	前正中线上，平第 5 肋间，胸剑联合的中点处	①心胸病如心痛、胸胁胀满等；②噎膈、呕吐	平刺 0.3～0.5 寸
玉堂 （CV18）	前正中线上，平第 3 肋间隙	①胸肺病如咳嗽、气喘、胸闷、胸痛等；②呕吐	平刺 0.3～0.5 寸
紫宫 （CV19）	前正中线上，平第 2 肋间隙	胸肺病如咳嗽、气喘、胸痛等	平刺 0.3～0.5 寸
华盖 （CV20）	前正中线上，平第 1 肋间隙	①胸肺病如咳嗽、气喘、胸痛等；②喉病如咽喉肿痛	平刺 0.3～0.5 寸
璇玑 （CV21）	前正中线上，胸骨上窝中央下 1 寸	①胸肺病如咳嗽、气喘、胸痛等；②咽喉肿痛；③积食	平刺 0.3～0.5 寸

第三节　常用奇穴

一、头颈部穴

1. 四神聪 * Sìshéncōng（EX-HN1）

【定位】在头顶部，当百会前后左右各 1 寸，共 4 穴（图 3-81）。

【主治】头痛，眩晕，失眠，健忘，癫痫。

【操作】平刺 0.5～0.8 寸。

2. 球后 * Qiúhòu（EX-HN7）

【定位】在面部，当眶下缘外 1/4 与内 3/4 交界处（图 3-82）。

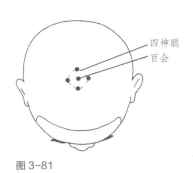

图 3-81

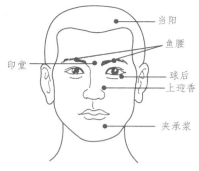

图 3-82

【主治】目赤肿痛，目翳，视物不清，青盲，雀盲。

【操作】向上轻推眼球固定，紧靠眶缘缓慢直刺 0.5～1.5 寸。

3．太阳 *Tàiyáng（EX-HN5）

【定位】在颞部，当眉梢与目外眦之间，向后约 1 横指的凹陷处（图 3-83）。

【主治】①头痛；②目赤肿痛，暴发火眼，目翳；③口眼㖞斜。

【操作】直刺 0.3～0.5 寸；或用三棱针点刺出血。

4．翳明 *Yìmíng（EX-HN14）

【定位】在项部，当翳风穴后 1 寸（参见图 3-83）。

【主治】①目赤肿痛，目翳，视物不清，青盲，雀目；②耳鸣，耳聋。

【操作】直刺 0.5～1 寸。

5．安眠 *Ānmián

【定位】翳风穴与风池穴连线的中点。（参见图 3-83）。

【主治】失眠，头痛，眩晕，心悸，癫狂。

【操作】直刺 0.5～1 寸。

6．金津、玉液 *Jīnjīn、Yùyè（EX-HN12、EX-HN13）

【定位】在口腔内，当舌下系带两旁之静脉上取穴。左称金津，右称玉液（图 3-84）。

【主治】①舌强，舌肿，口疮，喉痹；②消渴，呕吐，腹泻；③失语。

【操作】点刺出血。

二、胸腹部穴

1．子宫 *Zǐgōng（EX-CA1）

【定位】脐下 4 寸，中极穴旁开 3 寸（图 3-85）。

【主治】阴挺，痛经，崩漏，不孕，月经不调。

【操作】直刺 0.8～1.2 寸。

2．三角灸 *Sānjiǎojiǔ

【定位】以病人两口角的长度为一边，做一等边三角形。将顶角置于病人脐心，底边呈水平线，于两底角处取穴（参见图 3-85）。

【主治】①疝气奔豚；②绕脐疼痛；③不孕。

【操作】艾炷灸 5～7 壮。

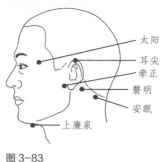

图 3-83

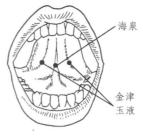

图 3-84

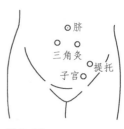

图 3-85

三、背腰部穴

1. 定喘 * Dìngchuǎn（EX-B1）

【定位】在背部，当第 7 颈椎棘突下，旁开 0.5 寸（图 3-86）。

【主治】①哮喘，咳嗽；②落枕，肩背痛。

【操作】直刺 0.5 ~ 1 寸。

2. 夹脊 * Jiájǐ（EX-B2）

【定位】在背腰部，当第 1 胸椎至第 5 腰椎棘突下两侧，后正中线旁开 0.5 寸，一侧 17 个穴（参见图 3-86）。

【主治】上胸部位治疗心肺部及上肢病证；下胸部的穴位治疗胃肠部病证；腰部的穴位治疗腰腹及下肢病证。

【操作】直刺 0.3 ~ 0.5 寸。或用梅花针叩刺。

3. 胃脘下俞 * Wèiwǎnxiàshū（EX-B3）

【定位】在背部，当第 8 胸椎棘突下，旁开 1.5 寸（图 3-87）。

【主治】①胃痛，腹痛，胸胁痛；②消渴，咽干。

【操作】斜刺 0.3 ~ 0.5 寸；可灸。

4. 腰眼 * Yāoyǎn（EX-B6）

【定位】在腰部，当第 4 腰椎棘突下，旁开约 3.5 寸凹陷中（参见图 3-87）。

【主治】①腰痛；②月经不调，带下。

【操作】直刺 0.5 ~ 1 寸；可灸。

四、上肢部穴

1. 肩前 * Jiānqián

【定位】正坐垂肩，腋前皱襞顶端与肩髃穴连线的中点（图 3-88）。

【主治】肩臂痛，臂不能举。

【操作】直刺 1 ~ 1.5 寸。

2. 二白 * Èrbái（EX-UE2）

【定位】在前臂掌侧，腕横纹上 4 寸，桡侧腕屈肌腱的两侧，一侧两穴（参见图 3-88）

【主治】①痔疮，脱肛；②前臂痛，胸胁痛。

【操作】直刺 0.5 ~ 0.8 寸；可灸。

3．腰痛点 * Yāotòngdiǎn

【定位】在手背侧，当第 2、3 掌骨及第 4、5 掌骨之间，当腕横纹与掌指关节中点处一侧 2 穴（图 3-89）。

【主治】急性腰扭伤。

【操作】直刺 0.3 ~ 0.5 寸。

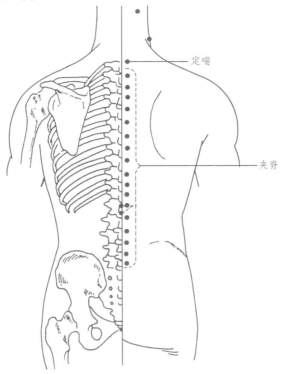

图 3-86

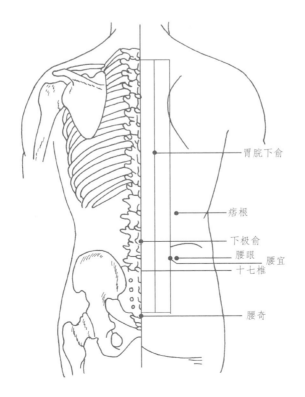

图 3-87

4. 外劳宫 * Wàiláogōng

【定位】在手背侧，第2、3掌骨之间，掌指关节后0.5寸（参见图3-89）。

【主治】①落枕；②手背红肿，手指麻木。

【操作】直刺0.5～0.8寸。

5. 四缝 * Sìfèng（EX-UE10）

【定位】在第2至第5指掌侧，近端指关节横纹中央，一侧4穴，左右共8穴（图3-90）。

【主治】①小儿疳积；②百日咳。

【操作】直刺0.3～0.5寸；挤出少量黄白色透明样黏液或出血。

6. 十宣 * Shíxuān（EX-UE11）

【定位】在手十指尖端，距指甲游离缘0.1寸（指寸），左右共10个穴位（参见图3-90）。

【主治】①昏迷晕厥，中暑，热病，癫痫；②小儿惊风，失眠。

【操作】直刺0.1～0.2寸；或用三棱针点刺出血。

五、下肢部穴

1. 鹤顶 * Hèdǐng（EX-LE2）

【定位】在膝上部，髌底的中点上方凹陷处（图3-91）。

【主治】膝痛，腿足无力，鹤膝风，脚气。

【操作】直刺1～1.5寸。

2. 膝眼 * Xīyǎn（EX-LE3）

【定位】屈膝，在髌韧带两侧凹陷处，在内侧的称内膝眼，在外侧的称外膝眼（参见图3-91）。

【主治】膝关节痛，鹤膝风，腿痛，脚气。

【操作】向膝中斜刺0.5～1寸，或透刺对侧膝眼。

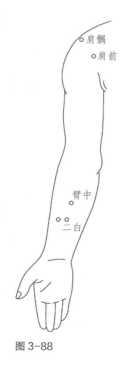

图3-88

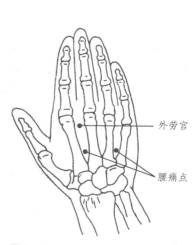

图3-89

3．阑尾 *Lánwěi（EX-LE7）

【定位】在小腿前侧上部，当犊鼻下 5 寸，胫骨前缘旁开一横指（参见图 3-91）。

【主治】①阑尾炎，消化不良；②下肢痿痹。

【操作】直刺 1 ~ 1.5 寸。

4．胆囊 *Dǎnnáng（EX-LE6）

【定位】在小腿外侧上部，当腓骨小头前下方凹陷处（阳陵泉）直下 2 寸（图 3-92）。

【主治】①胆囊炎，胆石症，胆道蛔虫症，胆绞痛；②下肢痿痹，胁痛。

【操作】直刺 1 ~ 1.5 寸。

5. 八风 * Bāfēng（EX-LE10）

【定位】在足背侧，第 1 至第 5 趾间，趾蹼缘后方赤白肉际处，一侧 4 穴，左右共 8 穴（图 3-93）。

【主治】毒蛇咬伤，足跗肿痛，脚弱无力，脚气。

【操作】斜刺 0.5 ~ 0.8 寸；或用三棱针点刺出血。

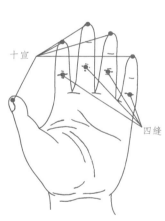

图 3-90

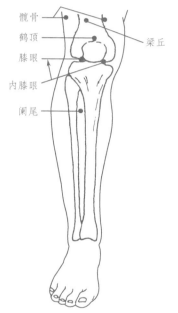

图 3-91

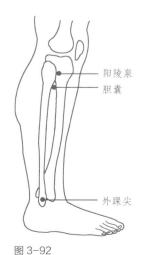

图 3-92

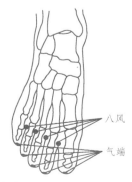

图 3-93

表 3-15　奇穴其他穴位一览表

穴位名称	定位	主治	操作
鱼腰 （EX-HN4）	在额部，当瞳孔直上，眉毛中	眉棱骨痛、眼睑𥆧动、眼睑下垂、目赤肿痛、口眼㖞斜、目翳	平刺 0.3 ~ 0.5 寸
上迎香 （EX-HN8）	在面部，当鼻翼软骨与鼻甲的交界处，近鼻唇沟上端处	鼻塞，鼻渊，鼻部疮疖	向内上方斜刺 0.3 ~ 0.5 寸
夹承浆	在面部，承浆穴旁开 1 寸处	齿龈肿痛，口㖞	斜刺或平刺 0.3 ~ 0.8 寸
海泉（EX-HN11）	在口腔内，舌下系带中点处	①重舌肿胀，舌缓不收；②喉痹；③呕吐，呃逆，腹泻；④消渴	用圆利针或细三棱针点刺出血
耳尖 （EX-HN6）	在耳郭的上方，当折耳向前，耳郭上方的尖端处	①目赤肿痛，暴发火眼，目翳；②咽喉肿痛	直刺 0.1 ~ 0.2 寸；或用三棱针点刺出血
牵正	在面颊部，耳垂前 0.5 ~ 1.0 寸处	口㖞，口疮	向前斜刺 0.5 ~ 1 寸
十七椎 （EX-B7）	在腰部，当后正中线上，第 5 腰椎棘突下	①腰腿痛，下肢瘫痪；②痛经，崩漏，遗尿	直刺 0.5 ~ 1 寸，可灸
腰奇 （EX-B8）	在腰部，当后正中线上，第 5 腰椎棘突下	①癫痫；②头痛，失眠；③便秘	向上平刺 1 ~ 1.5 寸
肘尖 （EX-UE1）	在肘后部，屈肘，当尺骨鹰嘴的尖端	①瘰疬；②痈疽；③肠痈	艾炷灸 7 ~ 15 壮
中魁 （EX-UE4）	在中指背侧近侧指间关节的中点处，握拳取穴	①牙痛，鼻出血；②噎膈，反胃，呕吐	直刺 0.2 ~ 0.3 寸；艾炷灸 5 ~ 7 壮
八邪 （EX-UE9）	在手背侧，第一至第五指间，趾蹼缘后方赤白肉际处，左右共 8 穴	①手背肿痛，手指麻木；②烦热；③目痛；④毒蛇咬伤	斜刺 0.5 ~ 0.8 寸；或点刺出血
环中	在臀部，环跳穴与腰俞穴连线的中点。另一取法：俯卧时，在股骨大转子最凸点与骶管裂孔连线的中点	腰骶痛，腿痛	直刺 2 ~ 3 寸
内踝尖（EX-LE8）	在足内侧面，内踝的凸起处	①乳蛾，牙痛；②小儿不语；③霍乱转筋	禁刺，可灸
外踝尖	在足外侧面，外踝的凸起处	①十指拘急，腿外廉转筋，脚气；②牙痛，小儿重舌	禁刺，可灸

☆ 学习小结

1．学习内容

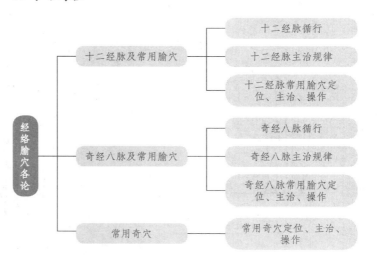

2. 学习方法 本章通过对十四经经脉循行反复背诵，结合人体经穴图片或挂图或模型，进行反复记忆。在学习过程中还可练习在人体上划出十四经脉的循行，点出常用的十四经腧穴、奇穴。

◇ 复习思考题 ···

1. 简述手太阴肺经的体表循行路线。
2. 根据手阳明大肠经的经脉循行写出大肠经的穴位。
3. 简述胃经的特定穴有哪些，写出具体的穴位及所属的特定穴。
4. 手少阳三焦经联系哪些内脏和器官？
5. 简述足厥阴肝经的起止穴位以及该经腧穴的主治概要。
6. 为何列缺可以治疗头面五官疾病？
7. 三阴交穴为什么可以治疗妇科病？
8. 简述五脏背俞穴的定位、主治范围及刺法。
9. 简述百会穴的定位、主治。

（姜荣荣　赵　惠　丰　芬　杨茜芸）

第四章
刺灸法

学习目标

通过学习毫针刺法、灸法、拔罐法和其他疗法的基本理论和操作技能，以及在临床应用时的注意事项等，为熟练掌握针灸基本操作技术奠定基础。

学习要点

刺法、灸法的基本概念；常用的进针方法；针刺异常情况的处理与注意事项；灸法和拔罐法的分类及操作方法。

刺灸法包括各种刺法和灸法，主要论述针刺和艾灸等治疗方法的操作手法和基本理论。这是针灸治疗的基本操作技术，为针灸临床所必须掌握的知识和技能。本章就刺灸法的定义、作用和临床应用等内容加以介绍。

04章

第一节 毫针刺法

毫针刺法，古代称为"砭刺"，是由砭石治病发展而来的。现指使用不同的针具，对机体的一定部位施以一定的手法刺激，通过激发脏腑经络气血，从而调节人体整体功能，达到防治疾病的一种外治法。

毫针的结构分为针尖、针身、针柄、针根、针尾五部分（图4-1）。不锈钢毫针是目前应用最广泛的针具，有较高的强度和韧性，弹性好，耐腐蚀，耐高温，针体挺直滑利，不易折针。

毫针的规格是指毫针的针身长度、直径，有新旧两种计量方式。针身的长度，旧规格以寸为单位，新规格以毫米（mm）为单位，如下表（表4-1）。针身的直径现均以针身直径毫米（mm）计量。临床使用率最高的毫针是长度25～75mm，粗细直径0.25～0.40mm的毫针（参见表4-1）。

毫针操作技术包括针刺前的准备、持针法与进针法、行针法与得气、毫针补泻法、留针法与出针法等，每一种方法，都有严格的操作规范和明确的目的要求，毫针刺法是针灸临床治疗的主体，是针灸工作者必须熟练掌握的一门技术。

表4-1 毫针的针身长度规格表

寸	0.5	1.0	1.5	2.0	2.5	3.0	3.5	4.0	4.5
毫米	15	25	40	50	65	75	90	100	115

一、针刺训练

毫针刺法是针刺治病的关键，与治病疗效密切相关，是一项操作性很强的技术。针刺训练主要是针对指力和手法的训练。主要可从以下几方面进行。

1. **指力和手法练习**　练指力的纸垫一般是用松软的卫生纸折叠成8～10cm见方，厚1cm的纸垫3～4块，再将3～4块纸垫分别用棉布包裹后叠在一起，用棉线绳呈"井"字形扎紧即可应用（图4-2）。此纸垫主要用于练习指力，可练习进针的指力、提插的指力和捻转的指力等。练手法的棉团一般取棉絮适量，用纱布或白布包裹后做成外紧内松的直径为6～7cm的圆球（图4-3）。此棉团主要用于手法练习，可练习提插、捻转等手法。

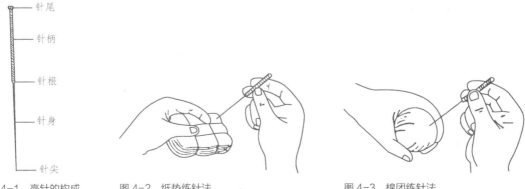

图4-1 毫针的构成　　图4-2 纸垫练针法　　图4-3 棉团练针法

第一步是练习进针，进针是持针刺入的方法，以一手固定纸垫，另一手拇食二指或拇食中指三指持针柄，使针身垂直，针尖对准纸垫上的一点，刺入时，拇食指暴发用力，使力贯针尖，快速刺入纸垫3mm深，再快速拔出针。以上述方法反复练习进针法和出针法的指力。要求达到刺入时，快、准、稳，针尖刺入有力，入点准确不偏，深度均匀一致，不深不浅或深浅自如，刺入时针体直而不弯，拔针时，针体不摆，疾徐自然。

第二步是练习捻转指力，捻转法操作时，以一手固定纸垫，另一手持针柄，将针插入纸垫10～15mm左右深度，以拇食指或拇食中指用力前后搓动针柄，使针体来回旋转。先固定针体深度捻转，再边捻转边插针深入，之后边捻转边提针浅出。要求达到捻转角度一致，频率一致，运用灵活。在边捻转边插针时，针体不弯，在边捻转边提针时，针体不摇，稳定自如，使指力通过针柄，传导至针体，并贯入针尖。

第三步是练习提插指力，操作时，以一手固定纸垫，另一手持针柄，将针插入纸垫10～15mm左右深度，即纸垫的中层，并以此深度为中点做上下幅度均匀地提插练习。提插练习的幅度可以从3mm到5mm到10mm，由小到大逐渐增加幅度，提插的速度由慢到快，逐渐加速。要求达到操作时，拇食指持针有力，指力从针柄达到针体，再达到针尖。做提插时，下针有力，针体不弯，提插的幅度要均匀，提插的速度快慢自如。

第四步练习进针、捻转、提插手法。操作时，一手持棉团，另一手持针，将针刺入棉团一定深度后，边提插，边捻转，提插捻转的速度先慢后快，反复操作。要求做到提插与捻转，幅度和速度运用自如，使捻转角度达到720°以上，提插幅度达到10mm以上，操作频率达到每分钟120次以上时，仍能配合协调，针体不弯、不摇、进退自如。

2. 自身练针　掌握了一定指力和手法后，即开始在自己身上练习针刺。通过自身练习，可以体会自己针刺时指力的强弱，以不同指力刺入时，透皮的感觉。如快速透皮的指感和穴位感觉，缓慢透皮时的指感和穴位感觉，以及针尖在皮上，未透皮时的指感和穴位感觉，针尖刚刚刺透皮肤时的指感和穴位感觉，刺入一定深度后的指感和穴位感觉。只有充分体会了不同刺法的指感和穴位感觉，才能逐渐做到无痛进针或针刺基本无痛。

进一步要在自身练习各种行针手法和补泻手法。要仔细体会将针快速刺入不同深度和缓慢刺入不同深度时的指感和穴位感觉，仔细体会针刺得气的穴位感觉和指感，仔细体会酸、麻、胀、重、痛等不同针刺感应的指感，仔细体会在同一穴中针尖向不同深度和不同方向时产生的针感和指感，仔细体会针尖透皮后刺入皮下组织、筋膜、肌肉、肌腱、骨骼等不同组织的指感和针感，仔细体会针尖刺到神经组织及血管的指感及针感。还要仔细体会提插、捻转等不同操作方法的指感和针感。要体会以不同幅度、不同速度提插时的指感和针感；体会以不同的指力上提和下插时的指感和针感，体会重插轻提和轻插重提时的指感和针感；要体会以不同角度、不同频率捻转时的指感和针感，体会以拇指向前用力和向后用力捻转时的指感和针感。在此基础上，进一步体会在不同深度，刺入不同组织时提插、捻转的操作方法不同时的指感和针感。只有在自身试针练习时，对各种操作情况都有体会，才能做到心中有数，不断提高自己的操作技巧。

3. 互相练针　初学者要互相针刺练习，以体会别人被针刺的针感和针刺的指感。通过互相针刺，互相体会，积累经验，使针刺操作技术不断提高。互相练针的内容与自身练针的内容基本一样。要求达到进针无痛或微痛，如蚊虻叮咬感，如超过此种感觉，痛感较重时，应出针换穴重新刺入，并仔细体会进针无痛的指感与疼痛的指感有何区别。通过练针要体会出得气时，不同得气感觉的指感，如针刺足三里时出现酸感时的指感，针刺阳陵泉时产生放射性麻感的指感，针尖刺到骨产生胀的指感，针尖刺入两骨之间出现麻感时的指感。此外还要互相练习提插、捻转及各种补泻法，要达到做各种手法时，针体提插、捻转自如顺利，无弯针、无摆动、无疼痛。

二、针刺前的准备

（一）针具选择

临床治疗疾病时，应根据病人的年龄、胖瘦、体质、病情、选穴等来选择长短、粗细适宜的毫针。一般而言，年轻、体壮、肥胖、病位较深、肌肉丰厚部位的腧穴，可选较粗、较长的毫针；反之，宜选较细、较短的毫针。所选针具的长度应长于所刺穴位应进深度 0.5 寸，如太渊的针刺深度为 0.3 ~ 0.5 寸，可选 1 寸长的毫针。

（二）选择体位

针刺时病人体位选择的是否得当，对腧穴的准确定位，针刺的施术操作，持久的留针以及防止晕针、滞针、弯针甚至折针等都有很大影响，因此根据处方选择适当的体位，既有利于正确取穴，又便于针灸的施术操作和较长时间的留针而不致疲劳。临床上针刺的常用体位主要有以下几种。

1. **仰卧位**　适宜于取头、面、胸、腹部腧穴和四肢部分腧穴（图 4-4）。
2. **侧卧位**　适宜取身体侧面少阳经腧穴和上、下肢部分腧穴（图 4-5）。
3. **俯卧位**　适宜于取头、项、脊背、腰骶部腧穴和下肢背侧及上肢部分腧穴（图 4-6）。
4. **仰靠坐位**　适宜于取前头、颜面和颈前等部位的腧穴（图 4-7）。

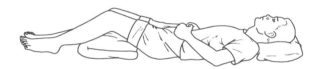

图 4-4　仰卧位

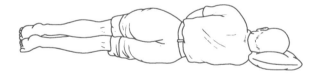

图 4-5　侧卧位

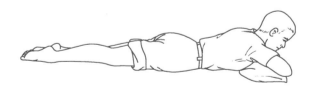

图 4-6　俯卧位

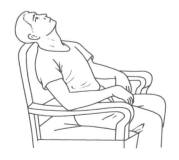

图 4-7　仰靠坐位

5．**侧伏坐位**　适宜于取头部的一侧、面颊及耳前后部位的腧穴（图4-8）。

6．**俯伏坐位**　适宜于取后头和项、背部的腧穴（图4-9）。

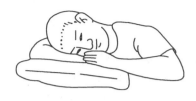

图4-8　侧伏坐位

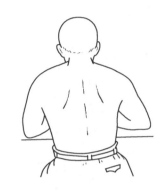

图4-9　俯伏坐位

除上述常用体位外，还应根据处方所选腧穴的位置，尽可能用一种体位针刺取穴。如因治疗要求和某些腧穴定位的特点而必须采用两种不同体位时，应根据病人的体质、病情等具体情况灵活掌握。对初诊、精神紧张或体弱、病重的病人，应尽量采取卧位，以防病人感到疲劳或晕针等。

（三）消毒

普通毫针若消毒不严格，容易引起感染或造成交叉感染。因此，针刺治病要有严格的无菌观念，切实做好消毒工作。消毒范围应包括：针具器械、医者的双手、病人的施术部位等。

1．**针具、器械的消毒**　针具、器械的消毒方法很多，以高压蒸汽灭菌法应用最广，即将毫针等针具用棉布包好，放在密闭的高压蒸汽锅内，在98～147kPa的压强，115～123℃的高温下，保持30分钟以上，可达到消毒灭菌的要求。酒精浸泡消毒法是以往常用的消毒方法之一，因不符合卫生部行业标准要求，已取消。目前国内已经推广应用一次性消毒灭菌毫针，一针一穴，不重复使用。

2．**医生手指消毒**　针刺前，医者应先用肥皂液将手洗刷干净，待干再用75%酒精棉球擦拭后，方可持针操作。持针施术时，某些刺法需要手指触及针身时，必须确保手指和针身无菌。

3．**病人穴位皮肤消毒**　在病人需要针刺的穴位皮肤上用75%酒精棉球擦拭消毒，擦拭时应从腧穴部位的中心点向外绕圈消毒。当穴位皮肤消毒后，切忌接触污物，保持洁净，防止重新污染。

4．**治疗室内消毒**　针灸治疗室内的消毒，包括治疗台上的床垫、枕巾、毛毯、垫席等物品，要按时换洗晾晒，如采用一人一用的消毒垫布、垫纸、枕巾则更好。治疗室也应定期消毒净化，保持空气流通，环境卫生洁净。

三、持针法与进针法

（一）持针法

持针法是指医生手指持针的姿势，毫针操作时，多是一手持针，一手辅助，双手配合，完成操作。一般将持针施术之手称为刺手，辅助进针之手称为押手。

刺手的作用是掌握毫针。进针时，使臂力、腕力集中于指端，使手指持针有力，保持毫针端直、坚挺，力贯针尖，能顺利刺入穴位，透皮无痛。行针时，手指有力而灵活，容易产生针感。押手的作用是确定穴位的进针点，固定穴位皮肤，使毫针准确地刺中穴位，并使长针有所依靠，不致摇晃和弯曲。进针时，按压在穴旁，以减轻针刺痛感。行针时，循按穴位周围组织，促进针感的产生与传导，以提高疗效。历代专家均非常重视双手的配合。

常用持针姿势为拇、食、中指持针（图4-10），临床医生可根据自己的指力情况灵活应用。即以拇指在内侧，食指、中指在外侧，如同手持毛笔。

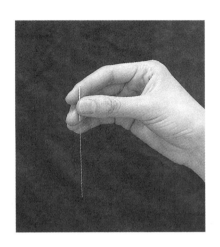

图4-10　持针姿势

（二）进针法

进针法是指以单手或双手的配合，运用指力和腕力将毫针刺透穴位皮肤进入皮下，并插入一定深度的操作。进针是毫针刺法无痛或微痛的关键，进针法运用熟练，即可保证针刺无痛或微痛。临床常用的方法有单手进针法、双手进针法以及管针进针法等多种刺入方法。

1．单手进针法　是指刺手将针刺入穴位的方法，可用于各种规格的毫针，但多用于较短的毫针。即持针对准穴位，运用指力结合腕力快速将针刺入皮下（图4-11）。

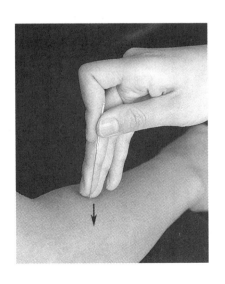

图4-11　单手进针法

2. 双手进针法　是指刺手与押手配合将针刺入的方法，常用的有以下四种。

（1）指切进针法：又称爪切进针法，用左手拇指或食指端切按在腧穴皮肤上，右手持针，针尖和针体下段紧靠左手指甲面将针刺入腧穴。此法适于短针的进针（图4-12）。

（2）夹持进针法：又称骈指进针法，即用严格消毒的左手拇、食二指夹住针身下端，将针尖固定在所刺腧穴的皮肤表面位置，当左手向下加压刺入的同时，右手捻动针柄，双手合力将针刺入腧穴皮肤。此法适于长针的进针（图4-13）。

（3）舒张进针法：用左手食、中二指或拇、食二指将所刺腧穴部位的皮肤向两侧撑开，使皮肤绷紧，右手持针，使针从左手食、中二指或拇、食二指的中间刺入。此法主要用于皮肤松弛部位的腧穴（图4-14）。

（4）提捏进针法：用左手拇、食二指将所刺腧穴部位的皮肤提起，右手持针，从捏起的上端将针刺入。此法主要用于皮肉浅薄部位的腧穴，如阳白、印堂等（图4-15）。

3. 管针进针法　将特制的无尾毫针插入塑料或金属制成的比毫针短5mm左右的针管内，放在穴位皮肤上，左手压紧针管，右手食指对准露出的针柄上端一击，使针尖迅速刺入皮肤，然后将针管去掉，再将针插入穴内（图4-16）。此法进针不痛，多用于儿童和惧针者，也有用安装弹簧的特制进针器进针者。

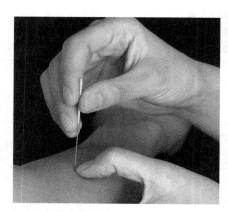

图4-12　指切进针法

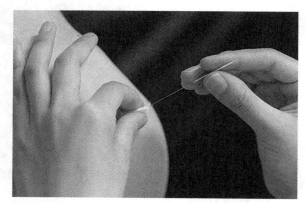

图4-13　夹持进针法

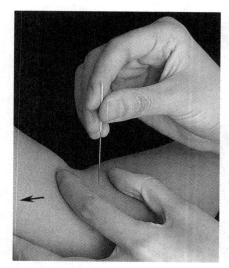

图4-14　舒张进针法

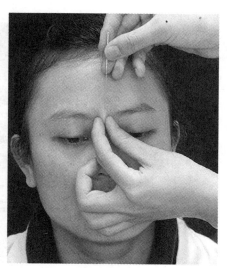

图4-15　提捏进针法

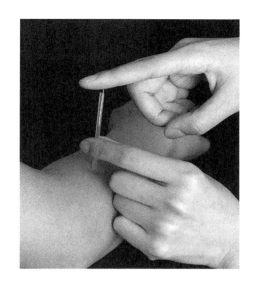

图 4-16　管针进针法

以上各种进针方法在临床上应根据腧穴所在部位的解剖特点、针刺深浅和手法的要求灵活选用，以便于透皮顺利和减少病人的疼痛。

（三）毫针刺入的角度、方向和深度

针刺的角度、方向和深度，是指毫针刺入皮下后深入穴位的具体操作要求。针刺同一穴位时，如果刺入的角度、方向和深度不同，刺达的组织结构不同，产生的针感和治疗效果就会有一定的差异。取穴的正确性，不仅指其皮肤表面的位置，还必须与正确的针刺角度、方向和深度结合起来，才能发挥腧穴的最佳治疗作用，提高针刺疗效，防止发生针刺意外。

1. 针刺的角度　针刺角度是指进针时，针身与皮肤表面所构成的夹角。临床分为直刺、斜刺、平刺三类（图 4-17）。对每一穴位刺入的角度，应根据穴位所在部位的解剖特点、疾病的性质、病位及操作手法等情况区别确定。

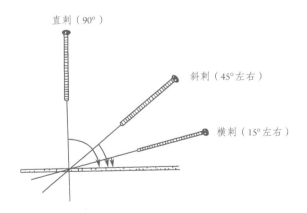

图 4-17　针刺的角度

（1）直刺：是毫针刺入时，针身与皮肤表面呈 90° 角左右，垂直刺入穴位。直刺法适用于人体大部分穴位的刺入，尤其是肌肉丰厚处的腧穴。

（2）斜刺：是毫针刺入时，针身与皮肤表面呈 45° 角左右，倾斜刺入穴位。斜刺法适用于肌肉稍浅薄处的穴位或深部有重要脏器、组织等，不宜直刺、深刺的腧穴。在施用某些催气、行气手法时，也常用斜刺法。

（3）平刺：是毫针刺入时，针身与皮肤表面呈 15°～25° 角，横向刺入穴位又称为横刺、沿皮刺。平刺法适用于肌肉极薄处的穴位或用于透穴法等特殊针法。

多数情况下，针刺的角度是依据穴位所在位置确定的。例如头面部及任脉在胸部的穴位，多用平刺；颈胸部的穴位，因其深部有骨骼及重要脏器，而多用斜刺；腹部，腰部及四肢部穴位，无重要脏器及深部无大血管和骨骼的情况下多用直刺。

2. 针刺方向　针刺方向是指进针时和进针后，针尖所指的方向，也称针向。针刺方向一般根据穴位分布的部位、经脉循行的方向、病位的方向、刺入欲达到的组织结构而定。例如针刺足三里穴，治疗胃病时，欲使针感向上传导，针尖略向上；治疗末梢神经炎时，欲使针感向下传导，针尖略向下。补法操作时，顺经脉循行方向而刺，针尖略向下；泻法操作时，逆经脉循行方向而刺，针尖略向上。

3. 针刺的深度　针刺深度是指针身刺入穴位的深浅度。每个穴位的针刺深度，以既有明显的针感，又不损伤深部的脏器组织为原则。在临床操作时，还要结合腧穴所在部位的肌肉浅深，所属经脉的阴阳深浅，以及针刺时的季节，病人的年龄、体质、病情的阴阳属性等多方面因素，使针刺深浅适度，增加疗效。针刺深度，可按以下原则综合考虑，灵活掌握。

（1）腧穴部位：人体各部腧穴的肌肉有厚薄之分，凡头面、胸背部穴位，其肌肉浅薄，或深部有重要脏器，皆应浅刺，一般以平刺或斜刺为宜。对于腰、腹、臀部及四肢穴，其肌肉厚，无重要器官，只要避开大血管和骨骼，皆可深刺。一般多用直刺，或用斜刺。

（2）经脉浅深：人体经脉系统有经脉、络脉之分，有阴经、阳经之分，其在身体各部的循行也有深浅之分。一般情况下，刺经宜深刺，刺络宜以浅刺；刺阴经可深刺，刺阳经可浅刺；四肢肘臂、腿膝以上肉厚、脉深，可深刺；腕踝、跖趾等处肉薄、脉浅宜浅刺。

（3）针刺季节：人体气血循环的浅深与四季时令有关，故针刺时，也应考虑时令因素。一般情况下，春夏阳气循行表浅，宜浅刺为宜；秋冬阳气深伏于里，则宜深刺。

（4）年龄、体质：根据前人经验，对小儿娇嫩之体，稚阴稚阳，宜以浅刺调气；对青壮年，气血旺盛，可以深刺；对于形瘦而体弱者，应以浅刺；对于形胖体强者，可以深刺。

（5）病情：针刺深浅，根据病情而施。对新病、实证，其实邪在表，宜浅刺以逐邪外泄；对久病、虚证，其正虚于里，宜深刺以扶正为主，正气盛则能祛邪。

（6）手法：例如提插补泻的操作是，补法先浅后深，泻法则先深后浅。

认识针刺角度、方向、深度的重要性，掌握正确的角度、方向、深度，能提高针刺疗效，防止发生针刺意外。临床应用时，三者又宜综合考虑。例如深刺多用直刺，浅刺多用斜刺或平刺。对深部有重要脏器的穴位，要掌握好针刺的角度、方向和深度，要避开脏器，防止发生意外。同时，根据临床经验，还要尽量向有针感的方向刺，针刺的深度又要以穴位产生针感为度。

四、行针法与得气

行针是指进针透皮后，进一步将针刺入一定深度，并获得针感（得气）的操作技术，包括基本手法和辅助手法。得气又称气至，是指毫针刺入穴位一定深度后，获得的一种特殊感觉。得气是针刺产生疗效的关键，在针灸治疗过程中有非常重要的意义。

（一）行针基本手法

行针基本手法是毫针刺法的基本技术，主要有提插法和捻转法两种。两种基本手法临床施术时既可单独应用，又可配合应用。

1. 提插法 提插法是针体在腧穴中的上下运动，包括上提和下插两个动作。提插法的操作是：进针后，将针从浅层向下刺入深层，再由深层向上退出至浅层，这种由浅入深的操作称为插，由深出浅的操作称为提，如此反复地做上下纵向运动就构成了提插法（图4-18）。

对于提插幅度的大小、频率的快慢和操作时间的长短，应根据病人的体质、病情、腧穴部位和针刺目的等灵活掌握。使用提插法时要保持针体垂直不弯，不改变针刺角度、方向，指力一定要均匀一致，不能用力忽大忽小。幅度以3~5mm为宜，频率以60~90次/分为宜，保持针身垂直，不改变针刺角度、方向。通常认为行针时提插的幅度大、频率快，刺激量就大；反之，提插的幅度小、频率慢，刺激量就小。

2. 捻转法 捻转法是将针刺入一定深度后，将拇指和食指分别向前和向后搓动针柄，使针体来回转动，即称捻转法（图4-19）。

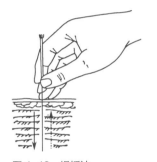
图4-18 提插法

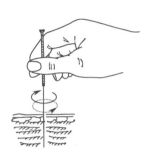
图4-19 捻转法

捻转时，指力要均匀，左转和右转用力一致；捻转的频率应不疾不徐，不应忽快忽慢；捻转的角度要适当一致，一般为180°左右，不能单向捻针，否则针身易被穴位软组织、肌纤维等缠绕，而引起滞针，导致行针和进出针困难，或牵拉穴位组织引起疼痛。

捻转法的角度大小、频率快慢及操作时间长短等，应根据病人的体质、病情、腧穴部位及针刺目的等具体情况而定。一般认为，捻转的角度大、频率快，刺激量就大；捻转的角度小、频率慢，刺激量就小。

（二）行针辅助手法

行针的辅助手法，是行针基本手法的补充，是以促使得气和加强针刺感应为目的的操作手法，临床常用的行针辅助手法有循、弹、刮、摇、飞、颤等6种。

1. 循法 循法是将针刺入一定深度后，医生用手指循着经脉的循行径路，在腧穴的上下部轻柔循按的方法（图4-20）。针刺不得气时，可以用循法催气。

2. 弹法 针刺后在留针过程中，以手指轻弹针尾或针柄，使针体微微振动的方法称为弹法（图4-21）。有催气、行气的作用，以加强针感，助气运行。

3. 刮法 毫针刺入一定深度后，经气未至，以拇指或食指的指腹抵住针尾，用拇指、食指或中指指甲，由下而上或由上而下频频刮动针柄的方法称为刮法（图4-22）。本法在针刺不得气时用之可激发经气，如已得气者可以加强针刺感应的传导和扩散。

4. 摇法 毫针刺入一定深度后，手持针柄，将针轻轻摇动的方法称摇法（图4-23）。其法有二：一是直立针身而盘摇，以加强得气的感应，使针感向周围扩散；二是卧倒针身而摇，使针感向一定方向传导。

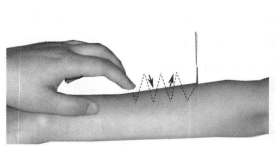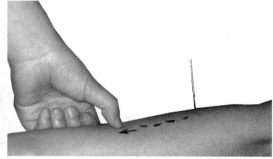

图 4-20　循法

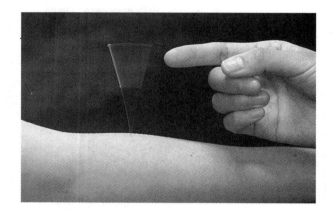

图 4-21　弹法

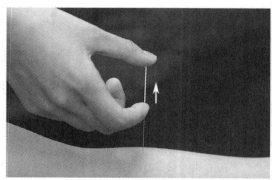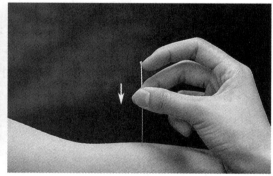

图 4-22　刮法

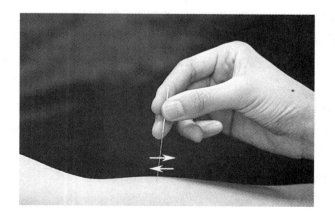

图 4-23　摇法

5. **飞法**　针后不得气者，用右手拇、食指执持针柄，细细捻搓数次，然后张开两指，一搓一放，反复数次，状如飞鸟展翅，故称飞法（图4-24）。本法的作用在于催气、行气，并使针刺感应增强和扩散。

6. **震颤法**　针刺入一定深度后，右手持针柄，用小幅度、快频率的提插手法，使针身轻微震颤的方法称震颤法（图4-25）。本法可促使针下得气和增强针刺感应。

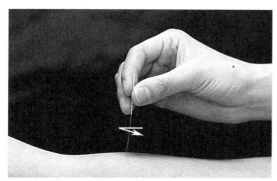 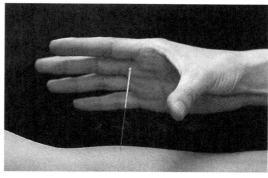

图4-24　飞法

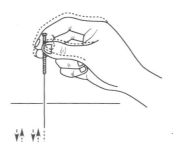

图4-25　震颤法

（三）得气

得气又称气至，现代称为针感或称针刺感应、经气感应，是指毫针刺入穴位的一定深度后，获得的一种特殊感觉。一般来说，这种经气感应可被医患双方共同感知。

1. **得气的感应**　当针刺得气时，病人感觉在针刺的部位有酸、麻、胀、重等反应，临床可见单纯的一种针感，有时几种针感可复合出现，如有酸麻、酸胀、麻胀、酸痛等复合感觉，通过特殊手法的处理，有些穴位还会出现触电、凉、热、痒、蚁行、流动等感觉，这类感觉常沿着一定方向和部位传导或扩散。当病人有上述感觉的同时，医生持针的指下也能体会到针下紧感、涩感、沉重感、动感等。若针刺未得气，则病人针穴处无特殊感觉和反应，医生持针施术的手指亦感到针下空松虚滑。

2. **得气的意义**　得气与否以及气至的迟速是针刺产生治疗作用的关键，是判断病人经气盛衰及疾病预后的依据，也是进一步实施行针手法的基础，在针刺过程中有非常重要的意义。临床观察显示，在大多数情况下，得气快时，疗效较好；得气较慢或不得气时，疗效就差。

3. **得气的方法**　毫针刺入一定深度后，大多数情况是针下自然得气，有时则要使用一些特别的方法才能得气。①候气法：刺入一定深度后，留针片刻，等待针下气至的方法。留针候气，可以安静等待较长时间，也可以间歇地施以各种行针手法，直到气至而方休。②催气法：刺入一定深度后，通过一些辅助手法，催促针下气至的方法。临床常用的催气方法有循法、弹法、刮法、摇法、飞法等。

4. 守气法   是针下得气之后，使针感留守勿失的方法，使已经出现的得气感应保持一定的强度和时间。临床有"得气容易守气难"之说，得气后若随意改变针尖部位，或盲目提插，很容易使已出现的得气感应消失，故必须细心体察。常在留针期间间歇行针来守气。

五、毫针补泻法

针刺补法是指能鼓舞正气，使低下的功能恢复正常的方法；针刺泻法是指可疏泄邪气，使亢进的功能恢复正常的方法。补泻手法贯穿针刺全程，其效应受病人机体状态和腧穴特性的影响，临床上应综合应用。

（一）单式补泻法

1. 捻转补泻

（1）补法：针下得气后，捻转角度小，用力轻，频率慢，操作时间短，结合拇指向左向前、食指向右向后（以左转用力为主）者为补法（图4-26）。

（2）泻法：针下得气后，捻转角度大，用力重，频率快，操作时间长，结合拇指向右向后、食指向左向前（以右转用力为主）者为泻法（图4-27）。

2. 提插补泻

（1）补法：针下得气后，先浅后深，重插轻提，提插幅度小，频率慢，操作时间短，以下插用力为主者为补法（图4-28）。

（2）泻法：针下得气后，先深后浅，轻插重提，提插幅度大，频率快，操作时间长，以上提用力为主者为泻法（图4-29）。

3. 徐疾补泻

（1）补法：进针时徐徐刺入，少捻转，疾速出针者为补法（图4-30）。

（2）泻法：进针时疾速刺入，多捻转，徐徐出针者为泻法（图4-31）。

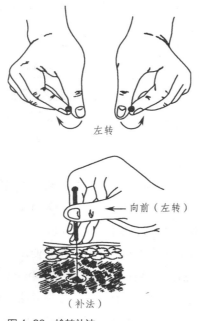

图4-26　捻转补法

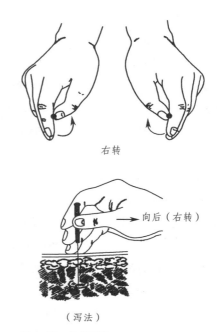

图4-27　捻转泻法

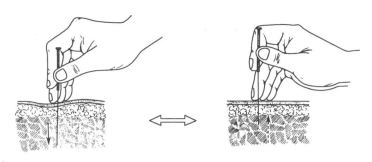

图 4-28　提插补法

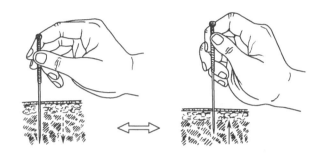

图 4-29　提插泻法

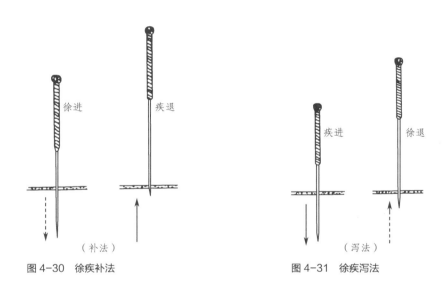

图 4-30　徐疾补法　　　　图 4-31　徐疾泻法

4．迎随补泻（图 4-32）

（1）补法：进针时，针尖随着经脉循行的方向刺入为补法。

（2）泻法：进针时，针尖逆着经脉循行的方向刺入为泻法。

5．呼吸补泻

（1）补法：病人呼气时进针，吸气时出针为补法（图 4-33）。

（2）泻法：病人吸气时进针，呼气时出针为泻法（图 4-34）。

6．开阖补泻

（1）补法：出针后迅速揉按针孔为补法（图 4-35）。

（2）泻法：出针时摇大针孔，且不揉按针孔为泻法（图 4-36）。

7．平补平泻　进针得气后均匀地提插、捻转后即可出针，即称平补平泻法（图 4-37）。

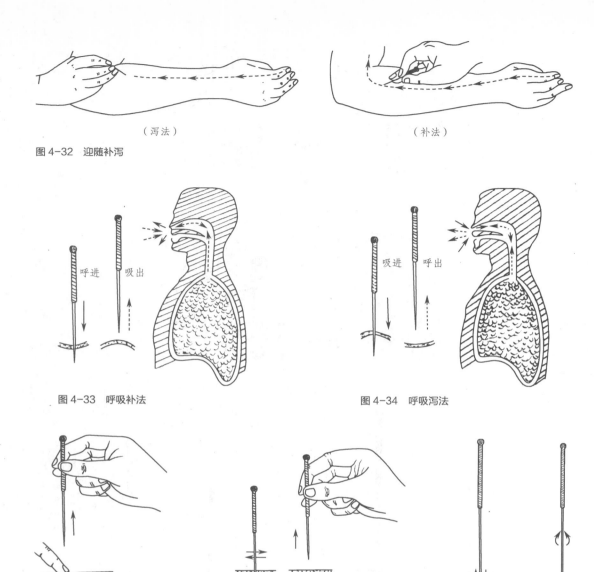

（泻法）　　　　　　　　　　　　　　　（补法）

图 4-32　迎随补泻

图 4-33　呼吸补法　　　　　　　　　　　图 4-34　呼吸泻法

图 4-35　开阖补法　　　　　图 4-36　开阖泻法　　　　　图 4-37　平补平泻

（二）复式补泻法

复式补泻手法，常用的是烧山火法和透天凉法，用于治疗寒热明显的重症。

1．烧山火法　烧山火法，又称热补法，将针重刺入腧穴应刺深度的上 1/3（天部），得气后行捻转补法 9 次；再将针重刺入中 1/3（人部），得气后行捻转补法 9 次；然后将针重刺入下 1/3（地部），得气后行捻转补法 9 次，再将针轻提到上 1/3。如此反复操作 3 次，将针按至地部留针。

在操作过程中，可配合呼吸补泻法、开阖补泻法中的补法，即为烧山火法，多用于治疗冷痹顽麻、虚寒性疾病等（图 4-38）。

2．透天凉法　透天凉法，又称凉泻法，将针刺入腧穴应刺深度的下 1/3（地部），得气后行捻转泻法 6 次；再将针重提至中 1/3（人部），得气后行捻转泻法 6 次；然后将针重提至上 1/3（天部），得气后行捻转泻法 6 次；再将针轻按至下 1/3。如此反复操作 3 次，将针重提至上 1/3 留针。

在操作过程中，可配合呼吸补泻法、开阖补泻法中的泻法，即为透天凉法，多用于治疗热痹、急性痈肿等实热性疾病（图 4-39）。

六、留针法与出针法

（一）留针法

将针刺入腧穴行针施术后，使毫针留在腧穴内一段时间称为留针。目的为加强针刺的作用和便于继续行针施术。一般病症只要针下得气而施以适当的补泻手法后，即可出针或留针 10～20 分钟。但对一些特殊病症，如痛症，寒性、久病或顽固性病症等，可适当延长留针时间，有时留针可达数小时，以便在留针过程中做间歇性行针，以增强、巩固疗效。在临床上留针与否或留针时间的长短，不可一概而论，应根据病人具体病情而定。

（二）出针

出针又称起针、退针。在施行针刺手法或留针达到预定针刺目的和治疗要求后，即可出针。出针的方法，一般以押手拇、食指两指持消毒干棉球轻轻按压于针刺穴位旁，刺手持针做轻微的小幅度捻转，并随势将针退至皮下，再轻轻拔出皮肤。

出针时，依补泻的不同要求，分别采取"疾出"或"徐出"以及"疾按针孔"或"摇大针孔"的方法出针。出针后，除特殊需要外，都要用消毒棉球轻压针孔片刻，以防出血或针孔疼痛。当针退出后，要仔细查看针孔是否出血，询问针刺部位有无不适感，检查核对针数是否遗漏，还应注意有无晕针延迟反应现象。

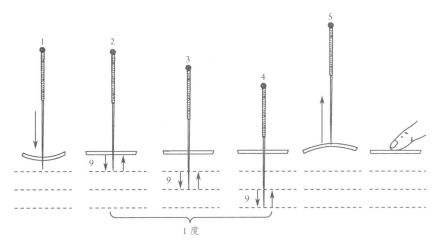

图 4-38 烧山火法

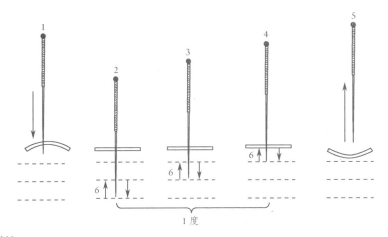

图 4-39 透天凉法

七、针刺异常情况的处理和预防

针刺治疗虽然比较安全，但如操作不慎、疏忽大意，或针刺手法不当，或对人体解剖部位缺乏全面的了解，在临床上有时也会出现一些不应有的异常情况。

1．晕针　晕针是在针刺过程中病人发生的晕厥现象，这是可以避免的，医者应该注意防止。

现象：病人突然出现面色苍白，多汗，恶心欲吐，精神疲倦，头晕目眩，心慌，四肢发冷，血压下降，脉象沉细，甚或神志昏迷，仆倒在地，唇甲青紫，二便失禁，脉微细欲绝。

原因：病人精神紧张，体质虚弱，或疲劳、饥饿、大汗、大泻、大出血之后或体位不当，或医者在针刺时手法过重，而致针刺时或留针过程中发生此现象。

处理：立即停止针刺，将针全部起出。使病人平卧，注意保暖，轻者仰卧片刻，给饮温开水或糖水后，即可恢复正常。重者在上述处理基础上，可刺人中、内关，灸百会、关元、气海等穴，即可恢复。若仍不省人事，呼吸微弱，脉细弱者，可考虑配合其他治疗或采用急救措施。

预防：对于晕针应注重预防。如初次接受针刺治疗或精神过度紧张、身体虚弱者，应先做好解释，消除对针刺的顾虑，同时选择舒适持久的体位，最好采用卧位。选穴宜少，手法要轻。若饥饿、疲劳、大渴时，应令进食、休息、饮水后少时再予针刺。医者在针刺治疗过程中，要精神专一，随时注意观察病人的神色，询问病人的感觉。一旦有不适等晕针先兆，应及早采取处理措施，防患于未然。

2．滞针　滞针是指在行针时或留针后医者感觉针下涩滞，捻转、提插、出针均感困难而病人则感觉剧痛的现象。

现象：针在体内，提插、捻转、出针均感困难，若勉强捻转、提插时，则病人痛不可忍。

原因：病人精神紧张，或体位不当，当针刺入腧穴后，病人局部肌肉强烈收缩；或行针手法不当，向单一方向捻针太过，以致肌肉组织缠绕针体而成滞针。若留针时间过长，有时也可出现滞针。

处理：若病人精神紧张，局部肌肉过度收缩时，可于滞针腧穴附近进行循按或叩弹针柄，或在附近再刺一针，以宣散气血，而缓解肌肉的紧张。若行针不当，单向捻针而致者，可向相反方向将针捻回，并用刮柄、弹柄法，使缠绕的肌纤维回释，即可消除滞针。

预防：对精神紧张者，应先做好解释工作，消除病人的顾虑。注意行针的操作手法和避免单向捻转，若用搓法时，应注意与提插法的配合，则可避免肌纤维缠绕针身而防止滞针的发生。

3．弯针　弯针是指进针时或将针刺入腧穴后，针身在体内形成弯曲，称为弯针。

现象：针柄改变了进针或刺入留针时的方向和角度，提插、捻转及出针均感困难，而病人感到疼痛。

原因：医生进针手法不熟练，用力过猛、过快，以致针尖碰到坚硬的组织器官或病人在针刺或留针时移动体位，或因针柄受到某种外力压迫、碰击等，均可造成弯针。

处理：出现弯针后，即不得再行提插、捻转等手法。如针柄轻微弯曲，应慢慢将针起出。若弯曲角度过大时，应顺着弯曲方向将针起出。若由病人移动体位所致，应使病人慢慢恢复原来体位，局部肌肉放松后，再将针缓缓起出。切忌强行拔针，以免将针体折断在体内。

预防：医者进针手法要熟练，指力要均匀，并要避免进针过快、过猛。选择舒适体位。在留针过程中，嘱病人不要随意更动体位，注意保护针刺部位，针柄不得受外物硬碰和压迫。

4．断针　断针又称折针，是指针体折断在人体内。

现象：行针时或出针后发现针身折断，其断端部分针身尚露于皮肤外，或断端全部没入皮肤之下。

原因：针具质量欠佳，针身或针根有损伤剥蚀，进针前失于检查；针刺时将针身全部刺入腧穴，行针时强力提插、捻转，肌肉猛烈收缩；留针时病人随意变更体位，或弯针、滞针未能进行及时正确处理等，均可造成断针。

处理：医者态度必须从容镇静，嘱病人切勿更动原有体位，以防断针向肌肉深部陷入。若残端部分针身显露于体外时，可用手指或镊子将针起出。若断端与皮肤相平或稍凹陷于体内者，可用左手拇、食二指垂直向下挤压针孔两旁，使断针暴露体外，右手持镊子将针取出。若断针完全陷于皮下或肌肉深层时，应在X线下定位，手术取出。

预防：为了防止折针，应认真仔细地检查针具，对不符合质量要求的针具应剔出不用；避免过猛、过强地行针；在行针或留针时，应嘱病人不要随意更换体位。针刺时更不宜将针身全部刺入腧穴，应留部分针身在体外，以便于针根折断时取针。在进针、行针过程中，如发现弯针时，应立即出针，切不可强行刺入、行针。对于滞针等亦应及时正确地处理，不可强行硬拔。

5. **血肿** 血肿是指针刺部位出现皮下出血而引起的肿痛。

现象：出针后，针刺部位肿胀疼痛，继则皮肤呈现青紫色。

原因：针尖弯曲带钩，使皮肉受损，或刺伤血管所致。

处理：若微量的皮下出血而局部小块青紫时，一般不必处理，可以自行消退。若局部肿胀疼痛较剧，青紫面积大而且影响到功能活动时，可先做冷敷止血，再做热敷或在局部轻轻揉按，以促使局部瘀血消散吸收。

预防：仔细检查针具，熟悉人体解剖部位，避开血管针刺，出针时立即用消毒干棉球按压针孔。

6. **气胸** 针刺引起创伤性气胸是指针具刺穿了胸腔且伤及肺组织，气体积聚于胸腔，出现呼吸困难等现象。

现象：病人突感胸闷、胸痛、气短、心悸，严重者呼吸困难、发绀、冷汗、烦躁、恐惧，到一定程度会发生血压下降、休克等危急现象。检查：患侧肋间隙变宽，胸廓饱满，叩诊鼓音，听诊肺呼吸音减弱或消失，气管可向健侧移位。如气串至皮下，患侧胸部、颈部可出现握雪音，X线胸部透视可见肺组织被压缩现象。有的病情轻者，出针后并不出现症状，而过一定时间才慢慢感到胸闷、疼痛、呼吸困难。

原因：主要是针刺胸部、背部和锁骨附近的穴位过深，针具刺穿了胸腔且伤及肺组织，气体积聚于胸腔而造成气胸。

处理：一旦发生气胸，应立即出针，采取半卧位，安静卧床休息，要求病人心情平静，切勿恐惧而翻转体位，尽量减少呼吸的幅度。一般漏气量少者，可自然吸收。同时要密切观察，随时对症处理，如给予镇咳、消炎药物，以防止肺组织因咳嗽扩大创孔，加重漏气和感染。对严重病例如发现呼吸困难、发绀、休克等现象需组织抢救，如胸腔排气、少量慢速输氧、抗休克等。

预防：针刺治疗时，术者必须思想集中，选好适当体位，根据病人体型肥瘦，掌握进针深度，施行提插手法的幅度不宜过大。对于胸部、背部及缺盆部位的腧穴，最好平刺或斜刺，且不宜太深，一般避免直刺，留针时间不宜过长，更不可粗针深刺该部腧穴。

八、针刺注意事项

在针刺前，医生应该向病人解释有关针刺针感的问题，以使病人克服恐惧心理。同时在针刺治疗时，还应注意以下几个方面：

1. 病人在过于饥饿、疲劳，精神过度紧张时，不宜立即进行针刺。对身体瘦弱、气虚血亏的病人，进行针刺时手法不宜过强，并应尽量选用卧位。

2. 妇女怀孕3个月以内者，不宜针刺小腹部的腧穴。若怀孕3个月以上者，腹部、腰骶部腧穴也不宜针刺。至于三阴交、合谷、昆仑、至阴等一些通经活血的腧穴，在怀孕期亦应予禁刺。如妇女行经时，若非为了调经，亦不应针刺。

3. 小儿囟门未闭合时，头顶部的腧穴不宜针刺。

4. 曾有自发性出血或损伤后出血不止的病人，不宜针刺。

5. 皮肤有感染、溃疡、瘢痕或肿瘤的部位，不宜针刺。

6. 对胸、胁、腰、背等脏腑所居之处的腧穴，不宜直刺、深刺。肝大、脾大、肺气肿病人更应注意。

7. 针刺眼区穴和项部的风府、哑门等穴以及脊椎部的腧穴，要注意掌握一定的角度，更不宜大幅度提插、捻转和长时间的留针，以免伤及重要组织器官，产生严重的不良后果。

8. 针刺小腹部的腧穴时，应排便后再针刺；对尿潴留病人，应掌握适当的针刺方向、角度、深度等，以免误伤膀胱等器官出现意外事故。

第二节 灸 法

灸法是指运用艾绒或其他物质对人体体表一定部位进行温熨、熏灼，利用所产生的温热刺激来防治疾病的一种外治法。且某些对皮肤有刺激作用的药物（如白芥子）或其他物质（如某些矿物质）直接接触人体皮肤表面时，产生类似艾绒燃烧所产生的温热刺激，并用来防治疾病的方法，也属灸法。

灸法是针灸医学的主要组成部分，也是中医学中重要的非药物疗法之一，在我国有着悠久的历史。《说文解字》："灸，灼也，从火音'久'。灸乃治病之法，以艾燃火，按而灼也。"灸法具有与药物及针刺不同的独特功效。《灵枢·官能》提到："针所不为，灸之所宜。"提示灸法可以治疗针、药所不能或不宜治疗的疾病。

可做灸用的材料很多。由于艾叶容易燃烧，燃烧后难于熄灭，艾火较为温和，其气味芳香，取材容易；且艾叶有温经通络、行气活血、祛湿散寒、消肿散结的药用功效，因此古今所采用的灸法材料大多选用由艾叶所做成的艾绒。《名医别录》载："艾叶苦、微温，无毒，主灸百病。"新制的艾绒因含挥发油较多，灸时火力过强，故以陈年久置的艾绒为佳，如《孟子》中有"七年之病，当求三年之艾"的说法。

一、灸法的作用

（一）温经散寒

灸法和针刺疗法一样，都是通过对穴位的刺激来治疗疾病。灸法能对施术处（多为穴位）的皮肤及皮肤下层产生温热刺激，从而激发经气，达到温经通络的作用。同时温热刺激可直接地祛散寒邪与湿邪。因此临床上常常将之用于治疗风寒湿痹和寒邪为患之腹痛、腹泻等病症。

（二）扶阳固脱

艾叶本性纯阳，灸火亦属阳，两阳相得，能达到扶助阳气、举陷固脱的作用。因此临床上，常常采用艾灸关元、神阙的方法对手足厥冷、脉微欲绝等阳气虚脱及危重病人进行抢救治疗；还可以采用艾灸中极、关元、百会、命门等穴位来治疗崩漏、带下、脱肛、阴挺及遗尿等病症。

（三）消瘀散结

艾火的温热刺激具有温经通络、行气活血的作用，因此它具有消散瘀结的功能。临床中常常可用灸法来治疗乳痈初起、瘰疬及瘿瘤等病症。

（四）防病保健

灸法除了有治病作用外，还有防病保健作用。其防病保健作用亦是通过其对穴位的刺激，使经络畅通、气血通调来实现的。《备急千金要方》有"凡宦游吴蜀，体上常须三两处灸之，勿令疮暂瘥，则瘴疬温疟毒气不能着人"的记载，说明艾灸能预防传染病。《外台秘要》也指出："三里养先后天之气，灸三里可使元气不衰，故称长寿之灸。"提示灸法能防病延年。

二、灸法的种类

灸法的种类较多。可以分为艾灸法、非艾灸法。天灸、灯草灸、药线灸及桑枝灸以及现代的电热灸等都属于非艾灸法。

三、灸法的操作与应用

（一）艾炷灸

将纯净的艾绒放在平板上，用拇、食、中三指边捏边旋转，把艾绒捏紧成规格、大小不同的圆锥状物，称为艾炷。一般可将艾炷分为大、中、小三种类型（图4-40）：小者如麦粒大，中者如半截枣核大，大者如半截橄榄大。每燃烧一个艾炷，称为一壮。艾炷灸可分为直接灸和间接灸。

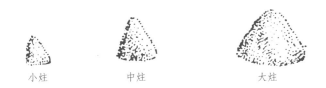

小炷　　　　中炷　　　　　　大炷

图4-40　艾炷

1. **直接灸**　又称明灸、着肤灸，是将艾炷直接放在皮肤上进行施灸的一种方法（图4-41）。按灸后皮肤是否化脓与结痂，又可将之分为化脓灸与非化脓灸两种。

（1）化脓灸：因灸后皮肤化脓，故名。因灸后会留有瘢痕，故又名"瘢痕灸"。因该灸法灸后留有瘢痕，故灸前须征得病人的同意及合作。临床上多采用小艾炷，亦有用中艾炷者。施术前先在施术部位上涂上大蒜汁以增加黏附性和刺激性，然后在施术部位上放置艾炷，从艾炷上端点燃，当燃至接近皮肤时，病人会有灼痛感，此时医者用手指轻轻拍打施术部位四周，转移病人注意力和减轻疼痛感，以增加其耐受力。待艾炷燃尽或病人呼痛3次后除去灰烬，然后换炷再灸，一般灸7~9壮。灸毕，在施灸穴位上贴上消炎药膏，1周左右即可化脓，形成灸疮。灸疮形成后5~

6周即可愈合，并留有瘢痕。在灸疮化脓期间，应保持局部清洁，避免感染。通常认为有灸疮出现疗效才好。正如《针灸资生经》所说："凡着艾得疮，所患即瘥，不得疮发，其疾不愈。"可见，灸疮的发与不发与疗效密切相关。因此，灸后应嘱病人多吃羊肉、豆腐等发物，以促进灸疮透发，亦可再次施灸。临床常用于治疗哮喘、肺痨、慢性胃肠病及瘰疬等。一般人很难接受这种方法，所以目前应用得并不算多，大多用温和灸代替，但化脓灸有其他灸法所不能代替的独特疗效。

（2）非化脓灸：又称无瘢痕灸。因施灸后皮肤不致起疱和化脓，且不留瘢痕，故名。临床上多用中、小艾炷。为了增加艾炷在皮肤上的黏附性，施灸前亦应在施术部位上涂以少量的凡士林，然后将艾炷放上，从上端点燃，当艾炷燃烧约一半，病人出现疼痛感时，用镊子将艾炷夹去，换炷再灸，以局部皮肤充血、红晕为度，一般灸3～7壮。此法适用于慢性虚寒性疾病，如哮喘、眩晕、慢性腹泻、风寒湿痹和皮肤疣等。

2. 间接灸 又称为隔物灸，是在艾炷与皮肤之间隔垫上药物或其他物品而施灸的一种方法（图4-42）。所隔物品多为中药，能发挥艾灸和药物的双重作用。临床常用的隔物灸如下。

（1）隔姜灸：将生姜切成厚0.2～0.3cm的薄片，中间用针穿刺数孔，放在应灸的部位，上置大艾炷，从艾炷上端点燃艾炷后施灸。当艾炷燃尽后，易炷再灸。以皮肤红晕而不起疱为度，一般灸5～10壮。在施灸过程中，若病人感觉灼热难以忍受时，可将姜片向上稍稍提起，或缓慢移动姜片。常用于因寒邪所致的呕吐、腹痛、泄泻以及风寒湿痹和外感风寒表证等。

（2）隔蒜灸：将新鲜独头大蒜切成0.2～0.3cm薄片，中间用针穿刺数孔，放在应灸的部位，上置大艾炷，从艾炷上端点燃艾炷后施灸。当艾炷燃尽后，可易炷再灸，一般灸5～7壮。因大蒜对皮肤的刺激性强，因此灸后容易起疱。如欲避免起疱，可在艾炷燃尽前更换，或将蒜片向上提起。因大蒜有解毒、消肿和杀虫的作用，故隔蒜灸多用于治疗慢性肿痛，如脱疽、瘰疬、肺结核、腹中积块、未溃之痈疽疖肿及癣疮等。

此外，隔蒜灸还可采用隔蒜泥灸，即将大蒜捣成泥后铺于体表施以艾火灸。可在人体背部正中线、自大椎穴至腰俞穴铺敷一层蒜泥，然后铺上艾绒施灸，此为铺灸法；因其形似长蛇，故又称长蛇灸，一般以灸至病人口鼻中有蒜味为佳。多用于治疗强直性脊柱炎、虚劳及顽痹等证。也可在涌泉穴处采用隔蒜泥灸，用以治疗咯血、鼻衄等病症。

（3）隔盐灸：因本法只用于脐部，故又称神阙灸。将纯净干燥的精制食盐填敷在脐部，使其与皮肤相平或略高皮肤，上置大艾炷，点燃艾炷上端施灸，当病人稍感灼痛时，即可更换艾炷。也可在神阙穴填敷食盐后放置姜片，再在姜片上放置艾炷施灸。临床上常用于治疗急性寒性腹痛、吐泻、痢疾、小便不利、中风脱证、虚寒积滞等。也可用于劳伤、气虚体倦及健身防病。此法有回阳、救逆、固脱之功，但须连续施灸，不拘壮数，以待脉起、肢温、证候改善。

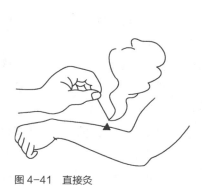

图4-41 直接灸   图4-42 间接灸

（4）隔附子灸：用附子片或附子药饼做间隔物的间接灸叫隔附子灸。附子饼的做法：将附子研成细末，用黄酒调和，制成直径约 3cm、厚约 0.8cm 的薄饼，中间用针穿刺数孔。灸时取附子饼，将之放在应灸的腧穴或患处皮肤上，上置艾炷，从艾炷上端点火施灸。附子辛温大热，因此隔附子灸有温肾补阳和祛腐生肌的作用。临床多于用治疗命门火衰而致的阳痿、早泄、遗精、宫寒不孕和阴疽久溃不敛等病证。

（二）艾条灸

又称艾卷灸，是将事先做好的成品艾条一端点燃后对准施灸处皮肤进行施灸的一种灸法。多采用纯艾条灸，也可在艾绒内加进药物。按操作方法不同，艾条灸又可分为悬灸、实按灸两种。

1. **悬灸** 按操作方法不同，悬灸又分为温和灸、回旋灸、雀啄灸三种方法。

（1）温和灸：将艾条的一端点燃后对准拟施术部位（多为腧穴）进行施灸，使病人局部产生温热感但并无灼痛，灸火距皮肤适宜距离为 2～3cm，一般每个部位灸 10～15 分钟，至皮肤红晕为度（图 4-43）。如果遇局部皮肤知觉减退病人或小儿等，施术者可将拇、食二指或食、中两指，置于施灸部位两侧，这样可以通过施术者的手指来感知病人局部受热程度，以便随时调节施灸距离，防止烫伤病人皮肤。

（2）雀啄灸：施灸时，艾条燃着端与施灸部位的皮肤并不固定在一定的距离，而是将艾条一上一下慢慢移动，有如鸟雀啄食，从而给施灸局部一个变量的刺激（图 4-44）。

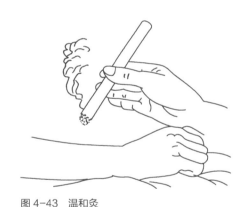

图 4-43　温和灸　　　　　　　　　　　　　　　图 4-44　雀啄灸

（3）回旋灸：施灸时，是将艾条燃着端在保持与施术部位一定距离的情况下，采用左右或旋转移动的施灸方法（图 4-45）。

以上三种方法对一般可灸的病证均可应用，但温和灸、回旋灸多用于治疗慢性病，雀啄灸多用于治疗急性病。

2. **实按灸** 施灸时，先在施灸腧穴部位或患处垫上布或纸数层，然后将药物艾条的一端点燃，燃着一端趁热对准，按在施术部位上，使热力透达深部，若艾火熄灭，再点再按；或者以布 6～7 层包裹艾火熨于穴位，若火熄灭，再点再熨（图 4-46）。最常用的是太乙神针和雷火神针。太乙神针除其主要成分为艾绒外，还有硫黄、麝香、乳香、没药、松香、桂枝、杜仲、枳壳、皂角、细辛、川芎、独活、穿山甲、雄黄、白芷、全蝎等。雷火神针除其主要成分为艾绒外，还有麝香、沉香、木香、乳香、茵陈、羌活、干姜、穿山甲等。实按灸多用于风寒湿痹、痿证和虚寒证。

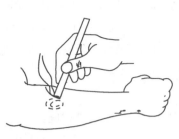

图 4-45　回旋灸

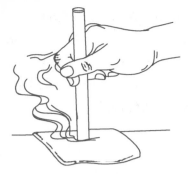

图 4-46　实按灸

（三）温针灸

是将针刺与艾灸结合使用的一种方法，又称温针疗法。其操作方法是：针刺得气后，将针留在适当深度，再将艾绒捻在针柄上呈橄榄形，或将切好的长约2cm的艾段插在针柄上，从下端点火施灸，直至燃尽，除去灰烬，易炷再同样施灸（图4-47）。如采用艾段，每穴每次灸2壮即可；如采用艾绒，每穴每次可施灸3～5壮。施灸完毕再出针，出针前可采用必要的行针手法。注意防止艾灰或艾火脱落灼伤皮肤，可在针刺穴位附近皮肤处用阻燃物（如薄纸板）隔开。温针灸适用于既需针刺留针、又需施灸的疾病，尤其适用于风寒湿痹。

（四）温灸器灸

温灸器是一种专门用于施灸的器具，临床常用的温灸器灸有灸架灸、灸筒灸和灸盒灸等。此外，还有自贴式灸管灸及现代艾灸仪灸等。现将临床中常用的三种艾灸器灸介绍如下。

1. **灸架灸**　艾条点燃后，插入灸架的适当位置，将燃烧端对准选定穴位施灸，施灸完毕后，将剩余艾条插入灭火管中（图4-48）。适用于全身体表、且方便使用灸架施术的穴位，用于治疗能采用灸法治疗的各种疾病。

2. **温灸盒灸**　将适量的艾绒或艾段置于温灸盒的金属网上，点燃后将灸盒放在施灸部位灸治即可（图4-49）。适用于腹、腰等面积较大部位的治疗，尤其适应于腹部及少腹，因病人可通过双手将灸盒轻轻提起，以防烫伤。

3. **温灸筒灸**　将适量的艾绒或艾段置于温灸筒内，点燃后盖上筒盖，执筒柄于患处施灸，一般灸至皮肤潮红即可（图4-50）。常用于外感风寒表证及风寒湿痹等病症。

（五）其他灸法

又称非艾灸法，是指以艾绒以外的其他物品作为施灸材料的灸治方法。常用的有以下几种。

1. **灯草灸**　又称灯火灸、灯草焠、打灯火、油捻灸，是民间沿用已久的简便灸法。取10～15cm长的灯心草或纸绳，蘸麻油或其他植物油，点燃后快速对准穴位点灼，猛一接触听到"叭"的一声后迅速离开，如无爆焠之声可重复1次（图4-51）。灸后皮肤稍发黄，偶尔也会起小疱。主要用于小儿疳腮、喉蛾、吐泻、麻疹、惊风等病症。

2. **药线灸**　将事先制作好的药线点燃后直接灼灸病人体表的一定穴位或部位的灸治方法，称药线灸。药线是用中草药泡制过的苎麻线，粗细不等。此法多见于民间。具有通痹止痛、祛风止痒及消肿散结等作用。常用于治疗风寒湿痹、局部扭伤肿痛、皮肤瘙痒、荨麻疹、乳腺小叶增生、脂肪瘤、感冒发热以及小儿厌食等病症。

3. **天灸**　又称发疱灸，是将一些具有刺激性的药物涂敷于穴位或患处，促使局部皮肤起疱的方法。所用药物多为单味中药，常用的有白芥子、细辛、南星及蒜泥等。

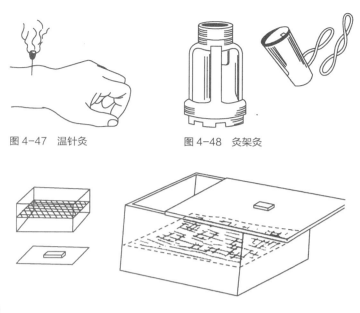

图 4-47　温针灸　　　　　　　　　图 4-48　灸架灸

图 4-49　温灸盒灸

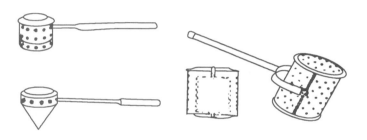

图 4-50　温灸筒灸

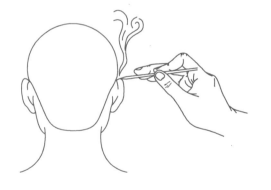

图 4-51　灯火灸

（1）白芥子灸：将白芥子适量，研成细末，用醋调和成糊膏状，取适量敷贴于腧穴或患处，以麝香膏或油纸覆盖固定。目前应用最多的三伏灸（又称三伏贴敷疗法）也是一种天灸，其药物主要为：白芥子、延胡索各一份，甘遂、细辛各半份，共为细末，用姜汁调和成糊膏状，搓捏成小药丸后，压扁成药饼后置于肺俞、膏肓、天突、大椎及足三里等处，以麝香膏覆盖固定。以上敷贴时间均为2～4小时，以局部皮肤灼热疼痛、局部充血潮红或起疱为度。一般可用于治疗咳喘、肺痨、口眼歪斜、风寒湿痹等病症。三伏贴敷疗法多用于：小儿反复上呼吸道感染、小儿痉挛性支气管炎、慢性支气管炎、哮喘、肺气肿、肺心病等肺部疾患，还可用于慢性鼻炎、虚人易于感冒以及防病保健。

（2）细辛灸：取细辛适量，研为细末，加醋少许调和成糊状，敷于穴位上，以麝香膏固定。敷贴2~4小时，以局部皮肤灼热疼痛为度。如敷涌泉或神阙穴，可用于治疗小儿口腔炎等。

（3）南星灸：取天南星适量，研为细末，用生姜汁调和成糊状，敷于穴位上，以麝香膏固定。敷贴1~3小时，以局部皮肤灼热疼痛为度。敷于病变局部治疗风寒湿痹引起的关节肌肉痛；敷于颊车、颧髎穴治疗面神经麻痹等。

（4）蒜泥灸：将大蒜捣烂如泥，取适量直接贴敷于穴位上，以麝香膏固定，每次敷贴2~4小时，以局部皮肤灼热疼痛为度。如敷涌泉穴可治疗咯血、衄血；敷合谷穴可治疗扁桃体炎；敷鱼际穴可治疗喉痹等。

四、灸法的适应证与禁忌证

（一）适应证

灸法的适应证十分广泛，主要应用于：

1. 治疗脾肾阳虚、元气暴脱之证，如久泄、久痢、中风脱证、虚脱及寒厥等。

2. 治疗寒湿凝滞、经络痹阻引起的各种病症，如各种痰饮、水肿之阴水、风寒湿痹和寒性疝肿、痛经、腹痛、子宫肌瘤等。

3. 治疗气虚下陷、脏器下垂之证，如崩漏、阴挺、遗尿、阳痿、脱肛、寒疝等。

4. 用于治疗外科疮疡初起及瘰疬之症，如阴疽、瘰疬、瘿瘤及乳痈初起等。

5. 用于治疗部分皮肤科疾病，如带状疱疹、臁疮、压疮、硬皮病、斑秃、白癜风、银屑病、疣赘等。

6. 用于预防疾病、健身强体，如预防感冒、美容、抗衰老、亚健康状态的调治以及虚劳等。

（二）禁忌证

1. 阴虚阳亢及邪热内炽的病证不可用灸法。

2. 传染病一般不用灸法。

3. 急性炎症如肠痈、急腹症等禁用灸法。

4. 面部、乳头、阴部及重要脏器如心脏及大血管附近等处不宜用直接灸法；关节活动部位不宜用化脓灸。

5. 妇女妊娠期的腹部及腰骶部不用灸法。

6. 身体过于虚弱，或有糖尿病、皮肤病的病人不宜使用化脓灸。

7. 大饥、大饱、醉酒及大惊时禁用灸法。

8. 因部分天灸疗法所用中药为有毒之品，且多对皮肤有强烈的刺激作用，因此孕妇、年老体弱及皮肤过敏者等应慎用或禁用。

五、灸法的注意事项

灸法虽然易于掌握，但以下几点应加以注意。

（一）施灸先后顺序

一般是先灸上部、背腰部，后灸下部、胸腹部，先灸头身，后灸四肢。临床操作时，除按上述先后顺序外，如遇特殊情况也可灵活变用，应因人因病而宜，不能拘执不变。如脱肛的灸治，则可先灸长强以收肛，后灸百会以举陷，便是先灸下而后灸上。

（二）施灸补泻方法

灸法的补泻效果因灸火大小及所用药物不同而不同。

1. 艾炷灸的补泻方法 艾炷灸补泻法与灸火大小有关。其有关内容始载于《内经》，《灵枢·背俞》中说："气盛则泻之，虚则补之。以火补之，毋吹其火，须自灭也；以火泻者，疾吹其火，传其艾，须其火灭也。"由此规定，补法的操作是：点燃艾炷后，不吹其艾火，使其火力温和，让其自然缓缓燃尽为止；泻法的操作是：点燃艾炷后，以口速吹艾火，使艾火燃旺、火力迅猛，不燃至皮肤即便扫除。

根据灸火大小定补泻的方法，由此认为，艾条雀啄灸、温和灸、回旋灸等灸火较为温和的施灸方法为补法，直接灸、灯火灸等灸火较强的方法为泻法。

2. 天灸及隔药灸的补泻方法 天灸及隔药灸所产生的或补或泻作用与所选药物有关。采用具有泻实作用的药物进行天灸或隔药灸时，就会产生泻的作用，如隔天南星灸、隔蒜灸就有泻邪的作用；采用具有补虚作用的药物进行天灸或隔药灸时，就会产生补的作用，如附子天灸、隔盐灸就有补虚的作用。临床中可根据病情需要，选用不同的药物天灸，以达到补或泻的治疗目的。

此外，灸用腧穴不同，也会收到不同的补泻效果。如气海、关元为补气要穴，灸之就有补气的作用，对于气虚病人就属补法；肺俞穴为解表散寒要穴，灸之能疏风解表、宣肺散寒，对于风寒表证者就属泻法。灸法的补泻还与机体的功能状态也有关，如阳气暴脱者灸神阙，其功效为回阳救脱，属于补法；对于阴寒凝结之腹痛，同样灸神阙穴，其功效为逐寒外出，属于泻法。

（三）施灸剂量

临床上施灸的量，多以艾炷的大小和壮数的多少来计算，施灸疗程的长短，也是灸疗量的另一个方面。施灸的剂量及疗程可根据病人的体质、年龄、施灸部位、所患病情等方面来确定。凡体质壮实者，艾炷宜大、壮数宜多；老幼体弱者，艾炷宜小、壮数宜少。腧穴在腰腹以下皮肉深厚处，艾炷宜大、壮数宜多；腧穴在头胸或四肢末皮肉浅薄处，艾炷宜小、壮数宜少。久病深重者，艾炷宜大、壮数宜多；新病轻浅者，艾炷宜小、壮数宜少。临床中，由于病情需要，对于需要大壮及多壮灸的病人，艾炷由小到大，壮数由少到多，逐渐增加施灸剂量，待病人耐受后即可施用大壮及多壮灸。施灸疗程须根据病情而定。急性病疗程较短，有时只需灸治1～2次即可；慢性病疗程较长，可灸数月乃至1年以上。一般初灸时，每日1次，3次后改为2～3天1次。急性病亦可1天灸2～3次，慢性病须长期灸治者，可隔2～3日灸1次。

古人在运用灸法时，对灸量非常重视。如《扁鹊心书》说："大病灸百壮……小病不过三五七壮。"《千金方》中说："头面目咽，灸之最欲生少；手臂四肢，灸之须小熟，亦不宜多；胸背腹灸之尤宜大熟，其腰脊欲须少生。"《外台秘要》中也指出："凡灸有生熟，候人盛衰及老小也。衰老者少灸，盛壮强实者多灸。"此处之"生熟"，就是指灸的程度。此外，古人还有"头不可多灸"的临床经验总结，值得临床注意。

（四）施灸可能出现的意外

在施灸过程中极少数受术者可能会出现类似晕针一样的晕灸现象。表现为突然头昏、眼花、恶心、颜面苍白、脉细手冷、血压降低、心慌汗出，甚至晕倒等症状。多见于体弱病人，或因初次施灸，或因空腹、疲劳、恐惧、姿势不当、灸炷过大、刺激过重等引起。一旦发生晕灸，应立即停止施灸，并做出及时处理，处理方法同晕针。

（五）灸后处理

如施灸局部出现水疱，叮嘱受术者不要抓破或擦破皮肤，水疱会自然吸收；如水疱较大时，可用消毒针灸针刺破水疱，放出水液，再涂以甲紫。瘢痕灸者，在灸疮化脓期间，疮面局部勿用手搔，以保护痂皮，并保持清洁，防止感染。灸后须保持心情开朗，戒色欲，勿过劳，清淡食物等。但如为化脓灸，灸后半个月之内可吃鱼、羊及豆腐等发物，以助灸疮发出。

第三节　拔罐法

拔罐法（cupping therapy）是一种以罐为工具，借助燃火、抽气等方法，排出罐内空气，形成负压，使之吸附于腧穴或病变部位，使局部皮肤充血，以防治疾病的方法。它是由古代"角法"发展而来，也称吸筒法。在古代主要是治疗疮疡时用来吸拔脓血，后来又扩大应用于肺结核、风湿病等内科病证。随着医疗实践的不断发展，不仅火罐的质料和拔罐的方法不断地得到改进和发展，而且治疗的范围也逐渐扩大，外科、内科等都有它的适应证，并经常和针刺配合使用。因此，拔罐法成为针灸治疗中的一种重要方法。

一、罐的种类

罐的种类很多，常用的有玻璃罐、竹罐、抽气罐、多功能罐等。（图4-52）。

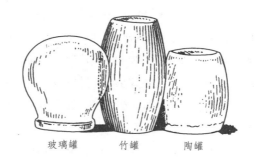

玻璃罐　　竹罐　　陶罐

图4-52　常用罐

1. **竹罐**　用直径3～5cm坚固无损的竹子，截成长约6～10cm的竹筒，一端留节做底，另一端做罐口。经去皮、取圆、锉底、作细、见光、磨口、水煮、取膜等工艺，制成管壁厚度约为2～3mm，中间呈腰鼓形的竹罐。它的优点是取材容易、制作简便、轻巧价廉、不易摔碎，适宜药煮。缺点是容易燥裂、漏气，吸着力不大。

2. **玻璃罐**　采用耐热的玻璃制成，形状如笆斗，肚大口小，口边微厚而略向外翻，分大、中、小三种型号。优点是质地透明，使用时可以直接观察罐内皮肤的充血、瘀血等变化，便于掌握拔罐治疗的程度。缺点是容易破碎。

3. **抽气罐**　分大、中、小多种规格。配有一外接抽气筒，使用时需将抽气筒与罐嘴对接，将罐扣于施治部位，可根据需要连续抽拉气筒至适宜的负压为止（图4-53）。优点是质轻透明，可窥见罐内情况，负压可随意多次调节，一般不易破碎。

抽气罐的优点是可以避免烫伤，操作方法容易掌握。不足之处是没有火罐的温热刺激。

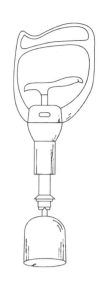

图 4-53　抽气罐

　　此外，还有多功能罐。多功能罐指功能较多的罐，如有一种罐，内有一凹斗，可依治疗需要放入药液或药末、药片，施治时药物可徐徐敷布于治疗部位，从而加强疗效。且这种火罐口厚圆，有特殊设计的口嘴，附着皮肤不吸肉，尤适用于走罐法治疗疾病，并容易吸着于一般不易着罐的部位，如颈下、腋下等特殊部位。另一种多功能罐，其结构是采用具有弹性的橡胶压制成的罐，在罐内顶部有一个与罐体连为一体的圆形小杯，杯内装有一块特别的永磁体。治疗时将其吸拔于腧穴部，使罐内的磁体贴聚或浮在腧穴位置上，在负压、磁场的共同作用下，达到止痛、止咳、平喘、消炎、镇静、降压、止泻、减肥和强身之功效。且操作十分简便，只需用手挤压罐体即可使其吸拔于施术部位。缺点是吸拔力不强。

　　在没有特制罐时，可选用代用罐。凡是口小腔大、口部光滑平整、耐热，并能产生一定吸拔力的器具均可选用。临床最为常用的就是玻璃罐头瓶，其他如杯子、小口碗等。用时须选瓶口光滑、无破损者，以免伤及皮肤。

二、吸罐的方法

（一）火罐法

　　利用燃烧时的热量使罐内的气体膨胀而排除空气，拔吸后罐内空气的迅速收缩使罐内气压低于外面大气压，借此将罐吸着于施术部位的皮肤上。火罐法其吸拔力的大小与罐具的大小和深度、罐内燃火的温度和方式、扣罐的时机与速度及空气在扣罐时再进入罐内的多少等因素有关。如罐具深而大，在火力旺时扣罐，罐内热度高、扣罐动作快，下扣时空气再进入罐内少，则罐的吸拔力大；反之则小。可根据临床治疗需要灵活掌握，常用的有以下几种方法。

　　1．**闪火法**　用镊子或止血钳等夹住 95% 乙醇棉球，点燃后在火罐内壁中段绕 1～2 圈，或稍作短暂停留后，迅速退出并及时将罐扣在施术部位上。此法比较安全，不受体位限制，是常用的拔罐方法，须注意操作时不要烧罐口，以免烫伤皮肤（图 4-54）。

　　2．**投火法**　将纸折成宽筒条状，点燃后投入罐内，迅速将罐扣在施术部位。此法适用侧面拔，需注意将纸条投入罐内时，未燃的一端应向下。若燃烧后罐内剩余纸筒条的长度大于罐口直径稍多时，此法即便是用于仰卧位拔罐，也不致灼伤皮肤（图 4-55）。

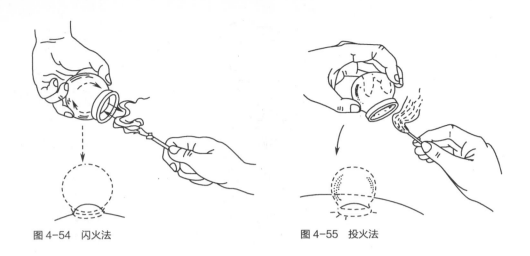

图 4-54　闪火法　　　　　　　　　　　　图 4-55　投火法

（二）水罐法

一般选用竹罐倒置在锅内加水煮沸，使用时用卵圆钳倒夹竹罐的底端，甩去罐内沸水，并用湿毛巾紧扪罐口，趁热扣在施术部位上，即能吸住。此法适用于任何部位拔罐，其吸拔力小、操作须快捷。

（三）抽气法

先将备好的抽气罐紧扣在需拔罐的部位上，用抽气筒将罐内的空气抽出，使之产生所需负压，即能吸住，此法适用于任何部位拔罐。

三、拔罐法的应用

根据病变部位和病情性质，可分别采用以下几种拔罐方法。

1．**留罐**　又称坐罐法，是拔罐法中最常用的一种方法。拔罐后将罐留置一定时间，一般10～15分钟。罐大、吸拔力强的应适当减少留罐时间，夏季留罐时间也不宜过长，以免起疱损伤皮肤。可根据病变范围分别采用单罐法或多罐法。如胃痛，可在中脘采用单罐法；腰肌劳损，可在肾俞、大肠俞、腰眼和疼痛明显的部位采用多罐法。

2．**闪罐**　适应于肌肉比较松弛，吸拔不紧或留罐有困难处，局部皮肤麻木或功能减退的虚证病人也适用此法。其操作方法是：将罐拔上后立即取下，如此反复吸拔多次，至皮肤潮红为度。需注意闪罐大多采用火罐法，且所用的罐不宜过大。

3．**推罐**　又名走罐法、飞罐法，一般用于面积较大、肌肉丰厚的部位，如腰背部、大腿等处。须选口径较大的罐，罐口要求平滑较厚实，最好选用玻璃罐，先在罐口涂一些润滑油脂或在走罐所经皮肤上涂以润滑油脂，将罐吸拔好后，以手握住罐底，稍倾斜，即推动方向的后边着力，前边略提起，慢慢向前来回推拉移动数次，至皮肤潮红为度（图 4-56）。

4．**刺血（刺络）拔罐法**　先用三棱针或粗毫针、小眉刀、皮肤针、滚刺筒等，按病变部位的大小和出血量要求或按刺血法要求，刺破小血管，然后拔以火罐，以此可加强刺血法的疗效。此法应用较广泛，多用于各种急慢性组织损伤、神经性皮炎、痤疮、皮肤瘙痒症、丹毒、哮喘、坐骨神经痛。

5．**留针拔罐法**　此法是将针刺和拔罐相结合应用的一种方法。操作时先针刺得气后留针，再以针为中心，将罐拔上，留置10～15分钟，然后起罐、起针。

6. 药罐法 常用的药罐法有两种。

（1）煮药罐：将配制好的药物装入布袋内，扎紧口袋，放入清水煮至适当浓度，再把竹罐放入药液内煮 15 分钟。使用时，按水罐法吸拔在治疗部位，多用于风湿痹痛等病症。常用药物处方为羌活、独活、麻黄、桂枝、细辛、防风、艾叶、川椒、生乌头、曼陀罗花、乳香、没药各 10g。

（2）贮药罐：在抽气罐内事先盛贮适量药液，常用的有辣椒水、两面针酊、生姜汁，或根据病情配制的药液，然后按抽气罐操作方法，抽去空气，使罐吸附在相应的皮肤上。

四、起罐法

起罐亦称脱罐。用一手拿住火罐，另一手将火罐口边缘的皮肤轻轻按下，或将火罐特制的进气阀拉起，待空气缓缓进入罐内后，罐即落下。切不可硬拔，以免损伤皮肤。若起罐太快，易造成空气快速进入罐内，则负压骤减，易使病人产生疼痛（图 4-57）。

五、拔罐的作用和适应证

拔罐法具有通经活络、行气活血、消肿止痛、祛风散寒等作用。常用于临床的病种已多达 100 多种，如感冒、发烧、咳嗽、支气管哮喘及其他肺部疾患；胃痛、腹痛、腹泻；急、慢性软组织损伤；风湿痹痛、落枕；痛经、闭经；痤疮、荨麻疹；高血压；面瘫；肥胖症等。

六、注意事项

1. 拔罐时要选择适当体位和肌肉丰满的部位，骨骼凸凹不平、毛发较多的部位均不适宜拔罐。

2. 拔罐时要根据所拔部位的面积大小而选择大小适宜的罐。操作时必须迅速，才能使罐吸附有力。

3. 用火罐时应注意勿灼伤或烫伤皮肤。若烫伤或留罐时间太长而皮肤起水疱时，小疱无须处理，仅敷以消毒纱布，防止擦破即可。水疱较大时，用消毒针将水放出，涂以甲紫药水，或用消毒纱布包敷，以防感染。

4. 皮肤有过敏、溃疡、水肿和大血管分布部位，不宜拔罐。高热抽搐者和孕妇的腹部、腰骶部位，亦不宜拔罐。

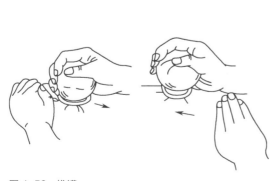

图 4-56 推罐

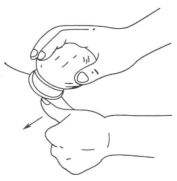

图 4-57 起罐法

第四节　其他针法

其他针法主要包括电针、水针、皮肤针、皮内针、穴位敷贴、头针、耳针等七种。

一、电　针

（一）概述

电针法是在针刺得气后，在针上通以接近人体生物电的微量电流，利用针刺激和电刺激两种效应相结合，以防治疾病的一种方法。

（二）临床应用

电针所输出的脉冲电可调整人体生理功能，有止痛、镇静、促进气血循环、调整肌张力等作用，治疗范围较广，临床常用于各种痛证、痹证和心、肺、胃、肠、膀胱、子宫等内脏器官的功能失调，以及癫狂和肌肉、韧带、关节的损伤性疾病等，并可用于针刺麻醉。

1. 处方选穴　电针法的处方配穴与针刺法相同。可按传统针灸理论，循经选穴，辨证施治。例如偏头痛可以选用太阳、率谷；也可用阿是穴作为电刺激点；还可结合神经的分布，选取有神经干通过的穴位及肌肉神经运动点。例如上肢部的颈夹脊 6～7、天鼎（臂丛神经），青灵、小海（尺神经），手五里、曲池（桡神经），曲泽、郄门（正中神经）；下肢部的环跳、殷门（坐骨神经），委中（胫神经），阳陵泉（腓总神经），冲门（股神经）。在选穴时要注意电流回路要求，做到邻近配对取穴。如牙疼在选手阳明大肠经的手三里穴时，亦应取同侧足阳明胃经的颊车穴以配成对。一般选用其中的主穴，配用相应的辅助穴位，多选同侧肢体的 1～3 对穴位为宜。

2. 脉冲电流的选择　常用的电针输出波型有疏密波、断续波和连续波。

（1）疏密波：疏波、密波自动交替出现的一种波型，疏、密交替持续的时间各约 1.5 秒，能克服单一波型易产生适应的缺点。

疏密波治疗时兴奋效应占优势。能增加代谢，促进气血循环，改善组织营养，消除炎性水肿。常用于出血、扭挫伤、关节周围炎、气血运行障碍、坐骨神经痛、面瘫、肌无力、局部冻伤等。

（2）断续波：有节律地时断时续自动出现的一种波型。断续之间的时间间隔为 1.5 秒。

机体对断续波型不易产生适应，能提高肌肉组织的兴奋性，对横纹肌有良好的刺激收缩作用。常用于治疗痿证、瘫痪等。

（3）连续波：单个脉冲采用不同方式组合而形成。频率有每分钟几十次至每秒钟几百次不等。频率快的叫密波，一般在 50～100 次/秒；频率慢的叫疏波，一般是 2～5 次/秒。

高频连续波易抑制感觉神经和运动神经，常用于镇静、止痛、缓解肌肉和血管痉挛等；低频连续波，短时兴奋肌肉，长时抑制感觉神经和运动神经，常用于治疗痿证和各种肌肉、关节、韧带、肌腱的损伤及慢性疼痛等。

（三）操作步骤

1. 在操作之前，检查电针仪，先把强度调节旋钮调至"0"位。针刺得气后，将电针仪上一对输出的两个电极分别连接在两根毫针上，负极接主穴，正极接配穴，也有不分正负极，将两根导线任意接在两个针柄上。

2. 打开电源开关，选好波型，逐渐调节电钮，使电量从小到大，以病人能耐受为度。

3. 一般持续通电 5 ~ 20 分钟，用于镇痛则一般在 15 ~ 45 分钟；如感觉弱时，可适当加大输出电流量，或暂时断电 1 ~ 2 分钟后再行通电。

4. 单穴使用电针时，可将针刺入后，接在电针机的一个电极上，另一极则接在用水浸湿的纱布上，作为无关电极，固定在同侧经络的皮肤上。如果在互相邻近的一对穴位上进行电针时，两根毫针之间要以干棉球等绝缘物相隔，以免短路，影响疗效。

5. 治疗结束后，应先将电量降至"0"位，关闭电源，然后从针柄上除去电极夹，并将刺入组织的毫针拔出。

6. 针刺结束后注意清点针数，检查针刺部位，以免发生忘记拔针或继发出血。

一般 5 ~ 7 次为 1 个疗程，每天或隔天 1 次；慢性病的疗程可稍长，每 10 次为 1 个疗程；急症、新发病疗程可缩短，以治愈为准，每天可电针治疗 2 次。两疗程之间可休息 3 ~ 5 天。

（四）适应证与禁忌证

1．适应证 凡用针灸治疗有效的病症均可适当选用电针治疗。其中对神经官能症、颈肩腰腿痛、神经麻痹、脑血管意外后遗症、小儿麻痹症、胃肠疾病、心绞痛、高血压等疗效较好。在针刺麻醉手术中，电针也常被使用。

2．禁忌证

（1）部位禁忌：重要脏器部位不可用电针，大血管所过之处应禁刺，重要关节部位不宜针刺。

（2）腧穴禁忌：一些在针灸临床过程中禁忌使用的腧穴，如孕妇禁针合谷、三阴交、缺盆以及腹部、腰骶部腧穴，小儿禁针囟会，女子禁针石门。

（3）病情危重、预后不良病人禁针。

（4）大怒、大惊、过劳、过饥、过渴、房事、醉酒等情形下禁针。

（五）注意事项

1. 电针刺激量较大，需要防止晕针，体质虚弱、精神紧张者，尤应注意电流不宜过大。电针感应强，通电后会产生肌肉收缩，须事先告诉病人，使其思想上有所准备，配合治疗。

2. 每次治疗前，检查电针仪输出是否正常。治疗过程中调节电流时，不可突然增强，以防止引起肌肉强烈收缩，造成弯针或折针。治疗后，须将输出调节电钮等全部退至"0"位，随后关闭电源，撤去导线。

3. 对患有严重心脏病的病人，治疗时应严加注意，避免电流回路经过心脏；不宜在延髓、心前区附近的穴位施用电针，以免诱发癫痫或引起心跳、呼吸骤停。在接近延髓、脊髓部位使用电针时，电流量宜小，切勿通电太强，以免发生意外。孕妇亦当慎用电针。

4. 曾作为温针使用过的毫针针柄表面往往氧化，导电不良；有的毫针针柄由铝丝绕制，并经氧化处理成金黄色，导电性能也不好。这类毫针最好不用，如使用时须将输出电极夹在针身上。

5. 电针仪器在使用前须检查性能是否完好，如电流输出时断时续，须注意导线接触是否良好，应检查修理后再用。干电池使用一段时间如输出电流微弱，须更换新电池。治疗时，如遇到输出电流时断时续，往往是电针仪发生故障或导线断损，应修理后再用。

6. 毫针多次使用后，易有针体损伤，在消毒前应加以检查，以防断针。

二、穴位注射法

（一）概述

穴位注射，又称水针法，是选用某些中、西药物注射液注入人体有关腧穴，利用腧穴和药物的双重作用以防治疾病的方法。由于它是在针刺腧穴治疗疾病的基础上，结合药物的药理作用发挥其综合效能，因此对一些特定的疾病较之单纯的针刺或者药物治疗，具有更好的疗效。

（二）操作步骤

1. 选穴处方　一般根据针灸治疗时的处方原则辨证取穴。局部取穴可选用压痛点、皮下结节、条索状物等阳性反应物进行治疗。选穴宜少而精，以 1 ~ 2 个穴为宜，最多不超过 4 个穴，同时宜选取肌肉比较丰满的部位进行穴位注射。

2. 药物剂量　穴位注射的用药剂量决定于注射部位及药物的性质和浓度。一般耳穴每穴注射 0.1ml，面部每穴注射 0.3 ~ 0.5ml，四肢部每穴注射 1 ~ 2ml，胸背部每穴注射 0.5 ~ 1ml，腰臀部每穴注射 2 ~ 5ml。5% ~ 10% 葡萄糖每次可注射 10 ~ 20ml，刺激性较大的药物（如乙醇）和特异性药物（如抗生素、激素、阿托品）一般用量较小，每次用量多为常规量的 1/10 ~ 1/3，中药注射液的穴位注射常规剂量为 1 ~ 4ml。

3. 操作程序　根据所选穴位的部位不同及用药剂量的差异，选择比较合适的注射器及针头。局部常规消毒，用无痛进针法刺入穴位，然后行上下提插手法，待针下有酸胀等"得气"感后，回抽无血，即可将药液缓慢推入。

4. 针刺的角度和深度　根据穴位所在部位与病变组织的不同要求，决定针刺的角度和深浅。如头面及四肢远端等皮肉浅薄处的穴位多浅刺；腰部和四肢肌肉丰厚部位的穴位可深刺；三叉神经痛于面部有触痛点，可在皮内注射成一"皮丘"；腰肌劳损的部位多较深，故宜适当深刺注射。

5. 疗程　急症病人每日 1 ~ 2 次，慢性病一般每日或隔日 1 次，6 ~ 10 次为 1 个疗程。反应强烈者，可隔 2 ~ 3 日 1 次，穴位可左右交替使用。每个疗程间可休息 3 ~ 5 日。

（三）适应证与临床应用

穴位注射法的适用范围很广，凡是针灸治疗的适应证大部分均可采用本法治疗。部分常见病症的穴位注射法见表 4-2。

表 4-2　常见病症的穴位注射法

疾病名称	选用腧穴	常用药物
支气管哮喘	肺俞、定喘	发作期：鱼腥草注射液、维生素 K_3 注射液 缓解期：胎盘组织液、人参注射液
胃下垂	脾俞、气海、足三里	黄芪注射液、人参注射液
脑血管意外后遗症	曲池、手三里、足三里、阳陵泉	丹参注射液、当归注射液、胞磷胆碱注射液、维脑路通注射液
肩周炎	肩髃、肩髎、阿是穴	威灵仙注射液、2% 利多卡因 2ml+ 泼尼松龙 1ml
腰椎间盘突出症	华佗夹脊、环跳、悬钟	当归注射液、威灵仙注射液、2% 利多卡因 2ml+ 泼尼松龙 1ml
腰肌劳损	肾俞、大肠俞、腰眼	当归注射液、威灵仙注射液、2% 利多卡因 2ml+ 泼尼松龙 1ml
桡神经麻痹	肩髃、曲池、手三里	丹参注射液、当归注射液
荨麻疹	曲池、足三里、血海	维丁胶性钙注射液
遗尿	关元、三阴交	阿托品 0.25mg
鼻炎（慢性、过敏性）	迎香、肺俞、风池	辛夷花注射液、0.5% 利多卡因 0.5ml/ 穴

（四）注意事项

1. 严格遵守无菌操作，防止感染。

2. 注意药物的性能、药理作用、剂量、禁忌及毒副作用。如青霉素、普鲁卡因等能引起过敏的药物，须在皮试阴性后应用。副作用较严重的药物，和某些用后有反应的中草药制剂，使用时应谨慎。

3. 使用穴位注射法前，须检查药物的有效期，并检查药液有无沉淀变质，不得使用已过期或变质的药液。

4. 药物不宜注入关节腔、血管和脊髓腔。药物误入关节腔，可致关节红肿热痛；误入脊髓腔，有损伤脊髓的可能，重者可致瘫痪。

5. 在主要神经干通过的部位做穴位注射时，应注意避开神经干，以免损伤神经。如针尖触到神经干，有触电样感觉，应及时退针，更不可盲目地反复提插。内有重要脏器的部位不宜针刺过深，以免损伤内脏。

6. 年老体弱及初次接受治疗者，最好取卧位，注射部位不宜过多，药量也可酌情减少，以免晕针。

7. 孕妇的下腹部、腰骶部及合谷、三阴交等穴，不宜做穴位注射，以免引起流产。

8. 颈项、胸背部注射时，切勿过深，药物也必须控制剂量，注射宜缓慢。注射时避开神经干，以免损伤神经。

三、皮肤针法

（一）概述

皮肤针法就是运用皮肤针叩刺人体穴位或一定部位，激发经络功能，调整脏腑气血，以达到防治疾病目的的一种外治法。皮肤针，根据针盘的针组数目不同，又有"梅花针""七星针""罗汉针"之分。

（二）操作步骤

1. 操作

（1）叩刺：针具和叩刺部位用75%酒精消毒后，以右手拇指、中指、无名指握住针柄，食指伸直按住针柄中段，针头对准皮肤叩击，运用腕部的弹力，使针尖叩刺皮肤后，立即弹起，如此反复叩击（图4-58）。叩击时针尖与皮肤必须垂直，弹刺要准确，强度要均匀，可根据病情选择不同的刺激部位或刺激强度。

（2）滚刺：是指用特制的滚刺筒，经75%酒精消毒后，手持筒柄，将针筒在皮肤上来回滚动。使刺激范围成为一狭长的面，或扩展成一片广泛的区域。

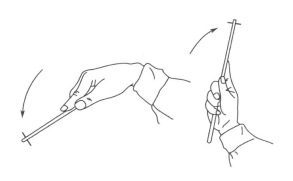

图4-58 皮肤针叩刺法

2. 叩刺部位

（1）循经叩刺：指循着经脉进行叩刺的一种方法，常用于项背腰骶部的督脉和足太阳膀胱经。

（2）穴位叩刺：指在穴位上进行叩刺的一种方法，主要是根据穴位的主治作用，选择适当的穴位予以叩刺治疗，常用于各种特定穴、华佗夹脊穴、阿是穴等。

（3）局部叩刺：指在患部进行叩刺的一种方法，如扭伤后局部的瘀肿疼痛及顽癣等。可在局部进行围刺或散刺。

3. 刺激强度与疗程　刺激的强度，是根据刺刺的部位、病人的体质和病情的不同而决定的，一般分轻、中、重3种。

（1）轻刺：用力稍小，以皮肤仅出现潮红、充血为度。适用于头面部、老弱妇女以及病属虚证、久病者。

（2）重刺：用力较大，以皮肤有明赤潮红，并有微出血为度。适用于压痛点、背部、臀部、年轻体壮以及病属实证、新病者。

（3）中刺：介于轻刺与重刺之间，以局部有较明显潮红，但不出血为度，适用于一般部位以及一般病人。

叩刺治疗，一般每日或隔日1次，10次为1个疗程，疗程间可间隔3～5日。

（三）适应证和禁忌证

临床各种病证均可应用，如近视、视神经萎缩、急性扁桃体炎、感冒、咳嗽、慢性肠胃病、便秘、头痛、失眠、腰痛、皮神经炎、斑秃、痛经等。

局部皮肤如有溃疡或损伤者，患急性传染性疾病和急腹症者禁止使用。

（四）注意事项

1. 针具要经常检查，注意针尖有无毛钩，针面是否平齐，滚刺筒转动是否灵活。

2. 叩刺时动作要轻捷，正直无偏斜，以免造成病人痛苦。

3. 局部如果有溃疡或者损伤者不宜使用本法，急性传染病和急腹症也不宜使用本法。

4. 叩刺局部和穴位，若手法重而出血者，应进行清洁和消毒，注意防止感染。

5. 滚刺筒不要在骨骼突出部位滚动，以免产生疼痛和出血。

6. 皮肤针治疗时，针具要经常保持完好，如有针尖钩毛、生锈等要及时修理或调换。针具要经常浸泡在75% 乙醇或其他消毒液内。有条件的，应使用一次性灭菌针具。叩刺的部位也应严格消毒。局部皮肤有创伤或溃疡者，不宜使用本法。

四、皮内针法

（一）概述

皮内针法是将特制的小型针具固定于腧穴部位的皮内做较长时间留针的一种方法，又称"埋针法"。

针刺入皮肤后，固定留置一定的时间，给腧穴以长时间的刺激，可调整经络脏腑功能，达到防治疾病的目的。

皮内针的针具有两种。一种呈颗粒形，或称麦粒形，一般长1cm，针柄形似麦粒；一种呈揿钉形，或称图钉形，长约0.2～0.3cm，针柄呈环形。前一种针身与针柄成一直线，而后一种针身与针柄呈垂直状。针刺部位多以不妨碍正常活动处的腧穴为主，一般多选用背俞穴、四肢穴和耳穴等（如图4-59）。

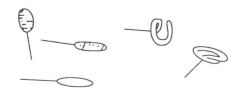

图 4-59　皮内针

（二）操作步骤

1. 颗粒式皮内针　用镊子夹住针柄，对准腧穴，沿皮下横向刺入，针身可刺入 0.5 ~ 0.8cm，针柄留于皮外，然后用胶布顺着针身进入的方向粘贴固定。

2. 揿钉式皮内针　用镊子夹住针圈，对准腧穴，直刺揿入，然后用胶布固定。也可将针圈贴在小块胶布上，手执胶布直压揿入所刺穴位。

皮内针可根据病情决定其留针时间的长短，一般为 3 ~ 5 天，最长可达 1 周。若天气炎热，留针时间不宜过长，以 1 ~ 2 日为宜，以防感染。在留针期间，可每隔 4 小时用手按压埋针处 1 ~ 2 分钟，以加强刺激，提高疗效。

（三）适应证

皮内针法临床多用于某些需要久留针的疼痛性疾病和久治不愈的慢性病证，如神经性头痛、面神经麻痹、胆绞痛、腰痛、痹证、神经衰弱、高血压、哮喘、小儿遗尿、痛经、产后宫缩疼痛等。

（四）注意事项

1. 穴位、针具、镊子都要常规消毒。

2. 关节处、红肿局部、皮肤化脓感染处、紫癜和瘢痕处，均不宜埋针；胸腹部因呼吸时会活动，亦不宜埋针；皮肤过敏病人、出血性疾病病人也不宜埋针。

3. 埋针期间，针处不可着水，避免感染。埋针处不宜水浸泡。夏季多汗时，要检查埋针处有无汗浸皮肤发红等。如见发红、疼痛要及时检查，有感染现象立即取针。埋针发生疼痛可以调整针的深度、方向，调整无效时，可能有炎症发生，应取针。

4. 埋针后，如病人感觉疼痛或妨碍肢体活动时，应将针取出，改选穴位重埋。

5. 病人可以用手指间断按压针柄，以加强刺激量，提高效果。但应注意手的卫生。

6. 若埋针处已发生感染，应给予常规外科包扎处理。如有发热等全身反应时，适当给予抗生素或中药清热解毒药治疗。

五、穴位贴敷法

（一）概述

穴位贴敷法是指在一定的穴位上贴敷药物，通过药物和穴位的共同作用以治疗疾病的一种外治方法。某些带有刺激性的药物贴敷穴位可以引起局部发疱化脓如"灸疮"，称为"天灸"或"自灸"，现代也称发疱疗法。

穴位贴敷法直接作用于体表腧穴或病变部位，通过经络的传导和调整，纠正脏腑阴阳的偏盛或偏衰，改善经络气血的运行。另外药物透过皮毛腠理由表入里，使局部血管扩张，血液循环加速，起到活血化瘀、清热拔毒、消肿止痛、止血生肌、消炎排脓、改善周围组织营养的作用。因此穴位贴敷疗法实质是一种融经络、穴位、药物为一体的复合性治疗方法，而不仅仅是单纯某一因素在起作用。

（二）用药原则

1. 应用通经走窜、开窍活络之品。常用有冰片、麝香、丁香、花椒、白芥子、姜、葱、蒜、肉桂、细辛、白芷、皂角、穿山甲等。

2. 多选气味俱厚之品，甚或力猛有毒的药物。常用有生南星、生半夏、川乌、草乌、巴豆、斑蝥、附子、大戟等。

3. 补法可用血肉有情之品。常用有羊肉、动物内脏、鳖甲等。

4. 选择适当溶剂调和贴敷药物或熬膏，以达药力专、吸收快、收效速的目的。如醋调贴敷药，起解毒、化瘀、敛疮等作用，虽用药猛，可缓其性；酒调贴敷药，则起行气、通络、消肿、止痛等作用，虽用缓药，可激其性；水调贴敷药，专取药物性能；油调贴敷药，可润肤生肌。常用溶剂有水、白酒或黄酒、醋、姜汁、蜂蜜、蛋清、凡士林等，还可针对病情应用药物的浸剂做溶剂。

（三）操作方法

1. 穴位的选择：穴位贴敷疗法的穴位选择与针灸疗法是一致的，也是以脏腑经络学说为基础，通过辨证选取贴敷的穴位，并力求少而精。此外，还应结合以下选穴特点：

（1）选择离病变器官、组织最近，最直接的穴位贴敷药物。

（2）选用阿是穴贴敷药物。

（3）选用经验穴贴敷药物，如吴茱萸贴敷涌泉穴治疗小儿流涎；威灵仙贴敷身柱穴治疗百日咳等。

（四）适应证

适用于养生保健和亚健康状态的调理，在应用时常选用补阴壮阳、益气活血、温经通络的药物，穴位多选用关元、膏肓、气海、足三里、五脏的背俞穴等具有强壮作用的穴位，起到增强人体正气、提高抗病能力、预防疾病的作用。也可用于内、外、妇、儿、皮肤、五官等临床疾病的保健和辅助调理，但使用过程中，可通过药物和穴位的选择，进行辨证论治，辨体施养。主要适应证：呼吸系统疾病，如：体虚感冒、支气管哮喘、慢性阻塞性肺病、慢性支气管炎、变应性鼻炎、小儿反复呼吸道感染；循环系统疾病，如：冠心病、脑血管病；消化系统疾病，如便秘、慢性胃炎、慢性结肠炎、口腔溃疡；妇科疾病，如：痛经、乳腺小叶增生、子宫肌瘤、慢性盆腔炎；运动系统疾病，如：股骨头坏死、颈椎病、退行性骨关节病；小儿疾病，如：小儿夜啼、厌食、遗尿、流涎等。

（五）注意事项

1. 凡用溶剂调敷药物时，需随调配随敷用，以防蒸发。

2. 若用膏药贴敷，在温化膏药时，应掌握好温度，以免烫伤或降低黏性。

3. 对胶布过敏者，可改用曲安奈德新霉素贴膏（肤疾宁膏）或用绷带固定贴敷药物。

4. 对刺激性强、毒性大的药物，贴敷穴位不宜过多，贴敷面积不宜过大，贴敷时间不宜过长，以免发疱过大或发生药物中毒。

5. 对久病体弱消瘦以及有严重心脏病、肝脏病等的病人，药量不宜过大，贴敷时间不宜过久，贴敷期间注意病情变化和有无不良反应。

6. 对于孕妇、幼儿，应避免贴敷刺激性强、毒性大的药物。

7. 孕妇腹部、腰骶部以及某些可促进子宫收缩的穴位，如合谷、三阴交等，应禁止贴敷，有些药物如麝香等孕妇禁用，以免引起流产。糖尿病、血液病、发热、严重心肝肾功能障碍者慎用。艾滋病、结核病或其他传染病者慎用。

六、头针法

（一）概述

头针法又称头皮针法，是通过刺激头部发际区域的特定部位治疗疾病的一种疗法。头皮针法早在 20 世纪 50 年代就有人提出，但真正在临床上推广则是在 70 年代以后。头皮针法不仅方法简便安全，而且对脑部引起的多种疾病有独特的效果。

（二）标准头穴线的定位和主治

目前主要采用的为头皮针穴名标准化方案。

世界卫生组织西太区针灸穴名标准化会议制定按照分区定经，经上选穴，并结合古代透刺穴位方法，制定了头针穴名标准化方案，包括头穴名的英文字母数字编号、穴名汉语拼音和汉字三要素。编号中的英文 MS 是 "microsystem" 和 "scalp points" 的缩写。

1．MS 1 额中线 ézhōngxiàn

【部位】在头前部，从督脉神庭穴向下引一直线，长 1 寸（图 4-60）。

【主治】头痛，头晕，目赤肿痛，癫痫。

【刺法】沿皮向下刺 1 寸，行快速运针手法。

2．MS 2 额旁 1 线 épángxiàn Ⅰ（胸腔区）

【部位】在头前部，从膀胱经眉冲穴向下引一直线，长 1 寸（参见图 4-60）。

【主治】过敏性哮喘，支气管炎，心绞痛，风湿性心脏病（对心慌、气短、浮肿、尿少有一定的效果），阵发性室上性心动过速。

【刺法】从眉冲穴刺入，沿皮向下刺入 1 寸，行快速运针手法。

3．MS 3 额旁 2 线 épángxiàn Ⅱ（胃区、肝胆区）

【部位】在头前部，从胆经头临泣穴向下引一直线，长 1 寸（参见图 4-60）。

【主治】对急、慢性胃炎，胃、十二指肠溃疡等疾病引起的疼痛有一定疗效，对肝胆疾病引起的右上腹部疼痛也有一定的疗效。

【刺法】从头临泣穴沿皮向下刺入 1 寸，行快速运针手法。

4．MS 4 额旁 3 线 épángxiàn Ⅲ（生殖区、肠区）

【部位】在头前部，从胃经头维穴内侧 0.75 寸起向下引一直线，长 1 寸（参见图 4-60）。

【主治】功能失调性子宫出血。对下腹部疼痛有一定疗效。

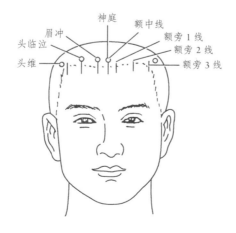

图 4-60　额区头针穴线

【刺法】从此线上端进针，沿皮向下刺入1寸，行快速运针手法。

5. MS 5 顶中线 Dǐngzhōngxiàn

【部位】在头顶部，即从督脉百会穴至前顶穴之段（图4-61）。

【主治】头痛，眩晕，中风失语，昏厥，癫狂，痫症。

【刺法】从百会穴进针，向前沿皮刺，透至前顶，行快速捻针手法。

6. MS 6 顶颞前斜线 Dǐngniè Qiánxiéxiàn（运动区）

【部位】在头顶部、头侧部，从头部经外穴前神聪至颞部胆经悬厘引一斜线，并将其分为5等份段（图4-62）。

【主治】上1/5段，治疗对侧下肢瘫痪；中2/5段，治疗对侧上肢瘫痪；下2/5段，治疗对侧面神经瘫痪、运动性失语、流口水、发音障碍。

【刺法】用长针由前神聪沿皮向曲鬓穴方向刺入，或用2寸长针由上点向曲鬓分段针刺，行快速运针手法。

7. MS 7 顶颞后斜线 Dǐngniè Hòuxiéxiàn（感觉区）

【部位】在头顶部、头侧部。顶颞前斜线之后1寸，与其平行的线。从督脉百会穴至颞部胆经曲鬓穴引一斜线，将全线分为5等份段（参见图4-62）。

【主治】上1/5段，治疗对侧腰腿痛、麻木、感觉异常及后头痛、颈项痛和头鸣；中2/5段，治疗对侧上肢疼痛、麻木、感觉异常；下2/5段，治疗对侧头面麻木、疼痛等。

【刺法】用长针从百会穴刺入，向颞部曲鬓穴透刺，或用2寸长针从上点做分段刺入，然后行快速捻针手法。

8. MS 8 顶旁1线 Dǐngpángxiàn Ⅰ

【部位】在头顶部，督脉旁1.5寸，从膀胱经通天穴向后引一直线，长1.5寸（图4-63）。

【主治】头痛，头晕，耳鸣，视物不明。

【刺法】从通天穴向后沿皮刺入，行快速捻针手法。

9. MS 9 顶旁2线 Dǐngpángxiàn Ⅱ

【部位】在头顶部，督脉旁开2.25寸。由胆经正营穴向后引一直线，长1.5寸（至承灵穴）（参见图4-63）。

【主治】头痛，偏头痛，眩晕。

【刺法】由正营穴向后沿皮刺入。行快速捻针手法。

10. MS 10 颞前线 Nièqiánxiàn

【部位】在头的颞部，从胆经颔厌穴至悬厘穴连一直线（参见图4-63）。

【主治】偏正头痛，目外眦痛，耳鸣，痫症。

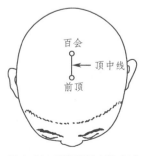

图4-61 顶区头针穴线（1）

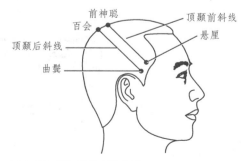

图4-62 顶区头针穴线（2）

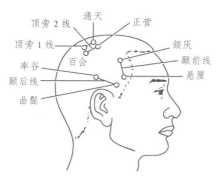
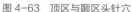

图 4-63　顶区与颞区头针穴

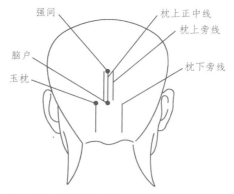

图 4-64　枕区头针穴线

【刺法】由颔厌穴进针，沿皮刺入透悬厘穴，行快速捻针手法。

11．MS 11 颞后线 Nièhòuxiàn

【部位】在头的颞部，从胆经的率谷穴向下至曲鬓穴连一直线（参见图 4-63）。

【主治】头痛，偏头痛，眩晕，小儿惊风，鬓发部疼痛。

【刺法】从率谷穴进针，沿皮向下透曲鬓穴，行快速捻针手法。

12．MS 12 枕上正中线 Zhěnshàng Zhèngzhōngxiàn

【部位】在后头部，即督脉强间穴至脑户穴之段（图 4-64）。

【主治】头痛，头晕，目眩，颈项强痛，癫狂，痫症。

【刺法】从强间穴进针，向后沿皮刺至脑户，行快速捻针手法。

13．MS 13 枕上旁线 Zhěnshàng Pángxiàn

【部位】在后头部，枕上正中线旁开 0.5 寸起（参见图 4-64）。

【主治】皮层性视力障碍，白内障等。

【刺法】由此线的下端进针，向上沿皮刺入，行快速捻针手法。

14．MS 14 枕下旁线 Zhěnxià Pángxiàn

【部位】在后头部，从膀胱经玉枕穴向下引一直线，长 2 寸（参见图 4-64）。

【主治】治疗小脑损害引起的平衡障碍，头项痛，眩晕。

【刺法】由此线的上端进针，向下沿皮刺入，行快速捻针手法。

（三）操作步骤

嘱病人取正坐位，局部头皮进行消毒后，方可施术。

1．进针法　进针方向与头皮成 15°～30°，快速进针法到达帽状腱膜下层后，指下会感到阻力减小，然后将针沿头皮针穴线推进 0.5～1.5 寸，再进行运针。

2．运针法　运针时只捻转不提插，一般以拇指掌侧面和食指桡侧面夹持针柄，以食指的掌指关节快速连续屈伸，使针身左右旋转，每分钟要求捻转 200 次左右，每次持续捻转 1～2 分钟，头皮针留针 15～30 分钟，在此期间还须间隔 5～10 分钟运针 1 次。如手捻有困难，也可以电针代替，频率宜在 200～300 次 / 分以上，刺激强度以病人的反应来决定，一般病人可选择连续波。

3．出针法　头皮针的出针比较简单，只需缓慢退针到皮下，然后迅速拔出。因为头皮血管比较丰富，取针后应立即用消毒干棉球按压，以防出血。

头皮针法每日或隔日 1 次，一般以 10 次为 1 个疗程。疗程间隔 5～7 日。

（四）适应证

头皮针法主要用于脑血管疾病的治疗，对中风（脑出血或脑梗死）引起的偏瘫、脑外伤后遗症、小儿脑性瘫痪、小儿智力障碍、震颤麻痹、舞蹈病、耳鸣、老年痴呆及各类急慢性疼痛等，都有一定效果。

（五）注意事项

头皮针的刺激强度较大，应注意防止晕针、滞针。嘱病人身心放松，并在针体周围轻柔按摩，然后顺进针方向缓缓退出；因脑出血引起的中风病人，在急性期有昏迷、发热或者血压忽高忽低不稳定者，不可用头皮针，须待症情稳定后才能治疗；对急性发热、高热、心力衰竭者也要慎用头皮针；头皮血管丰富，出针时易出血或引起皮下血肿，可用干棉球轻轻按压。

七、耳针法

（一）概述

耳针法是通过对耳郭特定区域的观察和刺激达到诊治疾病的一种方法。在各种刺灸方法中，耳针是较为独特的疗法。耳针法有自己的刺激区，集中在耳郭上，具有诊断、预防、治疗、保健四位一体的优点。它起源于古代中国，但是真正获得巨大进展，并形成一门较为完善的疗法，则是在现代。

（二）耳郭表面解剖

耳穴是耳郭上的一些特定的诊治点，要想灵活运用耳针法就得熟悉耳穴的分布情况，下面首先介绍耳郭的主要表面解剖结构（图4-65）。

1．耳郭前面分布

（1）耳轮：耳郭边缘向前卷曲的部分。

（2）耳轮脚：耳轮前上端伸入耳腔内的横行突起。

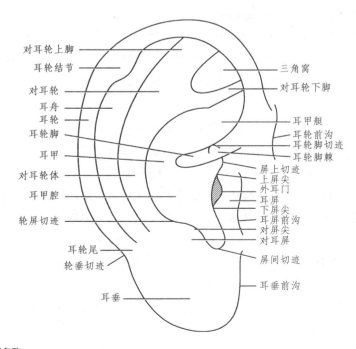

图4-65　耳郭解剖名称

（3）耳轮结节：耳轮外上方稍肥厚的小结节。

（4）耳轮尾：耳轮末端，与耳垂相交处。

（5）对耳轮：耳郭边缘内侧与耳轮相对的、上有分叉的平行隆起部分。

（6）对耳轮上、下脚：分别指对耳轮上端分叉的上支和下支。

（7）三角窝：对耳轮上、下脚构成的三角形凹窝。

（8）耳舟：耳轮与对耳轮之间的凹沟。

（9）耳屏：耳郭外面前缘的瓣状突起。

（10）对耳屏：耳垂上部，与耳屏相对的隆起部。

（11）屏上切迹：耳屏上缘与耳轮脚之间的凹陷。

（12）屏间切迹：耳屏与对耳屏之间的凹陷。

（13）轮屏切迹：对耳轮与对耳屏之间的凹陷。

（14）耳甲：由对耳屏和弧形的对耳轮体部及对耳轮下脚下缘围成的凹窝。其中，耳轮脚以上部分的耳甲称耳甲艇，以下部分称耳甲腔。

（15）耳垂：耳郭最下部的无软骨的皮垂。

（16）外耳道口：耳甲腔内，被耳屏遮盖的孔。

2．耳郭的背面分布

（1）耳轮背面：因耳轮向前卷曲，此面多向前方，又称耳轮外侧面。

（2）耳舟后隆起：耳舟背面。

（3）对耳轮后沟：同对耳轮相对应的背面凹沟处。

（4）三角窝后隆起：三角窝的背面隆起处。

（三）耳穴的分布与主治

到目前为止，已经发现的耳穴有数百个之多，这里仅介绍临床中用得最多的 40 个耳穴。

1．耳穴的分布，特别是在耳郭前面，有一定的规律性，就像一个头部朝下、臀部朝上的胎儿：与头面部相应的耳穴，分布在耳屏和耳垂；与上肢相应的分布在耳舟；与躯干相应的分布在对耳轮；与下肢及臀部相应的分布在对耳轮上、下脚；与盆腔相应的，分布在三角窝；与消化道相应的分布在耳轮脚周围；与腹腔相应的分布在耳甲艇；与胸腔相应的分布在耳甲腔；与鼻咽部相应的分布在耳屏等（图 4-66）。

现将临床上最常用穴位的具体分布部位说明如下（图 4-67）：

（1）耳中：耳轮脚。

主治：呃逆、荨麻疹、小儿遗尿。

（2）外生殖器：耳轮上，与对耳轮下脚上缘相平处。

主治：睾丸炎、外阴瘙痒症等。

（3）耳尖：耳轮顶端，与对耳轮上脚后缘相对的耳轮处。取穴时，将耳郭向前对折，在上部尖端处取之。

主治：发热、高血压、急性结膜炎、睑腺炎。

（4）结节：耳轮结节处。

主治：头晕、头痛、高血压等。

（5）风溪：耳舟上，在耳舟上 2/5 与下 3/5 的交界处。即耳轮结节前方。

主治：荨麻疹、过敏性鼻炎、哮喘。

（6）肩：耳舟上，耳舟分五等份，自上而下在第 4 等份处。

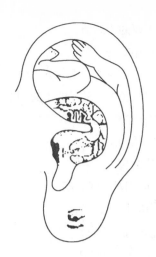

图 4-66　耳穴分布规律

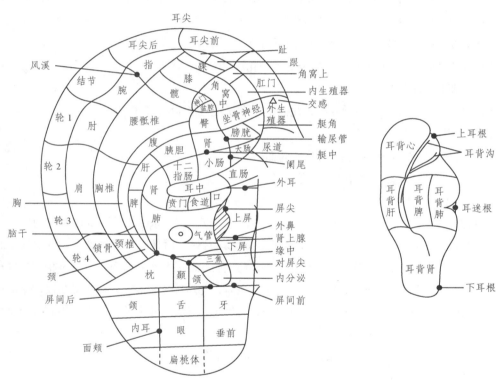

图 4-67　耳穴定位示意图

主治：肩关节周围炎、胆石症等。

（7）膝：对耳轮上脚的中 1/3 处。

主治：膝关节肿痛。

（8）坐骨神经：对耳轮下脚的前 2/3 处。

主治：坐骨神经痛。

（9）交感：对耳轮下脚的末端与耳轮内缘交界处。

主治：胃肠痉挛、心绞痛、胆绞痛、输尿管结石、自主神经功能紊乱。

（10）颈椎：在对耳轮体部将轮屏切迹至对耳轮上、下脚分叉处分为 5 等份，下 1/5 为本穴。

主治：颈椎综合征、落枕等。

（11）胸椎：在对耳轮体部将轮屏切迹至对耳轮上、下脚分叉处分为 5 等份，中 2/5 为本穴。

主治：胸胁痛、乳腺炎、产后泌乳不足等。

（12）神门：在三角窝后 1/3 的上部，即对耳轮上、下脚分叉处稍上方。

主治：失眠、多梦、痛症、戒断综合征等。

（13）内生殖器：三角窝前 1/3 的下部。

主治：痛经、月经不调、白带过多、功能失调性子宫出血、遗精、早泄。

（14）外耳：屏上切迹前方近耳轮部。

主治：外耳道炎、中耳炎、耳鸣。

（15）外鼻：耳屏外侧面中部。

主治：鼻炎、减肥等。

（16）屏尖：耳屏上部隆起的尖端。

主治：发热、牙痛。

（17）肾上腺：耳屏下部隆起的尖端。

主治：低血压、感冒、风湿性关节炎。

（18）咽喉：耳屏内侧面上 1/2 处。

主治：咽喉炎、扁桃体炎等。

（19）内鼻：耳屏内侧面下 1/2 处。

主治：鼻炎、鼻窦炎、鼻出血等。

（20）对屏尖：对耳屏尖端。

主治：哮喘、腮腺炎，皮肤瘙痒症。

（21）缘中：在对耳屏游离缘上，对屏尖与轮屏切迹的中点。

主治：遗尿、内耳眩晕病。

（22）颞：对耳屏外侧面的中部。

主治：偏头痛。

（23）皮质下：对耳屏内侧面。

主治：神经衰弱、假性近视、高血压、腹泻、痛症。

（24）心：耳甲腔正中凹陷处。

主治：心律不齐、心绞痛、神经衰弱。

（25）肺：耳甲腔中央周围处。

主治：咳喘、皮肤病、便秘、戒烟。

（26）脾：耳甲腔的后上方。

主治：腹胀、腹泻、便秘、食欲不振、功能失调性子宫出血。

（27）内分泌：耳甲腔的前下，在屏间切迹内。

主治：痛经、月经不调、更年期综合征。

（28）口：耳轮脚下方前 1/3 处。

主治：口腔炎、戒烟、胆石症。

（29）胃：耳轮脚消失处。

主治：胃炎、消化性溃疡、胃痉挛、失眠、胆石症。

（30）十二指肠：耳轮脚上方后 1/3 处。

主治：消化性溃疡、胆石症。

（31）大肠：耳轮脚上方前 1/3 处。

主治：腹泻、便秘。

（32）肝：耳甲艇的后下部。

主治：胁痛、眩晕、月经不调、高血压。

（33）胰胆：在耳甲艇的后上部，肝肾 2 穴之间。

主治：胆囊炎、胆石症、急性胰腺炎。

（34）肾：在对耳轮下脚下方后部，即对耳轮上、下脚分叉处下方。

主治：遗尿、腰痛、肾炎、月经不调、遗精、早泄。

（35）牙：耳垂正面，从屏间切迹软骨下缘至耳垂下缘画 3 条等距离水平线，再在第 2 水平线上引两条垂直等分线，由前向后，由上向下地把耳垂分为九个区，1 区为本穴。亦即耳垂正面前上部。

主治：牙痛、牙周炎、低血压。

（36）眼：按上述分区之 5 区为本穴，即耳垂正面中央部。

主治：急性结膜炎、睑腺炎、假性近视及其他眼病。

（37）面颊：按上述分区之 5、6 区交界线周围，亦即眼区与内耳区之间为本穴。

主治：周围性面瘫、三叉神经痛。

（38）内耳：按上述分区之 6 区，即耳垂正面后中部。

主治：耳鸣、耳聋、内耳眩晕等病。

（39）扁桃体：按上述分区之 8 区，即耳垂正面下部。

主治：扁桃体炎、咽炎。

（40）耳迷根：耳背与乳突交界的根部，耳轮脚对应处，即耳轮脚后沟的耳根处。

主治：胆石症、心律失常。

（41）耳背沟：又称降压沟。在对耳轮上、下脚及对耳轮沟在耳背面呈“Y”形凹沟部。

主治：高血压、皮肤瘙痒。

（四）耳穴探查

人体有病时，往往会在耳郭的相应穴区内出现反应，如胆囊病时在胰胆穴，肺病在肺区等。针刺时，只有直接刺激这些反应点，才会获得较好的效果。由于各人耳郭的形状和大小不一样，加上上面所介绍的耳穴区域相对较反应点为大，故临床上使用耳穴时，不能只根据所规定的部位，还要进一步在此部位内探查出反应点的位置，这就叫耳穴探查方法。常用的耳穴探查法有三种：

1．直接观察法　是用肉眼或借助放大镜，在自然光线下，观察耳郭各穴区有无变形、变色的征象，比如说血丝、脱屑、突起等；

2．电测定法　是以特制的电子仪器测定耳穴皮肤电阻、电位等变化；

3．压痛法　先根据病人症情，选取耳穴，然后用毫针柄或牙签进行探压。探压时压力要均匀，从穴区周围向中间按压。当探棒压迫到痛点时，病人会出现皱眉、眨眼、呼痛或躲闪反应。此时可稍用力按压一下，做一个标记，以便针刺。少数病人的耳郭上一时测不到压痛点，可先按摩一下该区域，再行测定。

（五）选穴原则

1．按相应部位选穴　此法最为简单，临床上用得也最广泛。即根据病变所在，在耳郭对应的部位取穴配方。如肩周炎取肩穴，胃炎取胃穴等。

2. 按脏腑辨证选穴　根据中医的传统理论来选穴。如中医学认为"肺主皮毛"，故可取肺穴治疗皮肤病；肾，"其华在发"，故可取肾穴治疗斑秃等。

3. 按经络辨证选穴　根据十二经脉循行和病候选穴。如偏头痛取胆、三焦。

4. 按现代医学理论选穴　耳穴中有不少是按现代医学的名称命名的，如皮质下、交感、肾上腺、内分泌、耳迷根等。这些穴位的功能和现代医学所说的基本一致，如肾上腺穴，有近似调节肾上腺的功能，故可按现代医学理论配穴。

5. 按临床经验配穴指对临床中发现，对某一或某些病症有独特作用的穴位进行组方。如耳尖穴治高血压、耳中穴治膈肌痉挛等。

在实际治疗中，上面各种配穴常综合运用，如高血压，可据西医理论取交感，按脏腑学说加心，据临床经验加耳尖等。

（六）操作步骤

1. **毫针法**　针具多用 0.30mm × 25mm 的不锈钢毫针。首先对耳穴进行消毒，一般先用 2% 碘酒消毒，再用蘸有 75% 乙醇的棉球脱碘。进针时，用押手拇、食指固定耳郭，中指托着针刺部耳背，这样既可掌握针刺深度，又可减轻针刺疼痛。然后用刺手拇、食、中三指持针，在反应点进针。针刺深度视耳郭不同部位厚薄而定，以刺入耳软骨（但不可穿透）且有针感为度。针感多表现为疼痛、热感，少数亦有酸、胀、凉、麻的感觉。留针时间 20～30 分钟。起针时押手托住耳背，刺手起针，并用消毒干棉球压迫针眼，以防出血。每次单侧或双侧针刺，每日或隔日 1 次。

2. **埋针法**　埋针法即将皮内针埋入耳穴。多用揿针型皮内针。先将穴区皮肤按上法严格消毒，押手固定耳郭，绷紧埋针处的皮肤，刺手持镊子夹住消毒皮内针的针环，轻轻刺入所选穴区内，再用胶布固定。一般每次埋单侧耳，必要时可埋双侧。每天自行按压 3～4 次。留针时间 2～4 日。夏天宜短，冬季可长些。埋针处不要淋湿浸泡，局部胀痛不适要及时检查。如耳部皮肤有炎症或局部有冻疮时，不宜埋针。

3. **压丸法**　压丸法又称耳穴压豆、耳穴贴压法。是一种简便安全的耳穴刺激法。压丸的材料用得较多的是王不留行子、萝卜籽以及磁珠（磁性强度在 180～380 高斯）。选定穴位后，先以 75% 乙醇拭净耳郭皮肤，用消毒干棉球擦净。用镊子将中间粘有压物的小方胶布（面积约为 7mm × 7mm），置于穴区，并粘牢贴紧。待各穴贴压完毕，即予按压，直至耳郭发热潮红。按压时宜采用拇食指分置耳郭内外侧，夹持压物，行一压一松式按压，反复对压每穴持续半分钟左右。每日按压 3～4 次，每周换贴 1～2 次。

（七）适应证

耳穴适用病症十分广泛，已被应用于 150 余种病症的预防、治疗和保健。包括多种疼痛性疾病，如头痛、偏头痛、三叉神经痛、坐骨神经痛等；多种炎症性疾病，如急性结膜炎、扁桃体炎、咽喉炎；过敏与变态反应性疾病，如荨麻疹、过敏性鼻炎以及一些功能紊乱性疾病，如心律不齐、高血压、神经衰弱等。特别是近年来，耳针在戒烟、减肥以及治疗美容性皮肤病（如青年痤疮、黄褐斑等）、竞技综合征等方面，更有较之其他疗法更为明显的效果。

耳针法一般来说比较安全，但外耳如有明显炎症或病变，尤其是妇女怀孕期不宜使用。

（八）注意事项

1. 严格消毒，防止感染。

2. 有冻疮破溃、感染、溃疡及湿疹等部位的耳穴，禁用耳针。

3. 有习惯性流产史的孕妇，禁用耳针，妊娠期慎用耳针。

4. 紧张、疲劳、虚弱病人针刺时选取卧位，防止晕针。

1．学习内容

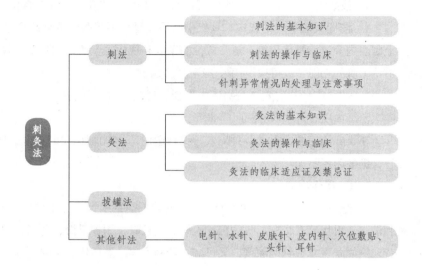

2．学习方法 本章通过利用实物、模型、视频、多媒体教学等，以加深对课程内容的理解和掌握，在学习过程中须重视刺灸法技术的基本功训练，正确与熟练地掌握针灸操作技术是学好针灸学的关键之一。

◇ 复习思考题

1．什么是行针？什么是得气？

2．常用的毫针补泻法有哪些？

3．灸法分几类？

4．试述晕针的原因、症状、处理及预防。

5．常用的其他刺法有哪些？临床应用如何？

（杨茜芸）

推拿基础篇

第五章
推拿概述

学习目标　通过学习推拿发展简史及推拿的基础知识，为学习以后章节的推拿手法及常见病症护理等内容奠定基础。

学习要点　推拿发展简史，推拿的特点和训练方法，推拿的作用原理和治疗原则，推拿的适应证、禁忌证和注意事项，推拿与护理的关系。

▶　推拿是以中医理论为指导，推拿医生运用推拿手法或借助于一定的推拿工具作用于病人体表的特定部位或穴位来治疗疾病的一种治疗方法，属中医学的外治法范畴，是中医学伟大宝库的重要组成部分。"推拿"一词，在汉代以前称"按跷""跷摩"，汉代至明代多称"按摩"。数千年来，推拿医学为人类的卫生保健事业做出了极其重要的贡献。今天在人们重新认识天然药物疗法和非药物疗法的优越性时，将古老的手法经验、理论与现代生物力学、运动解剖学、生物物理学、生理学、人体工程学、心理学及计算机技术等融为一体，推拿内容不断充实，治疗范围不断扩大，并且在此基础上研究治疗原理及方法，使这门古老的医术进一步发扬、提高，重新焕发出蓬勃的生机。

05章

第一节　推拿发展简史

一、推拿的起源

推拿，是人类最古老的一门医术。起源于远古时代人类的生产劳动和生活实践。因撞击、扭挫、跌打等而引起疼痛时，人们会很自然地用自己的双手去抚摩、按压受伤部位以减轻疼痛，或摩擦身体以抵御寒冷。经过不断实践、体会和总结，逐渐认识到这些抚摩、按压等动作能够起到一定的治疗作用，这便被视为推拿手法的起源。因此，可以说，自从有了人类即有了推拿手法。在长期的实践中，推拿从简单的下意识动作，发展为需要经过刻苦训练才能掌握的一种具有高度技巧性的医疗活动，成为中医学中别具特色的一种治疗与保健方法。

推拿治病的文字记载，始于殷商甲骨文，当时称之为"拊"。长沙马王堆 3 号汉墓出土的《五十二病方》中记载的推拿手法有七种，由于该书随墓主下葬于公元前 168 年，因此，其成书应早于《内经》，是目前可见的最早记载推拿手法的书籍。不仅如此，该书还记载了我国推拿史上最早的药摩和膏摩及形式多样的推拿工具。帛画《导引图》中则记载了自我保健推拿手法。《内经》记载的推拿手法有 11 种，同时期的《黄帝岐伯按摩十卷》被认为是最早的推拿专著，惜已佚失。这些记载大多只涉及手法的名称，对手法的具体操作方法缺乏详细描述。

《内经》云："中央者，其地平以湿，天地所以生万物也众，其民食杂而不劳。故其病多痿厥寒热，其治宜导引按跷，故导引按跷者，亦从中央出也。"由此可见，推拿起源于当时中国的中原地区（今河南一带）。此外，古印度的婆罗门教时期，古希腊的奴隶制时期，都在各自的文化基础上产生了推拿术，这三大推拿流派对世界推拿学术发展，起到了重大的推动作用。

二、推拿的发展简史

秦汉以前，中国医学已从原始阶段上升到一个新的阶段，推拿疗法已被广泛应用于医疗实践。《史记》扁鹊传云："上古之时，医有俞跗，治病不以汤液、醴酒、镵石、桥引、按扤、毒熨……"其中桥引、按扤均指推拿。《韩非子》曾以"弹"的方法治疗皮肤的痤疮。《五十二病方》有按摩治疗癃闭的记载等。此时各民族的医术，如东方的砭石、西方的药物、北方的熟灸、南方的针刺、中央的按摩，都在互相交流，特别是针灸、按摩和药物的关系较为密切，常常结合使用。《周礼疏》中云："扁鹊过虢境，见虢太子尸厥，就使子明饮汤，子仪脉神，子游按摩。"可见，我国古代人民早已运用按摩作为医疗上的一个重要手段。

秦汉时期，推拿疗法发展比较迅速，已被普遍应用。这一时期产生了我国第一部按摩专著《黄帝岐伯按摩十卷》，此书和《黄帝内经》同期问世，第一次完整地建立了中医学的理论体系，确立了按摩作为一门学科在中医体系中的地位。它是中医学的一个重要组成部分。《史记》记载，名医淳于意用"寒水推"的方法，治疗头痛身热、烦满等症，这是世界上唯一可信的早期治疗医案。西汉马王堆古墓出土文物帛书《导引图》描述了应用捶背、抚胸、按腰等方法进行自我推拿的图形，并注明所防治的疾病，是我国现存最早的推拿实物资料，说明自我推拿在当时已广为流行。甘肃武威出土的汉代医简首先记载了膏摩的方法。后汉张仲景在《金匮要略》中予以发展，提出"膏摩"之名。名医华佗发展了导引按摩的方法，创造了"五禽戏"。

晋隋唐时期，推拿在医学领域的地位较高，它不仅是医学教育的四大科目之一，而且推拿手法还被应用到骨伤和外科疾病的治疗中。晋·葛洪《肘后方》中记载了目前临床广泛应用的下颌关节脱位复位法，开创了手法联合运用的先河。唐·孙思邈《备急千金要方·养生篇·推拿法》记有"老子推拿法"，开拓了保健推拿的领域。唐·蔺道人《仙授理伤续断秘方》对手法诊治骨折的论述可谓系统而完备。梁·陶弘景《养生延命录·真浩篇》中载有用"曲折法"治疗"手臂不授""举身不授"等病症，即运用推拿手法使病人关节被动屈伸。

宋金元时期对推拿手法的理论进行了全面总结，推拿手法在治疗骨伤科疾病方面又有了新的发展。由政府编著的《圣济总录》对推拿手法进行了总结、归纳与分析，认为推拿与导引是两门不同的学科，就推拿的含义及按法与摩法的区别进行了阐述，并对推拿的适应证和禁忌证进行了分析，指出了几种"按之痛止""按之无益""按之痛甚"的具体情况。此外，还取宋以前10余家养生学派保健推拿方法之长，编成一套14节的养生功法，其中11节是自我保健推拿方法。宋《苏沈良方》所载掐法疗脐风，是推拿治疗新生儿破伤风的最早记载；宋·张杲《医说·仆打伤》记载的搓滚竹管治筋缩，开创了用器械代替推拿促进筋腱、关节功能康复的先河。

明清时期，推拿手法有较大发展，其中小儿推拿形成了独立理论体系，成人推拿也形成一些流派。明·徐用宣《袖珍小儿方》的"秘传看惊掐惊口授心法"是最早的小儿推拿文献，后经庄应祺增补的《补要袖珍小儿方论》，载有"龙入虎口""苍龙摆尾"两种复式操作法，是小儿推拿复式操作法的最早记载。明·杨继洲《针灸大成》收录的《按摩经》是现存最早记载小儿推拿的著作。明·龚廷贤《小儿推拿方脉活婴秘旨全书》是现存最早的推拿专著单行本。

清·熊应雄《小儿推拿广意》提出"推拿面部次第""推拿手部次第"等操作顺序。清·骆潜庵《幼科推拿秘书》介绍了11种手法，将复式操作法称为"十三大手法"，并对推拿手法的操作次数，提出不必拘泥于"一岁三百"，而要审定主穴，多用功夫。清·吴谦等《医宗金鉴·正骨心法要旨》将正骨推拿手法归纳总结为"摸、接、端、提、按、摩、推、拿"八法，并对其操作方法与要领、注意事项、使用范畴等做了详细描述，强调医生"必素知其体相，识其部位……以手扪之，自悉其情"。如手法使用不当也可出现副作用，因此提出"法之所施，使病人不知其苦，方称为手法也"的技术要求，对后世影响较大。

明清时期，以手法为特色形成的流派主要有点穴推拿、一指禅推拿、内功推拿等。点穴推拿是以点法和按法为主要手法，在有关经穴、奇穴、特定穴和特定线路上进行操作。清代同治年间（公元1862—1874年）在扬州一带流行的一指禅推拿流派，其手法特点是强调以和为贵，要柔中寓刚，刚柔相济，动作连贯细腻，雅而不俗；同时要求刻苦练习手法，达到"持久、有力、均匀、柔和"的技术要求，使手法的功力深透于内。内功推拿流派是在锻炼"少林内功"的基础上结合治疗内外伤疾病的经验，逐渐形成和发展起来的。手法操作要求刚劲有力，刚中寓柔，操作快速，连贯有序；也要求病人锻炼"少林内功"的有关姿势，以达扶正祛邪的目的。

民国时期，推拿手法的发展在总体上处于低潮，但推拿流派有所发展，滚法推拿流派即是在继承一指禅推拿的基础上，于20世纪40年代创立的。该流派以滚法和揉法为主要手法，以按、拿、揉、搓、捻五法及被动运动为辅助手法，并强调病人要做针对性的自主性运动锻炼。

新中国成立以后，推拿古籍的整理和出版、推拿新著和译作、推拿科研和教育、推拿医师素质的提高等各方面的工作都使推拿学术得到了全面发展。1960年，上海中医学院附属推拿学校编著的《推拿学》是该时期很有影响的第一部推拿专著。1975年，由上海中医学院主编，全国25所医学院校协编的《推拿学》作为全国中医学院校的正式教材，首次将20种成人手法归纳成摆动类、摩擦类、振动类、挤压类、叩击类、运动关节类六类；首次提出"持久、有力、均匀、柔和，从而达到深透"的较完整的手法操作技术要求。1979 年，在上海召开的全国首届推拿学术经验交流会上，首次提出了"推拿学术流派"的概念，并列出了正骨推拿、点穴推拿、内功推拿、小儿推拿、摩法推拿、一指禅推拿等几大推拿流派，初步构建了中国推拿手法学的学术体系。

20 世纪 80、90 年代，国内和国际上相继成立了手法研究会，对手法的交流和研究等起到了良好的促进作用。以生物力学、生物效应学、生物化学等为切入点，对推拿手法的研究，也取得了一定的研究成果，如"手法测定仪"的研制对规范手法操作进行了有益尝试。这一时期出版了大量推拿著作，全国各地区、各流派的推拿手法得到了充分展现，出现了"百花齐放，百家争鸣"的发展局面。

第二节　推拿学的特点和训练方法

一、推拿学的特点

推拿学是在中医学和现代科学理论的指导下，阐述和研究运用手法和功法训练防治疾病的方法、规律和原理的一门临床医学学科。推拿学以治疗方法为学科分类的特征。

（一）手法治疗和功法训练是推拿学的基本特征

以操作者的手，或者借用一定的器具达到手的功能的延伸，或者适当运用操作者肢体的其他部分，在受治者的肢体体表上做规范性的动作，来达到防病治病的目的。这些作用于受治者肢体体表上的规范性动作，称为手法。这里还包含多个相关联概念的内涵要素。

1. 手法操作是以医学理论为指导，以防病治病为目的。

2. 手法是操作在受治者的肢体体表上，不需要切开肌肤后导入的手法，是一种无创伤性的自然疗法。

3. 不需借助任何医疗仪器和药物，只需操作者的双手或肢体的其他部位。

功法训练对推拿专业人员来说，有两重意义。一是推拿专业人员本人必须进行功法锻炼，以助于掌握手法的技巧性；也有利于增强体质以进行长时间的手法操作和施行具有一定力量的手法动作。二是指导病人功能锻炼，以巩固和延伸临床治疗效果。推拿临床工作人员的功法锻炼有动功和静功之分。而训练病人的功能锻炼，则是参照推拿专业人员功法锻炼的方法并结合不同疾病的病理和症状，指导病人进行锻炼的。

（二）中医学和现代科学理论的紧密结合是推拿学的理论内涵

推拿是中医外治法之一，其基本理论是以中医基础理论为依据，如阴阳五行、脏腑经络、气血津液等。但由于推拿学的临床治疗特点表现为手法在人体体表上操作以及运动人体肢体的治疗方式；在基础理论应用方面，尤以经络腧穴为重，特别与经络学中的"皮部"和"经筋"密切相关。推拿学不但重视传统的腧穴，而且还有一些在十四经穴以外具有自身特色的穴位也很重视，如呈面状穴、线状穴的天河水、三关、六腑、五经穴、板门等。

由于从现代科学的角度来看，推拿学是一种以力学为特征的物理疗法，所以为了正确地掌握和操作手法，推拿学十分重视现代生物力学的理论和应用。

（三）适用范围的广泛和严格的禁忌证是推拿学的临床特点

推拿的治疗范围，是由推拿手法的作用所决定的。不同的临床学科，如骨伤科、内科、妇科、神经科、儿科等，如手法确能改善其临床疾病的某些病理过程，缓解症状，必然会被毫无异议地采纳。它作为一种疗法，其适应证广泛，对于运动系统、神经系统、消化系统、呼吸系统、循环系统、泌尿生殖系统等疾病都有一定的疗效。

推拿治疗范围广，但并非对每一种病症推拿均有良好的治疗效果。手法所产生的治疗效果，是由手法的作用原理所决定的。当不同的疾病出现同一病理变化，手法作用能产生治疗效果时，临床症状就均得以改善和消除。可是，当同一疾病在不同时期，其某一病理阶段，手法无法产生作用时，治疗就无效。因此，手法的临床应用，一定要根据不同疾病及不同的病理阶段，把握好手法能产生的主治、辅助、参与的不同作用，进行针对性的治疗；对无效及可能发生有害结果的，应当清楚，并加以避免。

临床中所产生的异常情况，称之为推拿意外。推拿意外发生的原因不外乎以下几点：①诊断不明或误诊；②对疾病的机制和手法作用的原理缺乏认识；③手法操作或选用不当；④未注意推拿治疗的适应证和禁忌证。

要减少、避免推拿意外的发生，推拿医生要做到：①提高自身的理论基础和医疗技能；②提高诊断的正确率，避免误诊误治；③提高手法操作的正确性和安全性，特别是一些旋转、扳、牵拉等运动关节类手法；④在治疗时须注意保持适当的体位。

鉴于推拿学的上述特点，学习推拿学必须通过两个环节：一是学习和掌握中医学的基础理论，以及现代科学（包括现代医学）的理论和技术；二是刻苦地学习手法和进行功法锻炼，掌握手法的基本技能和临床应用。推拿手法是一种技巧，它是力的运用与技巧的完美结合。严格地说不讲究技巧的简单动作是不能称之为手法的。手法的技巧是关键，而力量则是发挥技巧的基础，两者缺一不可。因此，不但要掌握手法的技术，同时要注意体力的锻炼。手法的训练和练功，必须经过一段较长时间的艰苦训练，再经过不断地临床实践，才能使手法技术由生到熟，熟能生巧，乃至运用自如。

二、训练方法

推拿手法操作往往是施术者的一种复合动作，是在身体内外协调一致的情况下通过手、肢体等部位来完成这一操作过程。一般认为，推拿手法要具备均匀、柔和、持久、有力的技术要求，它需要通过较长时间的训练才能掌握。同时还要进行推拿功法的锻炼。推拿功法锻炼可以全面提高锻炼者的身体素质，学习并适应推拿手法操作所需要的基本步法、架势和内力，提高推拿者手等部位的柔韧性、灵活性和敏感性。

推拿手法的学习和训练可以分为以下三个阶段：首先是手法基本动作的学习和训练。学习的方法主要是临摹，根据老师的示范，反复临摹老师的动作并仔细体会其中的要领。其次，将手法和功法结合起来进行练习。一般先摆好一定的姿势，然后再进行手法练习，并持续一定的时间。练习过程中，注意保持身体协调一致，用力自然、持久，动作灵活、连贯；避免局部僵硬，过分用力，造成自我损伤。以上练习达到要求后，可以开始人体操作训练，它与体外练习的最大区别是人体表面的肌肉具有一定的弹性，会对手法产生反作用力，所以要求练习者要时刻注意体会手下的力量变化，不断提高自己的手感，逐步做到根据手下病人肌肉的反应而及时调整施力的大小。

总之，学习推拿，要勤学苦练，多动手、多实践，可以增强感性认识的积累；多动脑、多思考，能够加快感性认识向理性认识的转化，提高学习的效率，二者相辅相成，互相促进，缺一不可。

第三节　推拿的作用原理和治疗原则

一、推拿的作用原理

　　推拿手法通过作用于人体体表的特定部位而对机体的生理、病理情况产生影响，从而达到治疗疾病的目的。总的来说，就是通过推拿手法所产生的力学效应，使局部及相关组织产生被动的延伸、滑动、对位等，以起到纠正解剖位置失常的作用，通过推拿手法对穴位、经筋、皮部的不同刺激，激发经络系统或神经系统的调节功能，产生疏通经络、行气活血、理筋整复、滑利关节、调整脏腑功能、增强抗病能力等作用。

　　（一）疏通经络，行气活血

　　推拿手法作用于经络腧穴，可以疏通经络，行气活血，散寒止痛。其中的疏通作用有两层含义。首先，通过手法对人体体表的直接刺激，促进了气血的运行。其次，通过手法对机体体表做功，产生热效应，从而加速了气血的流动。

　　（二）理筋整复，滑利关节

　　筋骨、关节是人体的运动器官。气血调和、阴阳平衡，才能确保机体筋骨强健、关节滑利，从而维持正常的生活起居和功能活动。筋骨关节受损，必累及气血，致脉络损伤，气滞血瘀，为肿为痛，从而影响肢体关节的活动。推拿具有理筋整复、滑利关节的作用，表现在：一是手法作用于损伤局部，可以促进局部气血运行，消肿祛瘀，理气止痛；二是推拿的整复手法可以通过力学的直接作用来纠正筋出槽、骨错缝，达到理筋整复的目的；三是适当的被动运动手法可以起到松解粘连、滑利关节的作用。

　　（三）调整脏腑功能，增强抗病能力

　　疾病的发生、发展及其转归的全过程，是正气和邪气相互斗争、盛衰消长的结果。"正气存内，邪不可干"，只要机体有充分的抗病能力，致病因素就不起作用；"邪之所凑，其气必虚"，疾病之所以发生和发展，是因为机体的抗病能力处于相对劣势，邪气乘虚而入。推拿手法对脏腑疾病的治疗有三条途径：一是在体表的相应穴位上，施行手法，是通过经络的介导发生作用的；二是脏腑的器质病变，是通过功能调节来发生作用的；三是手法对脏腑功能具有双向调节作用，手法操作要辨证得当。推拿手法通过对脏腑功能的调整，使机体处于良好的功能状态，有利于激发机体内的抗病因素，扶正祛邪。

二、推拿的治疗原则

　　推拿的治疗原则是以中医基础理论为指导，对临床病症制订具有普遍指导意义的治疗规律。因此，正确掌握推拿的治疗原则是极其重要的。推拿的治疗原则是：整体观念，辨证施术；标本同治，缓急兼顾；以动为主，动静结合；因时、因地、因人制宜。

（一）整体观念，辨证施术

整体观念、辨证论治是中医治病的根本原则。这种机体自身整体性、机体与自然界统一性的思想，贯穿在中医生理、病理、诊法、辨证、治疗等各个方面。整体观念的原则，在推拿临床中，既要体现在分析局部症状时，要注意机体整体对局部的影响；又要在处理局部症状时，重视机体整体的调整。

在推拿临床工作中，辨证论治具体表现为辨证施术，即根据辨证的结果确立治疗法则，选择手法的操作方法、穴位和部位，进行具体的操作治疗。辨证施术的原则表现了同病异治和异病同治的特点。同病异治，即同一疾病采用不同的推拿手法治疗。某些疾病，病变部位和症状虽然相同，但因其具体的病机不同，所以在治疗方法上选用的推拿手法及穴位、部位就因之而异。异病同治，即不同的疾病采用相同的推拿手法治疗。某些疾病，病变部位和症状虽然不同，但因其主要病机相同，所以在治疗方法上可以选用相同的推拿手法及穴位、部位。

（二）标本同治，缓急兼顾

任何疾病的发生、发展，总是通过若干症状表现出来，但这些症状只是疾病的现象，并不都反映疾病的本质，有的甚至是假象。只有在充分了解疾病的各个方面，包括症状表现在内的全部情况的前提下，通过综合分析，才能透过现象看到本质，从而确定何者为标，何者为本。

由于推拿学具有自身的特点，在"治病必求于本"的原则指导下，应该标本同治、缓急兼顾。既要针对疾病的主要矛盾治疗，又要注重疾病次要矛盾的处理；既要积极治疗疾病的急性发作，又要兼顾疾病慢性症状的处理。同时，在推拿临床中，正确地应用标本同治、缓急兼顾的治疗原则，不仅要制订推拿本身具体的治疗方法，还应该依据这一原则与其他治疗方法合理结合。

（三）以动为主，动静结合

推拿治疗是一种运动疗法。不论手法对机体的作用方式，还是指导病员所进行的功法训练，都是在运动。推拿"以动为主"的治疗原则，是指在手法操作时，或指导病员进行功法锻炼时，应该根据不同的疾病、不同的病情、不同的病理状况，确定其作用力的强弱、节奏的快慢、动作的徐疾和活动幅度的大小。适宜的运动方式，是取得理想疗效的关键。同时，推拿治疗在"以动为主"时，也必须注意"动静结合"：一是在手法操作时，要求医务人员和病员都应该情志安静，思想集中，动中有静；二是推拿治疗及功法锻炼后，病员应该注意安静休息，使机体有一个自身调整恢复的过程。医务人员在制订治疗方案时，动和静一定要合理结合。

（四）因时、因地、因人制宜

"因时制宜"，就是指手法操作时要考虑到季节因素。夏天炎热，病人皮肤多汗，治疗时手法应较轻柔。冬天气候寒冷，病人穿衣较多，手法力度不易渗透，故手法压力应适当加重，还可多配合热敷的辅助治法，以活血散寒。

"因地制宜"，就是手法治疗时要注意环境、场所的差异。如在室外进行推拿时，应用一些手法（如擦膀胱经）应尽量避免裸露，特别是天气较冷时。如室内温度较低，也应如此。

"因人制宜"，就是在手法操作过程中须考虑到病人年龄、体质、性别的不同而采取不同的治疗方法。一般情况下，体质强壮者，青壮年肌肉发达者，手法力量可适当加重；体质虚弱者、老年人、小儿手法力量宜轻柔。其他如病人的职业、工作条件等亦与某些疾病的发生有关，在诊治时也应注意。

第四节　推拿的适应证、禁忌证和注意事项

推拿是一种物理疗法，属于中医外治法的范畴，对骨伤科、内科、外科、妇科、儿科和五官科等多种疾病有较好的治疗作用。随着推拿事业的不断发展，以前属于推拿疗法慎用证和禁忌证的也逐渐转为适应证；同时，它还无服药之不便、针刺之痛苦，故易为病人所接受。尽管如此，临床上为了杜绝意外事故的发生，严格地掌握推拿的治疗适应证、禁忌证、注意事项等仍是十分重要的。

一、推拿的适应证

（一）伤科疾病

各种扭挫伤，关节脱位、半脱位，腰肌劳损、胸胁岔气、椎间盘突出症、颈椎病、落枕、风湿性关节炎、漏肩风、肱骨外上髁炎、腱鞘炎、滑囊炎以及骨折后遗症等。

（二）内科疾病

胃脘痛、头痛、失眠、胃下垂、肺气肿、胆囊炎、胆道蛔虫、上呼吸道感染、咳嗽、老慢支、高血压、心绞痛、心肌炎、眩晕、失眠、糖尿病、中风、面瘫、阳痿等。

（三）外科疾病

乳痈初期、压疮和手术后肠粘连等。

（四）妇科疾病

产后少乳、产后身痛、痛经、闭经、月经不调、盆腔炎与产后耻骨联合分离症等。

（五）儿科疾病

小儿发热、咳嗽、腹泻、呕吐、疳积、痢疾、便秘、尿闭、夜啼、遗尿、惊风、百日咳、肌性斜颈、小儿麻痹后遗症、桡骨小头半脱位等。

（六）五官科疾病

声门闭合不全、失声、咽喉痛、眼丹、鼻炎、近视、斜视等。

二、推拿的禁忌证

推拿疗法的应用范围很广，对某些疾病的疗效优于中西药治疗，但是作为任何一种医疗方法都有它一定的局限性，推拿疗法也不例外，在某些病理情况下使用时，有使病情加重和恶化的可能，目前大多数学者认为以下情况不适合推拿疗法治疗。

1. 某些感染性疾病，如丹毒、骨髓炎、化脓性关节炎等。
2. 某些急性传染病和恶性肿瘤病人。
3. 有出血倾向或有血液病的病人。
4. 手法治疗部位有严重皮肤损伤或皮肤病病人。
5. 久病体弱者，如患有严重的骨质疏松症或体内有金属固定物者慎用。
6. 骨折部位不能贸然使用推拿手法。
7. 诊断不明确的急性脊柱损伤或伴有脊髓症状者。
8. 精神病病人，不能配合医生实施操作治疗者。

9. 妊娠 3 个月以内的腹部、腰部、髋部，手法刺激后有流产的可能。

10. 某些急腹症，如胃或十二指肠溃疡穿孔等。

11. 严重心、脑、肺、肝、肾疾病病人。

三、推拿的注意事项

1. 治疗前，要选择适当的操作体位，以病人感觉舒适，肌肉容易放松，又方便医生操作为原则。

2. 除少数手法如擦、推、掐等法，直接接触病人皮肤操作外，治疗时必须用治疗巾覆盖被治疗的肢体或局部。

3. 治疗过程中操作认真，态度严肃。

4. 操作者应注意个人清洁卫生，要经常修剪指甲，以免操作时伤及病人皮肤。

5. 在治疗过程中，应随时注意病人对手法治疗的反应，若有不适，应及时进行调整，以防止发生意外事故。

6. 女性在经期小腹部及腰骶部不宜用或慎用推拿。

7. 年老体弱、久病体虚，或极度疲劳后，或剧烈运动后，或过饥过饱后以及酒醉之人等，均不宜或慎用推拿。

8. 每次推拿的时间，一般在 5~30 分钟，每日或隔日 1 次，7~10 次为一个疗程，每个疗程之间间隔 3~5 天。

第五节　推拿与护理的关系

中医护理学的内容十分丰富，涉及基础理论与临床护理实践等方面。它是以中医理论为指导，运用整体观念及独特的传统护理技术，结合预防、保健、康复和医疗等措施，对病人及老、弱、幼、残者施以辨证施护，以促进人们健康的一门应用科学。

推拿学中的基础理论、作用原理以及推拿手法等是中医护理学中不可或缺的重要内容之一。推拿与中医护理在临床的具体实践中，常相互联系又相互区别。首先，推拿与中医护理都是中医学的重要组成部分，都是以中医理论为指导，运用整体观念，体现"以人为本"，因人、因时、因地的原则，来指导推拿治疗和临床护理，做到形神合一，相互配合，共同调节机体生理、病理状态，从而达到防治疾病的目的，利于疾病的好转和康复。其次，根据中医的望、闻、问、切四诊合参，收集临床资料，为确定推拿治疗原则和实施护理计划提供可靠依据，配合推拿治疗确定何方何法护理病人，观察病情，设计饮食调理、康复指导、锻炼计划等。第三，推拿与中医护理都注重预防与保健。在长期的生产活动和医疗实践中积累了许多推拿护理养生等成功的经验。推拿疗法具有疏通经络、滑利关节、舒筋整复、活血祛瘀、调整脏腑气血功能、增强人体抗病能力等作用。中医护理更可以通过对人们的精神调养、饮食起居、身体锻炼等方法，来使人体顺应自然规律，调摄神形，培养正气，提高抗病能力。第四，在疾病治疗过程中，推拿与中医护理密切配合，控制和缓解了疼痛，提高治疗效果，加速病人康复。推拿是在经络腧穴理论的指导下，通过推拿不同经络的腧穴，来疏通经气、调节人体相应脏腑组织的功能，达到治愈疾病的目的。在推拿治疗后中医护理更注重情志护理、饮食护理、病情观察、病后调护、药物调理等多角度、全方位的施护。病后应加强病人情志护理，治疗中进行暗示训练、放松训练，并加以语言鼓励，使病人产生良好的愿望，增强运动信心和克服因疼痛而产生的运动障碍，同时给予合理的饮食调护，鼓励适当锻炼以增强体质，使病邪彻底清除，脏腑功能完全恢复。

总之，将推拿与中医护理从理论和方法上结合起来，优势互补，取长补短，用科学的方法医护配合完成医疗任务；在护理过程中，既要不断总结，突出其传统特点，又要有创新精神，既要体现现代护理的先进性和科学性，同时必须以中医基础理论为基础，努力挖掘和继承中医学宝库中的护理经验，丰富和完善现代护理学的内涵，使之更具客观化和科学化，创建具有中医特色（本土化）的护理模式，将会对我国护理事业的发展和为全人类的健康事业作出重要贡献。

☆ 学习小结

1．学习内容

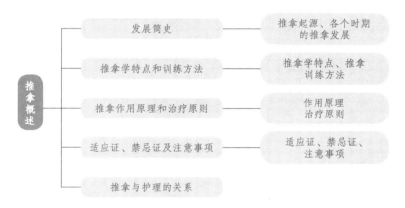

2．学习方法　本章为针灸推拿与护理的推拿基础部分，要深入理解推拿学的特点、推拿的作用原理和治疗原则以及推拿与护理的关系。在学习过程中要注意结合中医及现代医学的理论，掌握推拿的适应证、禁忌证及注意事项。

◇ 复习思考题

1．什么叫推拿学？推拿在各个历史时期都有哪些发展？

2．推拿学有哪些特点？其适应证和禁忌证都有哪些？

3．推拿的作用原理和治疗原则是什么？

4．推拿与护理的关系有哪些？

（董　博）

第六章
成人推拿手法

学习目标　　　　　通过学习成人推拿手法，掌握各种常见手法的动作要领、操作
技能及临床应用，为学习常见病症推拿护理的内容奠定坚实的
基础。

学习要点　　　　　成人推拿手法的基本技术要求，各种常见手法的动作要领、临
床应用及注意事项。

06章

推拿手法是操作者用手或肢体的其他部分，按各种特定的技术和规范化动作，在受术者体表进行操作，以治疗和预防疾病的一种技巧动作。因其主要用手进行操作，故称为手法。手法是推拿防治疾病的主要手段，其熟练程度、功力深浅和如何恰当地运用，对治疗效果有直接的影响。因此，手法必须经过长期的训练和临床实践，才能由生而熟，由熟而生巧，得心应手，运用自如，即所说的"一旦临证，机触于外，巧生于内，手随心转，法从手出"。

　　熟练的手法应具备持久、有力、均匀、柔和、深透的基本技术要求。"持久"是指手法能够严格按照规定的技术要求和操作规范，持续运用一定的时间，保持动作和力量的连贯性，不能断断续续；"有力"是指手法必须具备一定的力量，这种力量不可以是蛮力，而是一种含有技巧的力量，也不是固定不变的，应根据治疗对象、病证虚实、施治部位而辨证运用；"均匀"是指手法动作的节奏性和用力的平稳性，即动作不能时快时慢，幅度不能时大时小，用力不能时轻时重；"柔和"是指手法要轻而不浮，重而不滞，用力不可生硬粗暴或用蛮力，变换动作要自然；"深透"是指手法的刺激要深达机体组织的深层。深透的手法作用于体表，其刺激能透达至深层的筋脉骨肉，甚至脏腑。以上几点是密切相关、相辅相成、互相渗透的。持久能使手法逐渐深透有力，均匀协调的动作则使手法更趋柔和，而力量与技巧的结合则使手法有力又柔和，即通常所说的"刚柔相济"。而对于运动关节类手法来说，其技术要求可以概括为"稳、准、巧、快"四个字。"稳"是指手法操作要平稳自然，因势利导，避免生硬粗暴；"准"是指手法选择要有针对性，操作定位要准；"巧"是指手法操作时要用巧力，以柔克刚，以巧制胜，不要使用蛮力；"快"是指手法操作时，用力要疾发疾收，即要用"短劲""寸劲"，发力不可过长，发力时间不可过久。

　　临床应用推拿手法时，要贯彻中医辨证论治的精神，才能更好地发挥治疗作用。人有老少，体有强弱，证有虚实，治疗部位有大有小，肌肉有厚有薄，因此，手法的选择和力量的运用都必须与之相适应，过之或不及都会影响治疗效果。

　　本章将推拿手法分为摆动类、摩擦类、挤压类、振动类、叩击类和运动关节类及其他等七大类手法，每类由数种手法组成，并选择其中常用手法予以介绍。

第一节　摆动类手法

　　以指、掌、鱼际部着力，吸定病人体表的穴位或部位，并使指、掌、鱼际部和腕部做连续摆动的一类手法，称为摆动类手法。该类手法通过熟练的技巧，使之产生一定的深透力。这类手法主要有㨰法、一指禅推法、揉法等。㨰法、一指禅推法、揉法是中国推拿手法中最基本、最重要的手法，其操作难度大、技巧性强、变化较多、临床应用较为广泛，因此，必须认真、刻苦地练习。

一、㨰　法

　　以手背近小指部吸附于体表施术部位，通过腕关节的屈伸和前臂的旋转运动，使小鱼际与手背在施术部位上做持续不断的滚动，称为㨰法。

（一）操作

拇指自然伸直，余指自然屈曲，无名指与小指的掌指关节屈曲约90°，手背沿掌横弓排列呈弧形，以手背近小指部吸附于体表施术部位上，以肘关节为支点，前臂做旋转运动，带动腕关节做屈伸运动，使小鱼际和手背尺侧在施术部位上进行持续不断的滚动（图6-1）。

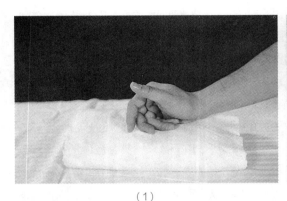
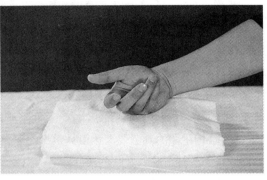

（1）　　　　　　　　　　　　　　　（2）

图6-1　㨰法

由㨰法变化而来的有掌指关节㨰法。

掌指关节㨰法：以第五掌指关节背侧为吸定点，以小指、无名指、中指的掌指关节背侧为滚动着力面，腕关节略屈向尺侧，其手法运动过程和基本要求同㨰法。

（二）要领及注意事项

1. 滚动时手背部接触范围为手背、尺侧至中指线。

2. 肩臂要放松，肩关节自然下垂，肘关节屈曲在120°～140°。

3. 手腕放松，腕关节屈伸幅度要大，屈伸幅度在120°左右，即腕关节屈曲时向外滚动80°左右，伸展时向内滚动40°左右。

4. 小鱼际及掌背小指侧在滚动时要吸附于治疗部位上，不要跳动或摩擦移动。

5. 指掌放松，手指任其自然，不要有意分开或并拢或伸直。

6. 操作时压力、频率、摆动幅度要均匀，动作要灵活协调。手法频率每分钟120～160次。

（三）临床应用

本法为㨰法推拿流派的代表手法，其着力面积大，压力也大，刺激柔和舒适，主要用于颈项、肩背、腰臀、四肢等肌肉丰厚处。具有活血祛瘀、舒筋通络、滑利关节、缓解肌肉痉挛等作用。为伤科、内科、妇科等的常用手法。临床主要用于颈椎病、肩周炎、腰椎间盘突出症、半身不遂、痛经、月经不调等的治疗。㨰法也是常用的保健推拿手法之一。

肩周炎，常应用㨰法在肩关节周围操作，同时配合肩关节各方向的被动活动；颈椎病，常用㨰法从肩井部到颈根部治疗；落枕，常用轻柔的㨰法在患侧颈项及肩背部治疗，同时配合颈部前屈、后伸及左右旋转活动；腰椎间盘突出症，常用㨰法在患侧腰部、臀部及下肢治疗，同时配合腰部后伸扳法；半身不遂，常用㨰法在患侧肢体反复操作。

二、揉　法

以手指螺纹面、手掌鱼际、掌根或全掌着力，吸定于体表施术部位上，做轻柔和缓的环旋转动，且带动吸定部位组织运动，称为揉法。揉法是推拿常用手法之一，根据操作时接触面的不同可分为掌揉法和指揉法。掌揉法又可分为鱼际揉法、掌根揉法和（全）掌揉法，指揉法又可分为拇指揉法、中指揉法和三指揉法。

（一）操作

1. **大鱼际揉法**　沉肩、垂肘，腕关节放松，呈微屈或水平状。拇指内收，余四指自然伸直，用大鱼际附着于施术部位上。以肘关节为支点，前臂做主动运动，带动腕关节摆动，使大鱼际在施术部位上轻缓柔和地环旋揉动，并带动吸定部位的皮下组织一起运动（图6-2）。

2. **掌根揉法**　肘关节微屈，腕关节放松并略背伸，手指自然弯曲，以掌根附着于施术部位。以肘关节为支点，前臂做主动运动，带动腕及手掌连同前臂做小幅度的回旋揉动，并带动吸定部位的皮下组织一起运动（图6-3）。

（全）掌揉法是以整个手掌掌面着力，操作术式与掌根揉法相同。

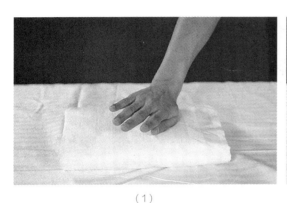
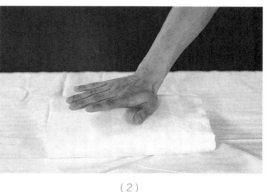

（1）　　　　　　　　　　　　　　　（2）

图6-2　大鱼际揉法

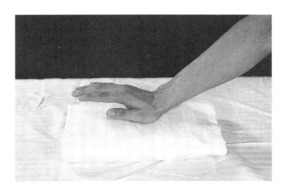

图6-3　掌根揉法

3. **拇指揉法**　以拇指螺纹面着力于施术部位，余四指置于相应的位置以支撑助力，腕关节微悬。以肘关节为支点，前臂做主动运动，带动拇指，使拇指螺纹面在施术部位上做轻柔的环旋运动，并带动吸定部位的皮下组织一起运动。

4. **中指揉法**　中指伸直，食指搭于中指远端指间关节背侧，腕关节微屈，用中指螺纹面着力于施术部位。以肘关节为支点，前臂做主动运动，通过腕关节使中指螺纹面在施术部位上做轻柔的小幅度环旋运动（图6-4）。

5. **三指揉法**　食指、中指、无名指并拢，三指螺纹面着力，操作术式与中指揉法相同（图6-5）。

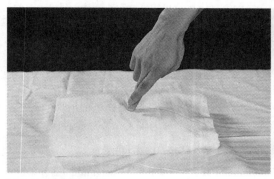
图 6-4　中指揉法

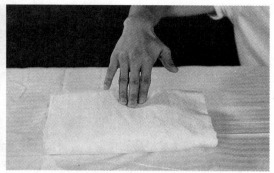
图 6-5　三指揉法

（二）要领及注意事项

1. 所施压力要小。《厘正按摩要术》："揉以和之……是从摩法生出者。"揉法和摩法两者区别主要在于：揉法着力较重，操作时指掌吸定一个部位，带动皮下组织运动，和体表没有摩擦动作；摩法则着力较轻，操作时指掌在体表做环旋摩擦，不带动皮下组织。临床应用时，两者可以结合起来操作，揉中兼摩，摩中兼揉。揉法刺激轻柔，为加强刺激，临床上常和按法结合使用而成按揉法。

2. 操作动作要灵活而有节律性，频率每分钟 120～160 次。

3. 往返移动应在吸定的基础上进行。

4. 大鱼际揉法操作时前臂应有推旋动作，腕部宜放松；指揉法操作时，腕关节要保持一定的紧张度，且轻快；掌根揉法操作时腕关节略有背伸，松紧适度，压力可稍重。

5. 揉法应吸定于施术部位，带动吸定部位的皮下组织一起运动，不能在体表上有摩擦运动。操作时向下的压力不宜太大。

（三）临床应用

本法轻柔缓和，刺激平和舒适，接触面积可大可小，适用于全身各部位。其中鱼际揉法主要适用于头面部、胸胁部；掌根揉法适用于腰背及四肢等面积大且平坦的部位；掌揉法常用于脘腹部；拇指揉法、中指揉法适用于全身各部穴位；三指揉法适用于脘腹、颈项等部位。本法具有醒神明目、消积导滞、宽胸理气、健脾和胃、活血祛瘀、缓急止痛、调节胃肠功能等作用。临床主要用于脘腹胀痛、胸闷胁痛、便秘、泄泻、头痛、眩晕、软组织损伤等病症的治疗。揉法也是保健推拿常用手法之一。

脘腹胀痛，可掌揉或鱼际揉腹部；胸闷胁痛，可沿任脉或肋间隙用鱼际揉法；腰痛，可掌根揉肾俞、命门、腰阳关等穴；头痛、眩晕，可指揉印堂、上星、神庭、太阳等穴；小儿先天性肌性斜颈，可三指揉颈部。

三、一指禅推法

以拇指指端、螺纹面或桡侧偏峰着力，通过腕部的往返摆动，使手法所产生的功力通过拇指持续不断地作用于施术部位或穴位上，称为一指禅推法。一指禅推法是一指禅推拿流派的代表手法，其特点是手法操作缠绵，讲究内功、内劲，故初学时易形似，难以神似，须刻苦、经久习练才能掌握。

（一）操作

拇指伸直，余指的掌指关节和指间关节自然屈曲，以拇指指端或螺纹面着力于体表施术部位或穴位上。沉肩、垂肘、悬腕，前臂主动运动，带动腕关节有节律地摆动，使产生的功力通过指端或螺纹面轻重交替，持续不断地作用于施术部位或穴位上（图6-6）。

由一指禅推法变化而来，利用拇指偏峰和指间关节背侧进行一指禅操作的方法，称为一指禅偏峰推法和一指禅屈指推法。

一指禅偏峰推法，是以拇指偏峰着力，拇指伸直内收，余指掌部伸直，腕关节微屈，前臂主动运动，带动腕关节做轻度摆动，使其功力作用于拇指偏峰部。

一指禅屈指推法，又称跪推法，将拇指屈曲，指端顶于食指桡侧缘，或以螺纹面压在食指的第二节指背上，余指握拳，以拇指指间关节桡侧或背侧着力于施术部位或穴位上，其运动过程同一指禅推法。

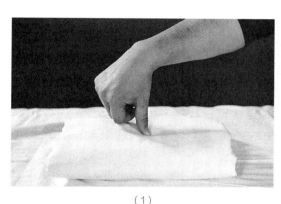 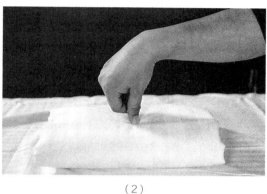

（1）   （2）

图6-6 一指禅推法

（二）要领及注意事项

1. 宜姿势端正，心和神宁。姿势端正，有助于一指禅推法的正确把握；心和神宁，则有利于手法操作的功贯拇指。

2. 操作时必须做到：沉肩、垂肘、悬腕、指实、掌虚。沉肩，是指肩关节自然放松；垂肘，是指肘关节自然下垂、放松；悬腕，是指腕关节要自然垂屈、放松，不可将腕关节用力屈曲，否则影响摆动；指实，是指拇指的着力部位，在操作时要吸定，不能滑动、摩擦或离开治疗部位；掌虚，是指操作中手掌与手指都要放松。总之，本法的整个动作都要贯穿一个"松"。

3. 紧推慢移，是指手法操作时前臂的摆动频率较快，每分钟约120～160次，但拇指端或螺纹面在施术部位上的移动却较慢。

4. 操作时注意力不可分散，不要耸肩用力，肘部不可外翘，拇指端或螺纹面与施术部位不要形成摩擦移动或滑动。

（三）临床应用

本法为一指禅推拿流派的代表手法。其接触面积小，刺激偏弱或中等，深透性好，适用于全身各部，以经络、穴位、头面、胸腹部应用较多。其中以指端或螺纹面操作，多用于躯干或四肢部，以偏峰或跪推操作，多用于颜面部、颈项及四肢部。在经络穴位施用，具有该经络穴位的主治作用。临床以治疗头痛、失眠、面瘫、高血压、近视、月经不调及消化系统病症等见长。

第二节　摩擦类手法

以掌、指或肘贴附在体表做直线或环旋移动称摩擦类手法。本类手法包括推法、擦法、摩法、搓法、抹法等。

一、推　法

以指、掌、拳或肘部着力于体表一定部位或经络穴位上，做单方向的直线或弧形推动，称为推法。成人推法和小儿推法有所不同，后者除直线推动外，尚可做弧形推动。

（一）操作

1. **指推法**　以拇指端着力于施术部位或穴位上，余四指置于相应的位置以固定助力，腕关节略屈曲。拇指及腕部主动施力，向食指方向呈单方向直线推动。（图6-7）。

指推法中，还可以拇指螺纹面偏桡侧缘为着力面，向食指方向推动。其次，指推法还可用食指、中指、无名指并拢，以指端部及螺纹面为着力面进行推法操作，称为三指推法。

2. **掌推法**　以掌根部着力于施术部位，腕关节略背伸，以肩关节为支点，上臂部主动施力，通过肘、前臂、腕，使掌根部向前方做单方向直线推动（图6-8）。

3. **拳推法**　手握实拳，以食指、中指、无名指及小指的近侧指间关节的突起部着力于施术部位，腕关节挺劲伸直，肘关节略屈。以肘关节为支点，前臂主动施力，向前呈单方向直线推动（图6-9）。

4. **肘推法**　屈肘，以肘关节尺骨鹰嘴突起部着力于施术部位，另一手臂抬起，以掌部扶握屈肘，侧拳顶以固定助力。以肘关节为支点，上臂部主动施力，做较缓慢的单方向直线推动（图6-10）。

（二）要领及注意事项

1. 推法操作时，着力部位要紧贴体表的治疗部位。

2. 操作时向下的压力应均匀适中，过轻起不到治疗效果，过重易引起皮肤折叠而发生破损。

3. 用力深沉平稳，呈直线移动时，不可歪斜。

4. 成人推时，速度宜缓慢均匀，小儿推时速度宜快。

5. 应用推法时，为了防止推破皮肤，一般要使用润滑剂，成人多用冬青膏、凡士林，儿童多用凉水、稀释乙醇、滑石粉。

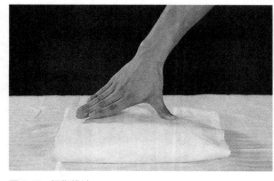

图6-7　拇指推法

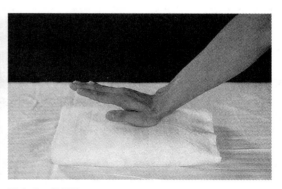

图6-8　掌推法

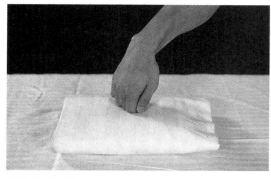

图6-9　拳推法

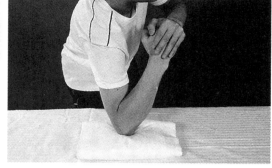

图6-10　肘推法

（三）临床应用

本法是临床常用手法之一，适用于全身各部，其中指推法多用于头面、颈项、手足部；掌推法多用于胸腹、腰背及四肢部；拳推法多用于腰背、四肢部；肘推法多用于腰背臀部。具有疏通经络、行气活血、消肿止痛、舒筋缓急、宽胸理气等作用。临床多用于头痛、头晕、失眠、腰腿痛、项强、肌肉痉挛、风湿痹痛、脘腹胀满及软组织损伤等病症的治疗。推法也是保健推拿常用手法之一。

二、摩　法

用指或掌在体表做环形摩动的手法，称为摩法。分为指摩法和掌摩法两种。

（一）操作

1. 指摩法　指掌部自然伸直，食指、中指、无名指和小指并拢，腕关节略屈。以食指、中指、无名指及小指指面附着于施术部位，以肘关节为支点，前臂主动运动，使指面随同腕关节做环形摩动（图6-11）。

2. 掌摩法　手掌部自然伸直，沉肩、垂肘，腕关节放松并略背伸，将手掌平放于施术部位上。以肘关节为支点，前臂主动运动，使手掌随同腕关节做环形摩动（图6-12）。

（二）要领及注意事项

1. 指摩法操作时腕关节要保持一定的紧张度，而掌摩法则腕关节要放松。

2. 摩动的速度及压力要均匀。一般指摩法宜稍轻快，掌摩法宜稍重缓。摩动时不带动皮下组织。

3. 要根据病情的虚实来决定手法的摩动方向。就环摩而言，有以"顺摩为补，逆摩为泻"的传统说法，即虚证宜顺时针方向摩动，实证则要逆时针方向摩动。现代应用时，常以摩动部位的解剖结构及病理状况来决定顺逆摩动的方向。

（三）临床应用

本法刺激量较小，轻柔而舒适，适用于全身各部，尤以腹部应用较多。指摩法接触面积小，适于颈项、面部、四肢等部位，而掌摩法接触面积大，多用于胸腹、腰背等部位。摩法是最古老的推拿手法，消瘀散结的作用较好。临床主要用于脘腹胀满、消化不良、泄泻、便秘、咳嗽、月经不调、痛经、阳痿、遗精及软组织损伤等病症的治疗。摩法也是保健推拿常用手法之一。

三、擦　法

指或掌贴附于一定部位，稍向下用力做快速的直线往返运动，使之摩擦生热，称为擦法。

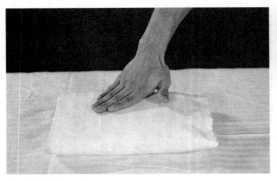
图 6-11　指摩法

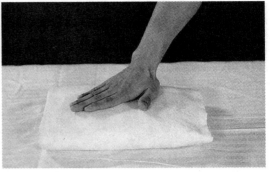
图 6-12　掌摩法

（一）操作

以食指、中指、无名指和小指指面或掌面及手掌的大、小鱼际置于体表施术部位，腕关节放平。以肘或肩关节为支点，前臂或上臂做主动运动，使手的着力部位在体表做均匀的直线往返摩擦移动，使施术部位产生一定的热量。用指面着力称指擦法；用全掌面着力称掌擦法（图 6-13）；用手掌的鱼际着力称鱼际擦法（图 6-14）；用小鱼际着力称小鱼际擦法（图 6-15）。

（二）要领及注意事项

1. 着力部分要紧贴体表，直接接触皮肤操作，不宜过度施压，须直线往返快速移动，往返的距离应尽力拉长，力量要均匀，动作要连续不断，有如拉锯状。

2. 擦法操作时应以透热为度，透热后，结束手法操作。

3. 擦法操作时施术部位应裸露，擦时速度宜先慢后快，并涂少许润滑剂，以防止擦破皮肤。

4. 擦法运用后，皮肤潮红，不宜在被擦皮肤再施用其他手法，以免擦破皮肤，擦法一般作为治疗的结束手法。

5. 不可屏气操作。

（三）临床应用

本法适用于全身各部，其中指擦法主要用于颈、肋间等部位；掌擦法主要用于肩、胸腹部；鱼际擦法主要用于四肢部；小鱼际擦法主要用于肩背、脊柱两侧及腰骶部。本法具有温经通络、活血化瘀、消肿止痛、宽胸理气、温肾壮阳等作用。临床主要用于消化系统、呼吸系统及运动系统疾病的治疗。

四、搓　法

用双手掌面对称地夹住肢体的一定部位，做相反方向的快速搓动，称为搓法。

（一）操作

以双手掌面夹住施术部位，令受术者肢体放松。以肘关节和肩关节为支点，前臂与上臂主动施力，做相反方向的较快速搓动，并同时缓慢地沿肢体做上下往返移动（图 6-16）。

（二）要领及注意事项

1. 操作时双手用力要对称，动作要协调、连贯。搓动时掌面在施术部位体表有小幅度位移，受术者应有较强的疏松感。

2. 搓动的速度宜快，移动速度宜慢。

3. 操作时施力不可过重。双手夹持太紧，会造成手法呆滞。

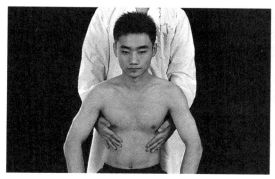

图6-13 掌擦法

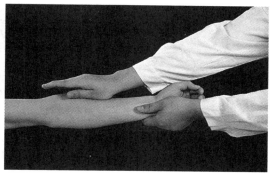

图6-14 鱼际擦法

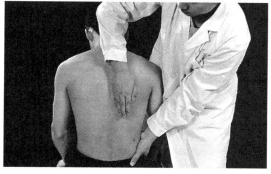

图6-15 小鱼际擦法

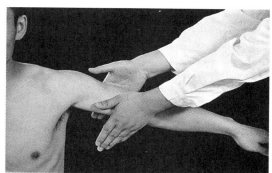

图6-16 搓法

4. 操作过程中要气沉丹田，呼吸自然，不可屏气发力。

（三）临床应用

搓法是一种刺激较为温和的手法，主要适用于四肢、胸胁、背等部位，尤以上肢部应用较多。具有滑利关节、舒筋通络、调和气血、疏肝理气、消除疲劳等作用。临床常用于肢体酸痛、关节活动不利等病症的治疗，本法常与抖法配合作为推拿治疗的结束手法。

五、抹 法

以拇指螺纹面或掌面着力，紧贴于体表一定部位，做上下或左右直线或弧形曲线的往返抹动的手法称为抹法。分指抹法与掌抹法两种。

（一）操作

1. **指抹法**　以单手或双手拇指螺纹面置于施术部位上，余指置于相应的位置以固定。以拇指的掌指关节为支点，拇指主动运动，做上下或左右直线或弧形曲线的往返抹动（图6-17）。

2. **掌抹法**　以单手或双手掌面置于一定的施术部位上。以肘关节和肩关节为双重支点，前臂主动施力，腕关节放松，做上下或左右直线或弧形曲线的往返抹动。

（二）要领及注意事项

1. 操作时手指螺纹面或掌面要贴于施术部位的皮肤，用力要均匀，动作要和缓灵活，即轻而不浮，重而不滞。抹动时，不带动深部组织。

2. 注意抹法与推法的区别。通常所说的推法是指平推法，其运动特点是单向、直线，有去无回；而抹法则是或上或下，或左或右，或直线往返，或曲线运转，可根据不同的部位灵活变化运用。

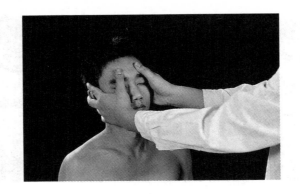

图6-17 指抹法

（三）临床应用

指抹法适于面部、手足部，掌抹法适于腰背、四肢部。具有镇静安神、疏肝理气、活血通络、解除痉挛等作用。临床主要用于感冒、头痛、面瘫及肢体酸痛等病症的治疗。抹法常用于手足及面部的保健推拿。

第三节　挤压类手法

用指、掌或肢体其他部分按压或对称性挤压体表，称挤压类手法。本类手法包括按法、点法、捏法、拿法、捻法、踩跷法等。

一、按　法

以指或掌按压体表一定部位或穴位，逐渐用力，按而留之，称为按法。按法一般以指按法和掌按法应用较多，常与揉法结合应用，组成"按揉"复合手法。

（一）操作

1. 指按法　以拇指端或螺纹面置于施术部位或穴位上，余指张开，置于相应部位以支撑助力，腕关节悬屈。以腕关节为支点，拇指主动施力，垂直向下按压。当按压力达到所需的力度后，要稍停片刻，即所谓的"按而留之"，然后缓慢撤力，再做重复按压，使按压动作既平稳又有节奏性（图6-18）。

2. 掌按法　以单手或双手掌面重叠置于施术部位。以肩关节为支点，利用身体上半部的重量，通过上臂、前臂传至手掌部，垂直向下按压，施力原则同指按法（图6-19）。

（二）要领及注意事项

1. 操作时按压的方向，应垂直用力向下按压。指按法接触面积小，刺激较强，常在按后施以揉法，有"按一揉三"之说。

2. 用力要由轻到重，平稳而持续，力量逐渐增加，使刺激充分透达到机体组织的深部。

3. 要按而留之，不宜突然松手，应逐渐减轻按压的力量。

4. 不可突施暴力。按法用力的原则是由轻而重，结束则由重而轻。尤其掌按法，手法操作忌突发突止，暴起暴落，同时一定要掌握好病人的骨质情况，诊断必须明确，以避免造成骨折。

（三）临床应用

指按法适用于全身各部，尤以经络、穴位常用；掌按法适用于腰背部、胸腹部及下肢后侧等。具有活血止痛、疏通经络、调节脏腑、开通闭塞、矫正畸形等作用。临床常用于头痛、腰背痛等各种痛症及软组织损伤等病症的治疗。

二、点　法

以指端或关节突起部着力于一定的施术部位或穴位，持续地进行点压，称为点法。主要包括指点法和肘点法。

（一）操作

1. 指点法　手握空拳，拇指伸直并紧靠食指中节，以拇指端着力于施术部位或穴位上。前臂与拇指主动发力，进行持续点压（图6-20）。

指点法还可用中指端以及拇指、食指的指间关节背侧进行点压，名为中指点法、屈拇指点法、屈食指点法。

2. 肘点法　屈肘，以尺骨鹰嘴突起部着力于施术部位或穴位上。以肩关节为支点，用身体上半部的重量通过肩关节、上臂传递至肘部，进行持续点压（图6-21）。

点法还可用器具来操作，如点穴棒点穴等。

（二）要领及注意事项

1. 点法操作时，用力方向宜与受力面垂直，点取部位、穴位要准确，用力平稳，由轻到重，以"得气"或病人能忍受为度，不可久点。点后宜加揉，以免造成局部软组织损伤。

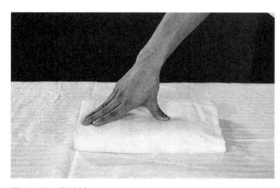

图6-18　指按法

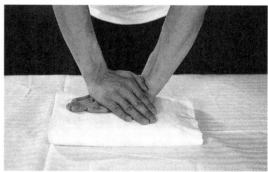

图6-19　掌按法

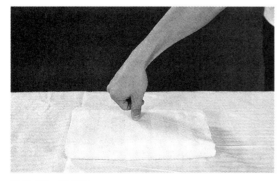

图6-20　指点法

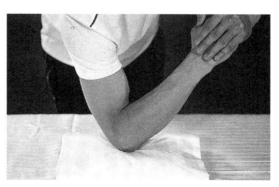

图6-21　肘点法

2. 术者要呼吸自然，不可屏气发力，也不可施用暴力或蛮力。

3. 对年老体弱、久病虚衰的病人慎用点法。

（三）临床应用

点法从按法演变而来，它较之按法，着力面更小，刺激量大，感应强。适于全身各部穴位。具有较明显的通经止痛作用。临床主要应用于各种痛症的治疗。

三、捏 法

用拇指和其他手指在施术部位做对称性的挤压，称为捏法。

（一）操作

用拇指和食指、中指指面或拇指与其余四指指面夹住施术部位肢体或肌肤，相对用力挤压，随即放松，再用力挤压、放松，重复上述动作并循序移动（图 6-22）。

（二）要领及注意事项

1. 拇指与其余手指用力要对称，且均匀柔和，动作要连贯有节奏性。

2. 操作时要用指面着力，而不可用指端着力。

3. 挤捏时沿肌纤维方向对称移动，一般由近端向远端。

（三）临床应用

本法主要适用于头、颈项、四肢部。具有舒筋通络、行气活血等作用。临床常用于颈椎病、疲劳性四肢酸痛等病症。

四、拿 法

用拇指和其余手指的螺纹面相对用力，有节律性地提捏或揉捏肌肤或肢体，称为拿法。

（一）操作

以单手或双手的拇指与其他手指的螺纹面相对用力，捏住施术部位的肌肤或肢体，腕关节适度放松。以拇指同其余手指的对合力进行轻重交替，连续不断地捏提，并施以揉动（图 6-23）。

（二）要领及注意事项

1. 捏拿的软组织宜多，捏提中宜含有揉动之力。拿法为复合手法，含有捏、提、揉三种手法。

2. 腕关节要放松，动作柔和而灵活，连绵不断，富有节奏性。拿法同捏法一样要求对称用力，且用力要由轻渐重。

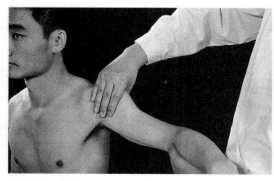

图 6-22 捏法

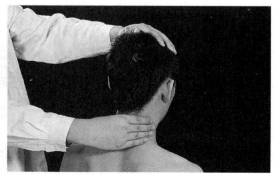

图 6-23 拿法

（三）临床应用

本法主要用于颈、肩、四肢及头部。具有舒筋通络、行气活血等作用。临床常用于颈椎病、肩周炎、四肢酸痛等病症的治疗。

五、捻　法

用拇指、食指夹住治疗部位进行快速捏揉捻动，称为捻法。捻法一般为推拿辅助手法。

（一）操作

用拇指螺纹面与食指桡侧缘或螺纹面相对捏住施术部位，拇指与食指做相反方向主动运动，稍用力做较快速的捏、揉捻动，状如捻线（图6-24）。

（二）要领及注意事项

1. 操作时拇指与食指的运动方向须相反。

2. 操作时动作要灵活连贯，柔和有力，捻动的速度宜稍快，而在施术部位上的移动速度宜慢。

3. 动作不能呆板、僵硬。

（三）临床应用

本法主要适用于四肢小关节。具有理筋通络的作用，临床常用于指间关节扭伤、屈指肌腱腱鞘炎等病症的治疗。

六、踩跷法

用单足或双足在腰背部做节律性弹跳踩踏的方法，称为踩跷法。

（一）操作

受术者俯卧，在胸部和大腿部各垫3～4个枕头，使腰部腾空。术者双手扶住预先设置好的横木，以控制自身体重和踩踏的力量，同时用脚踩踏受术者腰部并做适当的弹跳动作，弹跳时足尖不要离开腰部（图6-25）。

（二）要领及注意事项

1. 嘱受术者全身放松并张口，踩跷时应配合受术者的呼吸。即跳起时受术者应吸气，而踩踏时受术者则呼气，切忌屏气。

2. 踩踏速度要均匀而有节奏。

3. 严格掌握踩跷法的禁忌证与适应证。对年老、体弱、孕妇、骨质疏松及内妇杂病等所致

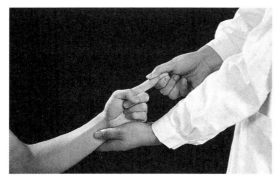

图6-24　捻法

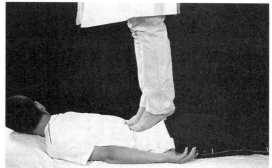

图6-25　踩跷法

的腰痛应禁用。

（三）临床应用

本法刺激量大，应用时必须谨慎。主要用于腰骶部及臀部，具有理筋整复的作用，临床常用于腰椎间盘突出症的治疗。

第四节　振动类手法

以较高频率的节律性轻重交替刺激，持续作用于人体，称振动类手法。本类手法包括抖法、振法等。

一、抖　法

以单手或双手握住受术者肢体远端，用力做缓缓地连续不断地小幅度地上下抖动，称为抖法。抖法常与牵引法结合应用而成牵抖复合手法。

（一）操作

1. 抖上肢法　受术者取坐位或站立位，肩臂部放松。术者站在其前外侧，取马步势，身体略为前倾。沉肩，垂肘，肘关节屈曲约130°，腕部自然伸直，术者用双手握住受术者腕部，慢慢将被抖动的上肢向前外方抬起至60°左右，然后两前臂微用力做连续地小幅度地上下抖动，使抖动所产生的抖动波似波浪般地传递到肩部（图6-26）。

2. 抖下肢法　受术者仰卧位，下肢放松。术者站立其足端，准备姿势同抖上肢法，用双手分别握住受术者两足踝部，将两下肢抬起，离开床面约30cm左右，然后上、前臂部同时施力，做连续的上下抖动，使其下肢及髋部有舒松感。两下肢可同时操作，亦可单侧操作（图6-27）。

（二）要领及注意事项

1. 被抖动的肢体要自然伸直，并使其肌肉处于最佳松弛状态。

2. 抖动的幅度要小，频率要快。一般上肢抖动幅度应控制在2～3cm，频率约每分钟250次左右；下肢的抖动幅度可稍大，频率宜慢，约每分钟100次左右。

3. 抖动时所产生的抖动波应由肢体远端传向近端。

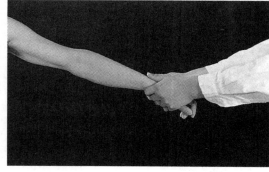

图6-26　抖上肢法

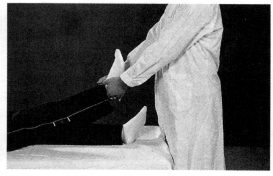

图6-27　抖下肢法

4. 操作时不可屏气。

（三）临床应用

本法适用于四肢、腰部，以上肢最为常用。具有调和气血、舒筋活络、放松肌肉、滑利关节等作用。临床常作为肩周炎、颈椎病、髋部伤筋、腰椎间盘突出症等病症的辅助治疗手法。

二、振　法

以掌或指着力于人体体表的一定部位或穴位上，做高频率、小幅度的振动，称为振法。分为掌振法和指振法两种。

（一）操作

以掌面或食指、中指螺纹面着力于施术部位或穴位上，注意力集中于掌部或指部。掌、指及前臂部静止性用力，产生较快速的振动波，使受术部位或穴位有振动感或有温热感（图6-28）。

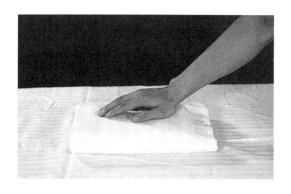

图6-28　振法

（二）要领及注意事项

1. 操作时手掌或手指轻按于施术部位，注意力高度集中于手掌或指部，在意念和静止力的结合下，前臂伸、屈肌群同时对抗收缩形成振颤。不可故意摆动，也不要向施术部位施压。

2. 操作中，术者其他部位要尽量放松，呼吸自然，不可屏气发力。

3. 振动的幅度要小，频率要快，每分钟约400次左右，振动时不可断断续续。

（三）临床应用

指振法适用于全身各部穴位，掌振法多用于胸腹部。具有温中散寒、理气和中、消食导滞、行气活血等作用。临床主要用于头痛、失眠、胃下垂、胃脘痛、咳嗽、月经不调等病症的治疗。

第五节　叩击类手法

用手掌、拳背、手指、掌侧面等叩打体表，称叩击类手法。本类手法包括拍法、击法、叩法等。

一、叩 法

以手指的小指侧或空拳的底部击打体表的一定部位，称为叩法。叩法刺激程度较击法为轻。

（一）操作

手指自然分开，腕关节略背伸。前臂主动运动，用小指侧节律性叩击施术部位。若操作娴熟，可发出"哒哒"声响。或手握空拳，按上述要求以拳的小鱼际部和小指部节律性击打施术部位。操作熟练者，可发出"空空"的声响。

（二）要领及注意事项

1. 叩击时节奏感要强，用力要适中。一般双手要同时操作，左右交替，如击鼓状。

2. 不要施重力，一般叩法施用后受术者有轻松舒适的感觉。

（三）临床应用

本法主要用于肩背、四肢部等，具有舒筋通络、行气活血、消除疲劳等作用。临床上主要用于颈椎病、四肢疲劳酸痛等病症。也是保健推拿手法之一。

二、击 法

用拳背、掌根、掌侧小鱼际、指尖及桑枝棒等击打体表施术部位，称为击法。分为拳击法、掌击法、侧击法、指击法和棒击法等。

（一）操作

1. **拳击法** 手握空拳，肘关节屈曲，腕关节伸直，前臂主动施力，用拳背有节律地平击施术部位（图6-29）。

2. **掌击法** 手指自然松开，腕关节略背伸。前臂主动施力，用掌根有节律地击打施术部位（图6-30）。

3. **侧击法** 掌指部伸直，腕关节略背伸，前臂主动施力，用小鱼际部有节律地击打施术部位（图6-31）。

4. **指尖击法** 手指半屈，腕关节放松，前臂主动施力，以指端有节律地击打施术部位（图6-32）。

5. **棒击法** 手握桑枝棒下端的1/3为击打着力面，前臂主动施力，节律性平击施术部位（图6-33）。

（二）要领及注意事项

1. 击打时用力要稳，要含力蓄劲，收发自如，力量由轻到重，适可而止，避免暴力击打。动作要连续而有节奏，快慢适中。

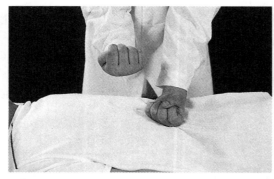

图6-29 拳击法

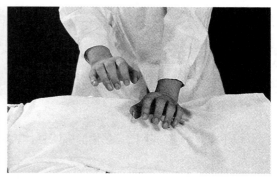

图6-30 掌击法

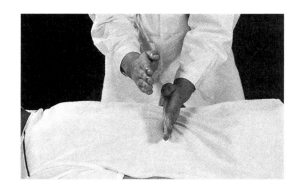

图6-31 侧击法

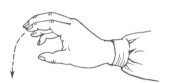

图6-32 指尖击法

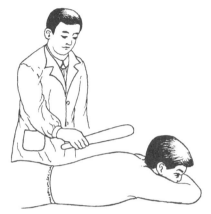

图6-33 棒击法

2. 击打时要有反弹感，一触及受术部位后即迅速弹起，不可停顿或拖拉。

3. 棒击时，棒体与施术部位面接近平行，不宜形成角度。

4. 本法应用时，要根据受术者体质、耐受力等具体情况使用。对久病体虚、年老体弱者慎用。

（三）临床应用

拳击法适用于腰骶部；掌击法适用于腰骶及下肢肌肉丰厚处；侧击法适用于肩背、四肢部；指击法适用于头部；棒击法适用于腰背、下肢部。本法具有舒筋通络、调和气血、缓解痉挛、祛瘀止痛等作用。临床上常用于颈、腰椎疾患引起的肢体酸痛麻木、风湿痹痛、疲劳酸痛、肌肉萎缩等病症的治疗。击法也是保健推拿常用手法之一。

三、拍 法

五指并拢用虚掌有节奏地拍打体表，称为拍法。

（一）操作

术者五指并拢，掌指关节微屈，使掌心空虚。上肢放松，肘关节微屈，腕部背伸，前臂主动运动，上下挥臂平稳而有节奏地用虚掌拍打施术部位。拍法可用单手操作，亦可双手同时操作（图6-34）。

（二）要领及注意事项

1. 拍打时要使掌、指周边同时接触施术部位，使掌内空气压缩形成较清脆的震空声。

2. 腕关节要放松，上下挥臂时，力量通过放松的腕关节传递到掌部，使刚劲化为柔和。拍打后迅速提起，不要在拍打部位停顿，用力宜先轻后重。

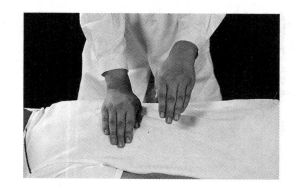

图6-34 拍法

3. 两手操作时，应有节奏地交替拍打。

（三）临床应用

本法主要适用于肩背、腰骶及下肢部。具有消除疲劳、解痉止痛、活血通络等作用。临床上常用于治疗慢性劳损、急性损伤、腰椎间盘突出症等病症。拍法也是常用的保健推拿手法之一。

第六节　运动关节类手法

使关节在生理活动范围内进行屈伸、旋转、内收、外展及伸展等被动活动的手法，称为运动关节类手法。本类手法包括摇法、扳法、拔伸法等。

一、摇　法

使关节做被动的环转运动，称为摇法。包括颈项部、腰部和四肢关节摇法。

（一）操作

1. 颈项部摇法　受术者取坐位，颈项部放松。术者立于其背后或侧方，以一手扶按其头顶后部，另一手托扶下颌部，两手协调运动，以相反的方向缓缓地使头颈部按顺时针或逆时针方向环形运动（图6-35）。

2. 腰部摇法　包括仰卧位摇腰法、俯卧位摇腰法等。

（1）仰卧位摇腰法：受术者仰卧位，两下肢并拢，屈髋屈膝。术者双手分按其两膝部或一手按膝，另一手握于踝部，两手协调用力，做环形旋转运动（图6-36）。

（2）俯卧位摇腰法：受术者俯卧位，两下肢伸直。术者一手按压其腰部，另一手托抱住双下肢膝关节稍上方，两手协调用力，做环形旋转运动（图6-37）。

3. 肩关节摇法　包括托肘摇肩法、握手摇肩法和大幅度摇肩法等。

（1）托肘摇肩法：受术者坐位。术者立于其侧方，一手按压肩关节上方以固定，另一手托握肘部，使其前臂搭放于术者前臂上，手臂部协调施力，使肩关节做中等幅度的环形旋转运动（图6-38）。

（2）握手摇肩法：受术者坐位。术者立于其侧方，一手扶其肩关节上方，另一手握住其腕部，做肩关节顺时针或逆时针方向的环形旋转运动（图6-39）。

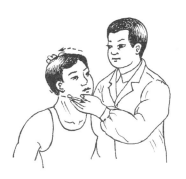

图 6-35　颈项部摇法

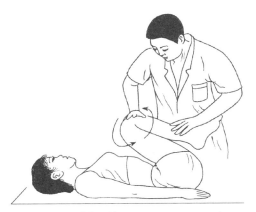

图 6-36　仰卧位摇腰法

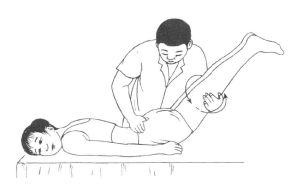

图 6-37　俯卧位摇腰法

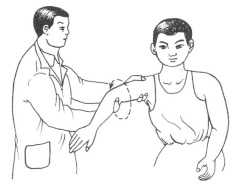

图 6-38　托肘摇肩法

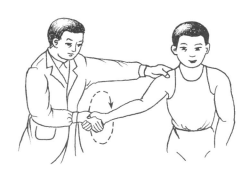

图 6-39　握手摇肩法

（3）大幅度摇肩法：受术者坐位。术者立于其侧方，两掌相合，夹持住被施术者上肢的腕部，拔伸并抬高其上肢至其前外方约 45°时，将其上肢慢慢向前外上方托起。位于下方的一手逐渐翻掌，当上举到 160°时，即可虎口向下握住其腕部。另一手随其上举之势由腕部沿前臂滑移至肩关节上部。双手协同用力，即按于肩部的一手将肩关节略向下按并固定之，握腕一手则略上提，使肩关节伸展。随即握腕之手握腕摇向后下方，经下方复于原位，此时扶按肩部的手也随势沿上臂、前臂滑落于腕部，呈动作初始时两掌夹持腕部状（图 6-40）。

　　4.**肘关节摇法**　受术者坐位，屈肘 45°左右。术者一手托其肘后部，另一手握住腕部，双手协调施力，使肘关节做环形运动（图 6-41）。

　　5.**腕关节摇法**　受术者坐位，掌心朝下。术者双手合握其手掌部，以两手拇指分按于腕背侧，余指端扣于大小鱼际部。两手臂协调用力，在稍牵引情况下做腕关节的环形摇动。其次，亦

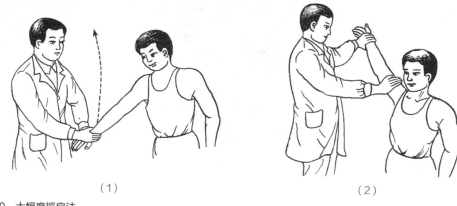

（1）   （2）

图 6-40　大幅度摇肩法

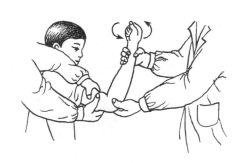

图 6-41　肘关节摇法

可一手握其腕上部，另一手握其掌指部，在稍牵引的情况下做腕关节的环形运动（图 6-42）。

6. **髋关节摇法**　受术者仰卧位，一侧下肢屈髋屈膝。术者一手扶按其膝部，另一手握其踝部或足跟部。将髋、膝关节的屈曲角度调整到 90° 左右，然后两手协调用力，使髋关节做环形运动（图 6-43）。

7. **膝关节摇法**　受术者俯卧位，一侧下肢屈膝。术者一手扶按股后部以固定，另一手握其踝部，做膝关节的环形运动。

8. **踝关节摇法**　受术者仰卧位，下肢自然伸直。术者位于其足端，一手托住足跟，另一手握其足背，在稍用力拔伸的情况下做环形运动（图 6-44）。

（二）要领及注意事项

1. 摇转的幅度应控制在人体生理活动范围内，力量由轻到重，幅度由小到大，做到因势利导，适可而止，切忌使用暴力。

2. 摇转的速度宜慢，尤其是在开始操作时更宜缓慢，可随摇转次数的增加及受术者的逐渐适应适当增快速度。

3. 摇转的方向可以按顺时针方向，亦可按逆时针方向。一般情况下是顺、逆时针方向各半。

4. 摇转时施力要协调、稳定，除被摇的关节、肢体运动外，其他部位应尽量保持稳定。

5. 对习惯性关节脱位、椎动脉型颈椎病及颈部外伤、颈椎骨折等病症禁止使用摇法。

（三）临床应用

摇法重在活动关节，属于被动导引手法。具有滑利关节、舒筋活血、分解粘连等作用。适用于全身各关节，临床主要适用于各种软组织损伤及运动功能障碍等病症的治疗。

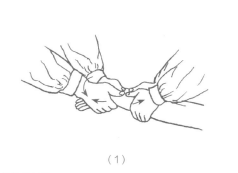

（1）　　　　　　　　　　　　（2）

图 6-42　腕关节摇法

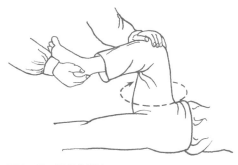

图 6-43　髋关节摇法

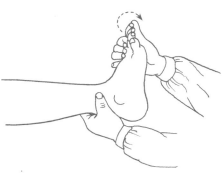

图 6-44　踝关节摇法

二、扳　法

用双手同时做相反方向或同一方向协调扳动关节，使关节产生伸展、屈曲或旋转等运动形式的手法，称之为扳法。

（一）操作

1. 颈项部扳法　包括颈项部斜扳法和颈椎旋转定位扳法等。

（1）颈项部斜扳法：受术者坐位，颈项部放松，头略前倾。术者位于其侧后方，一手扶按头顶后部，另一手扶托其下颌，两手协同施力，使其头部向一侧旋转，当旋转至有阻力时，略停顿片刻，做一突发性的有控制的增大幅度的快速扳动，常可听到"喀"的弹响声（图 6-45）。

（2）颈椎旋转定位扳法：受术者坐位，颈项部放松，术者站于其侧后方。以一手拇指顶按病变颈椎棘突旁，另一手托住对侧下颌部，令其低头，屈颈至拇指下感到棘突活动、关节间隙张开时，即保持这一前屈幅度，再使其向患侧屈至最大限度。然后将头部慢慢旋转，当旋转到有阻力时，略停顿片刻，随即做一突发性的有控制的增大幅度的快速扳动，常可听到"喀"的弹响声，同时拇指下亦有棘突弹跳感。

2. 胸背部扳法　包括扩胸牵引扳法、胸椎对抗复位法和扳肩式胸椎扳法等。

（1）扩胸牵引扳法：受术者坐位，两手十指交叉扣住置于枕后部。术者以一侧膝关节抵住其背部胸椎病变处，两手分别握扶住病人两肘部。先嘱其做前俯后仰运动，并配合深呼吸。即前俯时呼气，后仰时吸气。如此活动数遍后，待其身体后仰至最大限度时，术者将其肘部向后方突然拉动，与此同时膝部向前顶抵，常可听到"喀"的弹响声（图 6-46）。

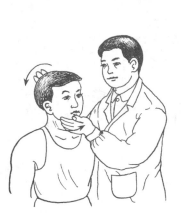

图 6-45 颈部斜扳法

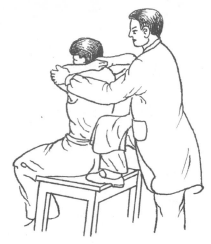

图 6-46 扩胸牵引扳法

（2）胸椎对抗复位法：受术者坐位，两手十指交叉扣住置于枕后部。术者立于其后方，两手臂自病人两腋下伸入并握住其两前臂下段，一侧膝部抵顶病变胸椎棘突处。然后握住前臂的两手用力下压，两前臂则用力上抬，使颈椎前屈并将其脊柱向上向后牵引，而抵顶病变胸椎的膝部也同时向前向下用力，与前臂的上抬形成对抗牵引。持续牵引片刻后，两手、两臂与膝部协同用力，做一突发性的有控制的增大幅度的快速扳动，常可听到"喀"的弹响声。

（3）扳肩式胸椎扳法：受术者俯卧位，全身放松。术者立其患侧，一手以掌根抵住病变胸椎的棘突旁，另一手扳住对侧肩前上部，将其肩部扳向后上方，两手协调对抗用力，当感到阻力增大时，略停片刻，随即做一突发性的有控制的快速扳动，常可听到"喀"的弹响声。

3．腰部扳法　包括腰部斜扳法、直腰旋转扳法、腰部后伸扳法和腰部旋转复位法等。

（1）腰部斜扳法：受术者侧卧位，患侧下肢在上并屈曲，健侧下肢在下并自然伸直。术者面向其站立，以一肘或手抵住其肩前部，另一肘或手抵于同侧臀部。两肘或两手协调施力，先做数次腰部小幅度的扭转活动，即按于肩部的肘或手同按于臀部的另一肘或手同时施用较小的力使肩部向前下方、臀部向后下方按压，压后即松，使腰部形成连续的小幅度扭转而放松。待腰部完全放松后，再使腰部扭转至有明显阻力时，略停片刻，随即做一突发性的有控制的快速扳动，常可听到"喀"的弹响声（图 6-47）。

（2）直腰旋转扳法：受术者坐位，两下肢分开与肩等宽，腰部放松。以向右侧旋转扳法为例。术者以两下肢夹住受术者的左小腿部及股部以固定。左手抵住其左肩后部，右臂从其右腋下伸入并以右手抵住其肩前部。然后两手协调用力，以左手前推其左肩后部，右手向后拉其右肩，且右臂部同时施以上提之力，如此则使其腰部向右旋转，至最大限度时，做一突发性的有控制的快速扳动，常可听到"喀"的弹响声（图 6-48）。

（3）腰部后伸扳法：受术者俯卧位，两下肢并拢。术者一手按压于腰部，另一手臂托抱住其两下肢膝关节上方并缓缓上抬，使其腰部后伸。当后伸至最大限度时，两手协调用力，做一增大幅度的下按腰部与上抬下肢的相反方向的用力扳动。

（4）腰部旋转复位法：受术者坐位，腰部放松，两臂自然下垂。以右侧病变向右侧旋转扳动为例。助手位于病人左前方，用两下肢夹住其小腿部，双手按压于左下肢股部以固定，术者半蹲于其后侧右方，以左手拇指端或螺纹面顶按于腰椎偏歪的棘突侧方，右手臂从其右腋下穿过并以右掌按于颈后项部。右掌缓缓下压，并嘱其做腰部前屈配合，至术者左拇指下感到棘突活动，棘

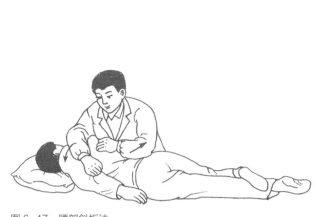

图 6-47　腰部斜扳法

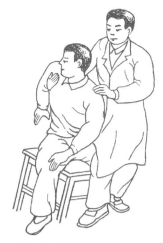

图 6-48　直腰旋转扳法

间隙张开时则嘱其停止腰椎前屈活动，保持这一前屈幅度。然后右手臂缓缓地施力，以左手拇指所顶住腰椎偏歪的棘突为支点，使其腰部向右屈至一定幅度后，再使其向右旋转至最大限度，略停片刻后，右掌下压其项部，右肘上抬，左手拇指则同时用力向对侧顶推偏歪的棘突，双手协调用力，做一增大幅度的快速扳动，常可听到"喀"的弹响声。

4. **肩关节扳法**　包括肩关节外展扳法、肩关节内收扳法、肩关节旋内扳法和肩关节上举扳法等。

（1）肩关节外展扳法：受术者坐位，术者半蹲于其肩的外侧。将其患侧手臂外展 45° 左右，将病人肘关节稍上方置于术者一侧肩上，术者以两手从前后方将病人肩部扣住锁紧。然后术者缓缓立起，使其肩关节外展至有阻力时，略停片刻，双手与身体及肩部协同施力，做一肩关节外展位增大幅度的快速扳动，如粘连得以分解，可闻及"嘶嘶"声（图 6-49）。

（2）肩关节内收扳法：受术者坐位，患侧手臂屈肘置于胸前，手搭于对侧肩部。术者立于其身体后侧，一手扶按于其肩部以固定，另一手托握于肘部并缓慢地向对侧胸前上托至有阻力时，做一内收位增大幅度的快速扳动（图 6-50）。

（3）肩关节旋内扳法：受术者坐位，患侧上肢的手与前臂置于腰部后侧。术者立于其患侧的侧后方，以一手扶按其患侧肩部以固定，另一手握住其腕部将患肢前臂沿其腰背部缓缓上抬，以使其肩关节逐渐内旋至最大限度时，做较快速的有控制的上抬前臂动作，以使其肩关节旋转至极限。如有粘连分解时，可闻及"嘶嘶"声（图 6-51）。

（4）肩关节上举扳法：受术者坐位，两臂自然下垂。术者立于其身体后方，一手托握住患肩侧上臂下段，并自前屈位或外展位缓缓向上抬起，至 120°～140° 时，以另一手握住其前臂近腕关节处。两手协调施力，向上逐渐拔伸牵引，至最大限度时，做一快速的有控制的向上拉扳（图 6-52）。

5. **肘关节扳法**　受术者仰卧位，患侧上肢的上臂平放于床面。术者坐于其侧，一手托握其肘关节上部，另一手握住前臂远端，先使肘关节做缓慢的屈伸活动，然后视其肘关节功能障碍的具体情况来决定扳法的施力。如系肘关节屈曲功能受限，则在其屈伸活动后，将肘关节置于屈曲位，缓慢地施加压力，使其进一步屈曲，向功能位靠近。当遇到明显阻力时，以握前臂一手施加一个稳定而持续的压力，达到一定时间后，两手协调用力，做一短促的有控制的肘关节屈曲位加压扳法（图 6-53）。如为肘关节伸直功能受限，则行反方向依次扳法。

6. **腕关节扳法**　包括屈腕扳法和伸腕扳法。

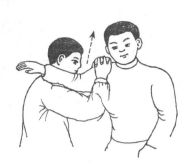

图 6-49 肩关节外展扳法

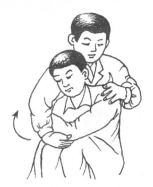

图 6-50 肩关节内收扳法

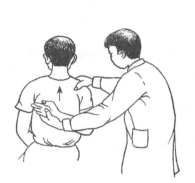

图 6-51 肩关节旋内扳法

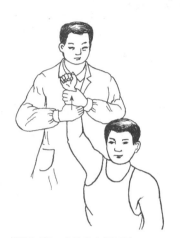

图 6-52 肩关节上举扳法

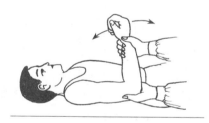

图 6-53 肘关节扳法

（1）屈腕扳法：受术者坐位。术者立于其对面，一手握住前臂下端以固定，另一手握住指掌部，先反复做腕关节的屈伸活动，然后将腕关节置于屈曲位加压，至有阻力时，做一突发的、稍增大幅度的扳动，可反复操作。

（2）伸腕扳法：受术者坐位。术者立于其对面，两手握住其指掌部，两拇指按于腕关节背侧，先做拔伸摇转数次，然后将腕关节置于背伸位，不断加压背伸，至有阻力时，做一稍增大幅度的扳动，可反复操作。

7. 髋关节扳法　包括屈膝屈髋扳法、髋关节后伸扳法、"4"字扳法、髋关节外展扳法和直腿抬高扳法等。

（1）屈膝屈髋扳法：受术者仰卧位，一侧下肢屈膝屈髋，另一侧下肢自然伸直，术者立于其侧。以一手按压伸直侧下肢的膝部以固定，另一手扶按屈曲侧的膝部，前胸部贴近其小腿部以助力。两手臂及身体协调施力，将屈曲侧下肢向前下方施压，使其股前侧靠近受术者胸腹部，至最大限度时，可略停片刻，然后做一稍增大幅度的加压扳动。

（2）髋关节后伸扳法：受术者俯卧位，术者立于其侧。以一手按于其一侧臀部以固定，另一手托住其同侧下肢的膝上部，两手协调用力，使其髋关节尽力过伸，至最大阻力时，做一增大幅度的快速过伸扳动。

（3）"4"字扳法：受术者仰卧位，将其一侧下肢屈膝，外踝稍上方的小腿下段置于对侧下肢的股前部，摆成"4"字形。术者立于其侧，一手按于屈曲侧的膝部，另一手按于对侧的髂前上棘处，两手协调用力，缓慢下压，至有明显阻力时，做一稍增大幅度的快速下压扳动。

（4）髋关节外展扳法：受术者仰卧位。术者立于其侧方，一手按于健侧膝部以固定，另一手握住其患侧小腿部或踝部，两手及身体协调用力，使其下肢外展，至有明显阻力时，做一稍增大幅度的快速扳动。

（5）直腿抬高扳法：受术者仰卧位，双下肢伸直，术者立于其侧方。助手双手按其健侧膝部以固定。术者将其患侧下肢缓缓抬起，小腿部置于术者近侧的肩上，两手将其膝关节上部锁紧、扣住。肩部与两手臂协调用力，将其逐渐上抬，使其在膝关节伸直位的状态下屈髋，当遇到明显阻力时，略停片刻，做一稍增大幅度的快速扳动。为加强对腰部神经根的牵拉，可在其下肢上抬到最大阻力位时，以一手握足掌前部，突然向下拉扳，使其踝关节尽量背伸。

8. 膝关节扳法　包括膝关节伸膝扳法、膝关节屈膝扳法等。

（1）膝关节伸膝扳法：受术者仰卧位。术者立于其侧方，一手按于患侧下肢膝部，一手置于其小腿下端后侧，两手相对协调用力，至有阻力时，做一稍增大幅度的下压扳动。

（2）膝关节屈膝扳法：受术者俯卧位。术者立于其侧方，一手扶于股后部以固定，另一手握住足踝部，使其膝关节屈曲，至阻力位时，做一稍增大幅度的快速扳动。

9. 踝关节扳法　包括踝关节背伸扳法、踝关节跖屈扳法等。

（1）踝关节背伸扳法：受术者仰卧位，两下肢伸直。术者以一手托住其足跟，另一手握住其跖趾部，两手协调用力，尽量使踝关节背伸，至有明显阻力时，做一增大幅度的背伸扳动。

（2）踝关节跖屈扳法：受术者仰卧位，两下肢伸直。术者以一手托住足跟部，另一手握住跖趾部，两手协调用力，尽量使踝关节跖屈，至有明显阻力时，做一增大幅度的跖屈扳动。

（二）要领及注意事项

1. 要顺应和符合关节的各自生理功能活动度。

2. 扳法操作要分阶段进行。第一步是通过做关节小范围的活动或摇动，使关节放松、松弛；第二步是将关节极度地伸展或屈曲、旋转，使其达到明显的阻力位，在保持这一位置的基础上，再实施第三步扳法。

3. 在实施扳动时，所施之力需用"巧力寸劲"。"巧力"即指手法的技巧力，需经过长期的练习和实践才能获得；"寸劲"即指短促之力，所施之力比较快速，且能充分地控制扳动的幅度，作用要快，消失得也快，做到中病即止。

4. 发力的时机要准，用力要适当。

5. 操作时要因势利导，不可使用暴力和蛮力。

6. 扳动时不可强求关节的弹响及软组织的撕裂声，若反复扳动，易使关节紧张度增加，有可能造成不良后果。

7. 诊断不明的脊柱外伤及有脊髓症状体征者禁用扳法。

8. 老年人有较严重的骨质增生、骨质疏松，以及患有骨关节结核、骨肿瘤者，禁用扳法。

9. 时间久、粘连重的肩关节周围炎在实施扳法时不宜一次性分解粘连，以免关节囊撕裂而加重病情。

（三）临床应用

扳法是以杠杆力或旋转力、压力、拉力等力作用于关节，施力方式简洁明快，以"巧力寸劲"取胜，具有舒筋通络、理筋整复、松解粘连、滑利关节等作用，适用于全身各关节部。临床常用于颈椎病、落枕、肩周炎、腰椎间盘突出症、脊柱小关节紊乱及外伤后关节功能障碍等病症的治疗。

三、拔伸法

固定关节或肢体的一端，应用对抗的力量使关节得到伸展，称为拔伸法。拔伸法为正骨推拿的常用方法之一。

（一）操作

1. 颈椎拔伸法 包括颈椎掌托拔伸法、颈椎肘托拔伸法等。

（1）颈椎掌托拔伸法：受术者坐位。术者站于其后，以双手拇指端及螺纹面分别顶抵其枕骨下方的风池穴处，两掌分别置于两侧下颌部以托挟助力，两前臂置于其双侧肩上部的肩井穴内侧。两手臂协调用力，即拇指上顶，双掌上托，同时前臂下压，缓慢地向上拔伸1~2分钟。以使颈椎在较短时间内得到持续牵引（图6-54）。

（2）颈椎肘托拔伸法：受术者坐位。术者站于其后，一手扶其枕后以固定助力，另一上肢的肘弯部托其下颌部，手掌则扶住对侧头顶以加强固定。托其下颌部的肘臂与扶枕后部一手协调用力，向上缓慢地拔伸1~2分钟。以使颈椎在较短时间内得到持续牵引。

2. 肩关节拔伸法 包括肩关节上举拔伸法、肩关节对抗拔伸法等。

（1）肩关节上举拔伸法：受术者坐低凳，术者站于其后方，一手托住其患肩侧上臂下段，并自前屈位或外展位将其手臂缓慢抬起，另一手握住其前臂近腕关节处，同时握上臂一手上移其下。两手协调用力，向上缓慢拔伸，至阻力位时，以钝力持续进行牵引。

（2）肩关节对抗拔伸法：受术者坐位，术者站于其患侧，以两手分别握住其腕部和肘部，于肩关节外展位逐渐用力牵引。同时嘱病人身体向另一侧倾斜，或请助手协助固定其身体上半部，与牵引之力相对抗，持续拔伸1~2分钟（图6-55）。

3. 肘关节拔伸法 受术者坐位。术者站于其侧方，将其上肢置于外展位，助手两手握住上臂上段以固定，术者一手握其腕部，另一手握其前臂下段进行持续拔伸1~2分钟。

4. 腕关节拔伸法 受术者坐位，术者站于其侧方，一手握住其前臂下端，另一手握住其手掌部。双手同时相反方向用力，缓慢地进行拔伸（图6-56）。

5. 指间关节拔伸法 术者以一手握住病人腕部，另一手捏住患指末节，两手同时用力，做相反方向拔伸（图6-57）。

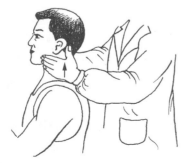

图6-54 颈椎掌托拔伸法

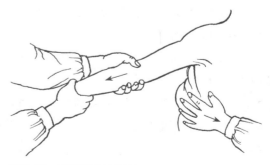

图6-55 肩关节对抗拔伸法

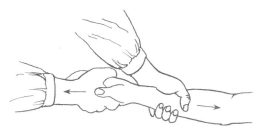

图 6-56 腕关节拔伸法

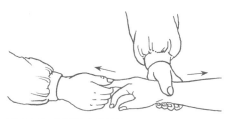

图 6-57 指间关节拔伸法

6. 腰部拔伸法 受术者俯卧位，双手抓住床头或助手固定其肩部，术者站于其足端，两手分别握住其两踝部，身体宜后倾，逐渐向其足端用力拔伸。

7. 髋关节拔伸法 受术者仰卧位，术者站于其侧方，助手以双手按于其两髂前上棘以固定。使其一侧下肢屈髋屈膝，术者以一手扶于膝部，另一侧上肢屈肘以前臂托住其腘窝部，胸胁部抵住其小腿。双手臂及身体协调施力，将其髋关节向上持续拔伸。

8. 膝关节拔伸法 受术者仰卧位，术者站于其足端，助手以双手握住其一侧下肢股部中段以固定，术者以两手分别握住足踝部和小腿下段，身体后倾，向其足端持续进行拔伸。

9. 踝关节拔伸法 受术者仰卧位，术者站于其足端，以一手握其小腿下段，另一手握住跖趾部，两手对抗用力，持续拔伸踝关节。

（二）要领及注意事项

1. 拔伸力量由小到大，不可用突发性地猛力拔伸，以免造成牵拉损伤。

2. 拔伸动作要稳而缓，用力要均匀而持续，当拔伸到一定程度后，需要一个稳定的持续牵引力。

3. 拔伸力量和方向以病人的关节生理活动范围或耐受程度而定。

（三）临床应用

本法主要适用于全身关节，具有舒筋活血、理筋整复、松解粘连、滑利关节等作用。临床主要用于软组织损伤、骨折及关节脱位等病症的治疗。

第七节　其他类手法

一、拨　法

以拇指深按于治疗部位，进行单方向或往返的推动，称为拨法。拨法又名"指拨法""拨络法"。

（一）操作

拇指伸直，以指端着力于施术部位，余四指置于相应的位置以助力，拇指下压至一定的深度，待有酸胀感时，再做与肌纤维或肌腱、韧带成垂直方向的单向或来回推动（图6-58）。若单手指力不足时，亦可以双手拇指重叠进行操作。

（二）要领及注意事项

1. 用力要轻重得当，太轻则力浮，只能揉动皮肤，起不到对筋腱的刺激作用；过重则力死，

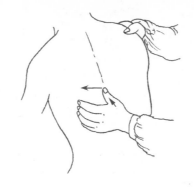

图 6-58　拨法

使动作滞涩而产生不适感。

2. 拨动时拇指不能在皮肤表面有摩擦移动，要带动肌纤维或肌腱韧带一起拨动。按压力与拨动力方向要互相垂直。

3. 拨动中，腕关节应相对放松，使拨动有力而不失柔和。

（三）临床应用

本法主要适用于颈、肩、背、腰、臀、四肢等部位的肌肉、肌腱、韧带及痛性筋索。拨法力量沉实，拨动有力，具有较好的通络止痛和松解粘连的作用。临床常用于颈椎病、肩周炎、腰背筋膜炎、第三腰椎横突综合征、腰椎间盘突出症、梨状肌综合征等病症的治疗。

二、勒　法

以屈曲的食、中两指的近侧指间关节紧夹住受术者的手指（足趾）根部，并用力向指（趾）端方向迅速捋出的手法，称为勒法。

（一）操作

以一手握住受术者的腕或踝部，以固定患肢，另一手食、中两指屈曲呈"钳状"，夹持患指（趾）根部。保持一定的勒压力量，由指（趾）根部滑向指（趾）端部。当最后滑移至指（趾）端部时，还要稍加钳力，以加重对指（趾）端部的刺激，并加快滑移的速度，迅速通过指（趾）端，此时往往可听到"嗒"的拔指声。

（二）要领及注意事项

1. 力度要适中，若夹持的力量过大会使动作滞涩，以致损伤皮肤；力量太小则对指（趾）端刺激量不够。

2. 动作要协调灵活，滑移的速度要快，尤其至指（趾）端速度宜稍快。

3. 本法操作次数不宜太多，一般 3～5 次即可。

（三）临床应用

本法是一种主要用于四肢指、趾末端的辅助性治疗手法，具有舒筋活血、滑利关节、消麻止痛的功效。临床上常配合捻法、拿法等，以治疗指（趾）关节外伤以及颈椎病、腕管综合征、类风湿关节炎、中风偏瘫等疾病所致的指（趾）关节酸痛、肿胀、麻木及屈伸不利等。

三、插　法

以食指、中指、无名指、小指四指插入肩胛胸壁间隙的手法，称为插法。

（一）操作

以插左侧肩胛为例：受术者坐位，左臂后伸，屈肘，将手置于腰骶部；术者站于其左后外侧，用左手掌心抵住其左侧肩前部；右手食指、中指、无名指、小指并拢伸直，指尖从肩胛内下缘处斜向上方，此时操作者左手将其左肩向后推动，右手顺势相对用力，将右手四指插入一定深度，并保持半分钟左右，受术者胃脘有上提感。如此反复操作 3～5 次。

（二）要领及注意事项

1. 双手要配合施力，插入之手斜向上用力，抵肩之手向后下推按用力。

2. 插入之食指、中指、无名指、小指之指间关节、掌指关节要用力挺直。

3. 动作缓和而连贯，用力由轻到重，再由重到轻，不可突然用力插入，退出动作时亦不宜过快。

4. 受术者全身放松，呼吸自然。

（三）临床应用

本法是治疗胃下垂的主要辅助手法。仅适用于肩胛胸壁，具有升阳举陷、舒筋活血、宽胸理气等作用。本法也可用于肩周炎、颈椎病、冈上肌劳损等所致肩背疼痛的治疗。

☆ 学习小结

1. 学习内容

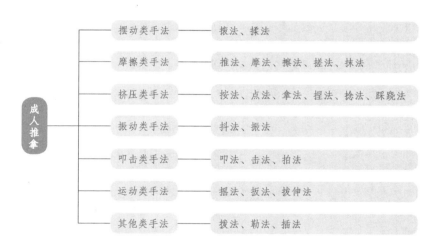

成人推拿	摆动类手法	㨰法、揉法
	摩擦类手法	推法、摩法、擦法、搓法、抹法
	挤压类手法	按法、点法、拿法、捏法、捻法、踩跷法
	振动类手法	抖法、振法
	叩击类手法	叩法、击法、拍法
	运动类手法	摇法、扳法、拔伸法
	其他类手法	拨法、勒法、插法

2. **学习方法**　本章作为针灸推拿与护理的推拿基础篇部分的重点内容，要通过与常见病症护理篇内容的对比来理解成人推拿手法的动作要领，结合临床学会使用成人推拿手法在护理中的应用。在学习过程中要注意掌握手法的技术要领，特别是运动类手法如扳法，要加强手法的练习。

1. 何谓推拿手法？推拿手法与疗效之间有何关系？

2. 如何理解推拿手法的基本要求？

3. 扳法的概念、动作要领、注意事项有哪些？

4. 何谓颈部斜扳法？

（范宏元　王　红）

第七章
小儿推拿

学习目标　　通过学习小儿推拿，掌握小儿推拿的特色与优势、小儿推拿常
用手法、小儿特定穴位，为学习儿科常见病症护理奠定基础。

学习要点　　小儿推拿的特色与优势、小儿推拿手法、特定穴位的基本技术
要求及各种常见手法的动作要领、临床应用及注意事项。

▸　小儿推拿是在中医基本理论指导下，根据小儿的生理病理特点，在其体表特定的穴位
或部位施以手法以防治疾病或助长益智的一种临床外治疗法，其临床应用最初是从治疗小
儿惊风开始的，以后逐渐应用于小儿的其他疾病。

07章

第一节 小儿推拿概述

一、特色与优势

小儿推拿能够在明清形成体系以后得到迅速发展，主要在于其自身所具有的特色和优势。

1. 疗效确切 推拿疗法用于防治儿科疾病疗效显著，适用范围很广。

2. 无毒副作用 推拿属于外治物理疗法，尤其小儿推拿操作一般较轻柔，所以只要操作得当，几无毒副作用。

3. 容易接受 小儿推拿治疗疾病时不需要打针服药，故痛苦小，同时几无毒副作用，所以患儿及家长十分容易接受，目前往往作为患儿治疗疾病的首选疗法。

4. 容易推广 小儿推拿操作简便，易学易懂，同时不受器具、场地等条件的限制。除了医生外，患儿家长也可在医生的指导下操作，所以容易推广应用。

小儿推拿的穴位除了运用十四经穴及经外奇穴外，本身还有许多特定的穴位（图7-1、图7-2、图7-3）。穴位往往与经络系统无关，互不相连。这些小儿推拿特定穴位不仅有"点"状，还有"线"状及"面"状，且大多分布于双手及前臂，正所谓"小儿百脉汇于两掌"。线状或面状的"穴位"其实并不是严格意义上的穴位，它实际上是手法经过的路线，是由小儿推拿的操作手法决定的。

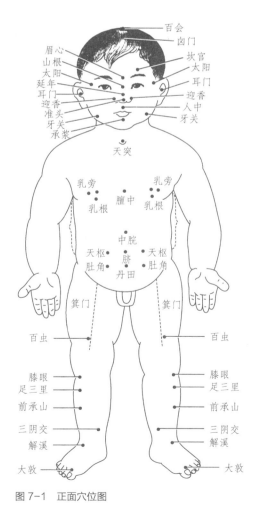

图7-1 正面穴位图

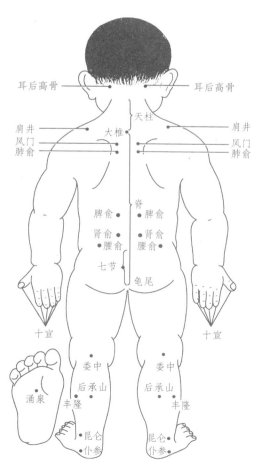

图7-2 背面穴位图

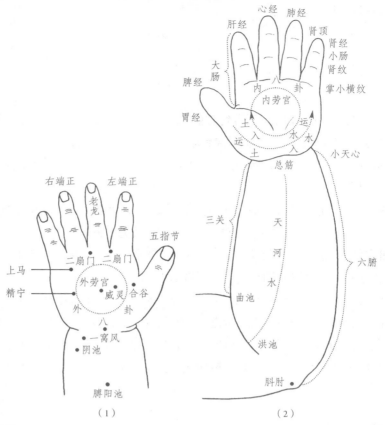

图 7-3　上肢穴位图

二、操作特点

在明清时期小儿推拿著作中和临床应用上，小儿推拿手法往往是与所作用的穴位（或部位）结合在一起的。例如"补肺经"表示旋推肺经；"推上七节"表示由下而上直推七节骨；"退六腑"表示自肘至腕推六腑。这种形式有人称为小儿推拿的处方名。小儿推拿手法比较重视补泻，著作中有旋推为补、直推为泻（消），缓摩为补、急摩为泻等说法，基本上是按照操作方向和轻重缓急来定补泻的。小儿推拿手法补泻一般有以下几种方法。

1．**方向**　向心为补，离心为泻；旋推为补，直推为泻；以顺为补，以逆为泻；向里为补，向外为泻。

2．**速度**　快疾者为泻，缓慢者为补。

3．**力度**　轻为补，重为泻。

4．**手法特性**　手法的补泻，除了方向、快慢、轻重等因素之外，其手法本身也是一种因素，因手法不同，其刺激的效应也不相同。如分推、合推同样用于大横纹处，前者可分利气血，后者则可理气血。又如揉法，具有"和"的作用。

小儿推拿手法在成人推拿手法基本要求的基础上，特别强调轻快柔和，平稳着实。根据病情的轻重和患儿年龄的大小，在手法操作次数或时间上有明显的区别。一般来说，年龄大、病情重的，操作次数多、时间长；年龄小、病情轻的，操作次数少、时间短。

小儿推拿的对象一般为 6 周岁以下的小儿（学龄前儿童）。超过 6 周岁者多按成人推拿的方法和穴位治疗。

第二节 小儿推拿手法

一、推 法

（一）概念

推法是指用拇指或食指、中指的螺纹面着力，附着在患儿体表一定的穴位或部位上，做直线或旋转推动的手法。临床上根据操作方向的不同，可分为直推法、旋推法、分推法、合推法四种。

（二）操作

1.**直推法** 以拇指螺纹面或桡侧缘，或食、中二指螺纹面在操作部位做单方向的直线推动，频率约每分钟220～280次左右。

2.**旋推法** 以拇指螺纹面在一定的穴位上做顺时针或逆时针方向的旋转推动，频率约每分钟160～200次左右（图7-4）。

3.**分推法** 以双手拇指螺纹面或桡侧缘，或食、中二指螺纹面，自穴位或部位的中间向两旁做反方向直线推动或"八"形推动，又称为分法。一般可连续分推20～50次左右（图7-5）。

4.**合推法** 以双手拇指螺纹面或双掌，自穴位或部位的两旁向中间做相对方向的直线或弧线推动。本法又称合法或和法（图7-6）。

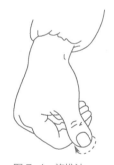 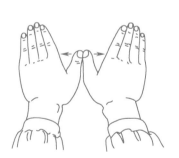 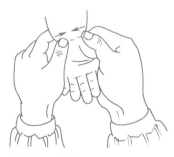

图7-4 旋推法　　　　图7-5 分推法　　　　　　图7-6 合推法

（三）动作要领

1. 操作时，上肢放松，肘关节自然屈曲，直推拇指或示、中指指间各关节自然伸直，旋推拇指接触面用力要均匀。肩、肘、腕、指活动要协调。

2. 直推操作时，着力指面要与操作穴位或部位贴紧，用力要着实，而又不可滞涩，动作要轻快连续，一拂而过，如帚拂尘状，以推后皮肤不发红为佳。

3. 操作时，动作要轻快连续、协调、有节律，用力均匀、柔和、有深透感。

（四）适用部位

直推法适用于小儿推拿特定穴中的线状穴位和五经穴，多用于头面部、四肢部、脊柱部；旋推法主要用于手部五经穴及面状穴位；分推法适用于头面部、胸腹部、腕掌部及肩胛部等；合推法适用于头面部、胸腹部、腕掌部。

二、揉 法

（一）概念

以手指的指端或螺纹面、手掌鱼际、掌根着力，吸定于一定的治疗部位或穴位上，作轻柔和缓的顺时针或逆时针方向的环旋运动，并带动该处的皮下组织一起揉动，称为揉法。揉法是小儿推拿的常用手法之一，根据着力部分的不同，可分为指揉法、鱼际揉法、掌根揉法三种。

（二）操作

1．指揉法　以拇指或中指的指面或指端，或食指、中指、无名指指面着力，吸定于治疗部位或穴位上，做轻柔和缓的、小幅度、顺时针或逆时针方向的环旋揉动，使该处的皮下组织一起被揉动。根据着力部分的不同，可分为拇指揉法、中指揉法、食中二指揉法和食中无名三指揉法（图 7-7）。

2．鱼际揉法　以鱼际部着力于施术部位上，稍用力下压，腕部放松，前臂主动运动，通过腕关节带动着力部分在治疗部位上做轻柔和缓、小幅度、顺时针或逆时针方向的环旋揉动，使该处的皮下组织一起被揉动（图 7-8）。

3．掌根揉法　以掌根部分着力，吸定在治疗部位上，稍用力下压，腕部放松，以肘关节为支点，前臂做主动运动，带动腕部及着力部分连同前臂做轻柔和缓的、小幅度的、顺时针或逆时针方向的环旋揉动，使该处的皮下组织一起被揉动。

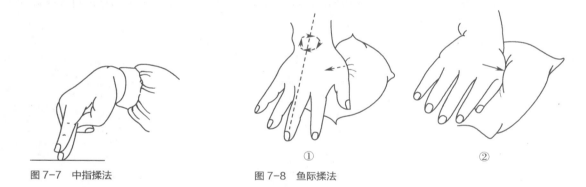

图 7-7　中指揉法　　　　　　　　图 7-8　鱼际揉法

（三）动作要领

1．肩、肘、手腕充分放松，以前臂的主动摆动带动腕、指的回旋运动。

2．着力点要带动治疗部位的皮下组织做回旋运动，而皮下组织与着力点保持相对不动，尽量不与皮肤发生摩擦，所谓"肉动而皮不动"。

3．揉动的动作连续而有节律，用力由小到大，再由大到小才停止。

4．紧推慢移　在每次揉动吸定的基础上，可逐渐在一定的部位或面上缓慢地移动，回旋的速度快，而移动的速度慢。

5．揉法的压力要小，着力部位自然放在治疗部位，小儿推拿动作更宜轻柔。

（四）适用部位

拇指与中指揉法适用于全身各部位或穴位，食中二指揉法适用于肺俞、脾俞、胃俞、肾俞、天枢等穴位，三指揉法适用于胸锁乳突肌及脐、双侧天枢穴。鱼际揉法适用于头面部、胸腹部、胁肋部、四肢部。掌根揉法适用于腰背部、腹部及四肢部。

三、按 法

（一）概念

以拇指或中指的指端或螺纹面，或掌面（掌根）着力，附着在一定的穴位或部位上，逐渐用力向下按压，按而留之或一压一放地持续进行，称为按法。根据着力部位不同分为指按法和掌按法。

（二）操作

1. 指按法 分为拇指按法和中指按法。拇指按法：拇指伸直，其余四指握空拳，食指中节桡侧轻贴拇指指间关节掌侧，起支持作用，以协同助力。用拇指螺纹面或指端着力，吸定在患儿治疗穴位上，垂直用力，向下按压，持续一定的时间，按而留之，然后放松，再逐渐用力向下按压，如此一压一放反复操作；中指按法：中指指间关节、掌指关节略屈，稍悬腕，用中指指端或螺纹面着力，吸定在患儿需要治疗的穴位上，垂直用力，向下按压。余同拇指按法（图7-9）。

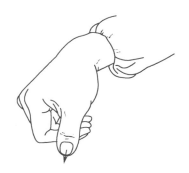

图7-9 指按法

2. 掌按法 腕关节背伸，五指放松伸直，用掌面或掌根着力，附着在患儿需要治疗的部位上，垂直用力，向下按压，并持续一定的时间，按而留之。余同拇指按法。

（三）动作要领

1. 操作时，按压的方向要垂直向下用力。

2. 按压的力量要由轻到重，力量逐渐增加，平稳而持续。

3. 按压时着力部分要紧贴患儿体表的部位或穴位上，不能移动。

（四）适用部位

指按法适用于全身各部的经络和穴位。掌按法适用于面积大而又较为平坦的部位，如胸腹部、腰背部等。

四、摩 法

（一）概念

以食指、中指、无名指、小指的指面或掌面着力，附着在患儿体表一定的部位或穴位上，做环形而有节律的抚摩运动，称为摩法，分为指摩法与掌摩法两种。

（二）操作

1. 指摩法 食指、中指、无名指、小指四指并拢，掌指关节自然伸直，腕部微悬屈，以指面着力，附着在患儿体表一定的部位或穴位上，前臂主动运动，通过腕关节做顺时针或逆时针方向的环形摩动（图 7-10）。

2. **掌摩法**　指掌自然伸直，腕关节微背伸，用掌面着力，附着在患儿体表一定部位上，腕关节放松，前臂主动运动，通过腕关节连同着力部分做顺时针或逆时针方向的环形摩动。（图 7-11）

（三）动作要领

1. 肩、肘、腕均要放松。

2. 操作时，前臂要主动运动，通过放松的腕关节而使着力部分形成摩动。

3. 动作要和缓协调，用力轻柔、均匀。

（四）适用部位

指摩法和掌摩法主要适用于胸腹部。

五、掐　法

（一）概念

以拇指爪甲切掐患儿的穴位或部位，称为掐法。又称"切法""爪法""指针法"。

（二）操作

手握空拳，拇指伸直，指腹紧贴在食指中节桡侧缘，以拇指指甲着力，吸定在患儿需要治疗的穴位或部位上，逐渐用力进行切掐（图 7-12）。

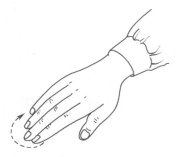

图 7-10　指摩法

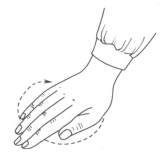

图 7-11　掌摩法

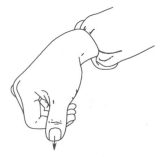

图 7-12　掐法

（三）动作要领

1. 操作时，应垂直用力切掐，可持续用力，也可间歇性用力以增强刺激，取穴宜准。

2. 掐法是强刺激手法之一，不宜反复长时间应用，更不能掐破皮肤。掐后常继用揉法，以缓和刺激，减轻局部的疼痛或不适感。

（四）适用部位

适用于头面部和手足部的穴位。

六、运　法

（一）概念

以拇指螺纹面或食指、中指的螺纹面在患儿体表做环形或弧形移动，称为运法。

（二）操作

以一手托握住患儿手臂，使被操作的部位或穴位平坦向上，另一手以拇指或食指、中指的螺纹面着力，轻附着在治疗部位或穴位上，做由此穴向彼穴的弧形运动；或在穴周做周而复始的环形运动，频率为每分钟 60～120 次（图 7-13、图 7-14）。

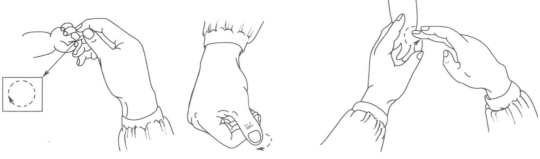

图 7-13 拇指运法   图 7-14 中指运法

（三）动作要领

1. 操作时，医者着力部分要轻贴体表。

2. 用力宜轻不宜重，作用力仅达皮表，只在皮肤表面运动，不带动皮下组织。运法的操作较推法和摩法轻而缓慢，幅度较旋推法为大。运法的方向常与补泻有关，操作时应视病情需要而选用。

3. 操作频率宜缓不宜急。

（四）适用部位

多用于弧线形穴位或圆形面状穴位。

七、捣　法

（一）概念

以中指指端，或食指、中指屈曲的指间关节着力，有节奏地叩击穴位的方法，称为捣法。实为"指击法"或"叩点法"。

（二）操作

患儿坐位，以一手握持住患儿食指、中指、无名指、小指四指，使手掌向上，用另一手的中指指端或食指、中指屈曲后的第一指间关节突起部着力，其他手指屈曲相握，前臂主动运动，通过腕关节的屈伸运动，带动着力部位有节奏地叩击穴位 5～20 次左右（图 7-15）。

（三）动作要领

1. 前臂为动力源，腕关节放松。

2. 捣击时取穴要准确，发力要稳，而且要有弹性。

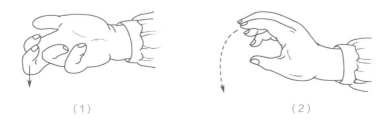

（1）   （2）

图 7-15 捣法

（四）适用部位

适用于手部小天心穴及承浆穴。

八、捏脊法

（一）概念

以单手或双手的拇指与食指、中指的指面或拇指与四指的指面做对称性着力，夹持住患儿的肌肤或肢体，相对用力挤压并一紧一松逐渐移动者，称为捏法。小儿推拿主要用于脊柱，故称捏脊法。

（二）操作

1. 患儿俯卧，被捏部位裸露，医者双手呈半握拳状，拳心向下，拳眼相对，用两拇指指面的前 1/3 处或指面的桡侧缘着力，吸定并顶住患儿龟尾穴旁的肌肤，食指、中指的指面前按，拇指、食指、中指三指同时用力将该处的皮肤夹持住并稍提起，然后双手交替用力，自下而上，一紧一松地挤压，向前移动至大椎穴处（图 7-16）。

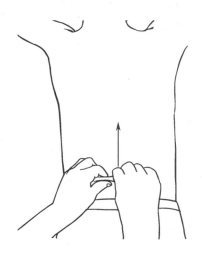

图 7-16　普通捏脊法

2. 患儿俯坐位或俯卧位，被捏部位裸露，医者双手呈半握拳状，拳心相对，拳眼向上，食指半屈曲，用其中节的桡侧缘及背侧着力，吸定并顶住患儿龟尾穴处的肌肤，拇指端前按，拇指、食指同时用力将该处的皮肤夹持住并稍提起，然后双手交替用力，自下而上，一紧一松地挤压，向前移动至大椎穴处。

3. 患儿坐位或卧位，以一手的拇指与食指、中指的指面前 1/3 处相对着力，或用拇指指面与食指中节掌侧的桡侧相对着力，稍用力将治疗处的肌肤夹持住，然后一紧一松挤压被治疗的肌筋，并在该肌筋上下端之间做缓慢移动挤压。

（三）动作要领

1. 肩、肘关节要放松，腕指关节的活动要灵活、协调。

2. 操作时既要有节律性，又要有连贯性。

3. 操作时间的长短和手法强度的轻重及捏挤面积的大小要适中，用力要均匀。

（四）适用部位

脊柱及其两侧。

第三节 小儿特定穴

一、头面部

（一）天门（攒竹）

1. **定位** 两眉中间至前发际正中成一直线。

2. **操作** 两拇指自下而上交替直推，称开天门，又称推攒竹（图7-17）。

3. **功效** 疏风解表，开窍醒脑，镇静安神。

4. **临床应用** 用于外感发热、头痛等症，多与推坎宫、揉太阳等合用；若惊惕不安，烦躁不宁，多与清肝经、按揉百会等合用。

（二）坎宫

1. **定位** 自眉头起沿眉向眉梢呈一弧线。

2. **操作** 两拇指自眉心向眉梢作分推，称推坎宫（图7-18）。

3. **功效** 疏风解表，醒脑明目，止头痛。

4. **临床应用** 用于外感发热，头痛，多与开天门、揉太阳等合用；若治疗目赤肿痛，多和清肝经、掐揉小天心、清河水等合用。也可推后点刺放血或用掐按法，以增强疗效。

（三）太阳

1. **定位** 眉梢与目外眦延长线的交点，约旁开一寸的凹陷处。

2. **操作** 两拇指桡侧自前向后直推，称推太阳；用中指端揉该穴，称揉太阳或运太阳，向眼方向揉为补，向耳方向揉为泻。

3. **功效** 疏风解表，清热，明目，止头痛。

4. **临床应用** 推太阳用于外感发热。若外感表实头痛用泻法；若外感表虚、内伤头痛用补法。

（四）耳后高骨

1. **定位** 耳后入发际高骨下凹陷中。

2. **操作** 两拇指或中指端揉，称揉耳后高骨；掐揉兼用，称为掐揉耳后高骨（图7-19）。

3. **功效** 疏风解表。

4. **临床应用** 治感冒头痛，多与开天门、推坎宫、揉太阳等合用；亦能安神除烦，治神昏烦躁等症。

（五）山根

1. **定位** 面部正中，两目内眦连线上。

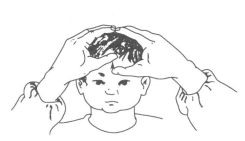

图7-17 开天门

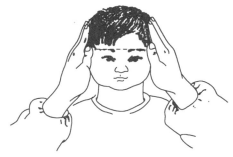

图7-18 推坎宫

2．**操作**　拇指指甲掐，称掐山根（图7-20）。

3．**功效**　开关窍，醒目定神。

4．**临床应用**　对惊风、昏迷、抽搐等症，多与掐人中、掐老龙等合用。

（六）迎香

1．**定位**　鼻翼外缘中点旁开，当鼻唇沟中取穴。

2．**操作**　用食、中二指按揉称揉迎香（图7-21）。

3．**功效**　宣肺发汗，开鼻通窍。

4．**临床应用**　治疗鼻塞，鼻衄，口眼㖞斜，面痒，鼻流清涕。

（七）鼻通（上迎香）

1．**定位**　面部，当鼻翼软骨与鼻甲的交界处，约鼻唇沟上端处。

2．**操作**　用食、中二指按揉称揉鼻通。

3．**功效**　宣肺发汗，开鼻通窍。

4．**临床应用**　用于治疗各种原因引起的鼻窍不通。

（八）准头（鼻准）

1．**定位**　鼻子尖端，又名素髎，属督脉。

2．**操作**　用拇指指甲掐，称掐准头。

3．**功效**　祛风镇惊。

4．**临床应用**　治疗惊风，与掐天庭、掐人中等同用；治鼻出血，与掐上星、掐迎香合用；治昏厥与按揉内关、足三里合用。

（九）人中

1．**定位**　上嘴唇人中沟的上三分之一与中三分之一交界处。

2．**操作**　以拇指甲掐，称掐人中（图7-22）。

3．**功效**　醒神开窍。

4．**临床应用**　主要用于急救，如人事不省、窒息、惊风或抽搐等。

（十）牙关（颊车）

1．**定位**　下颌角前上方一横指，用力咬牙时，咬肌隆起最高点处。

2．**操作**　拇指按或中指揉，称点按牙关或揉牙关（图7-23）。

3．**功效**　祛风通络，养血和营。

4．**临床应用**　按牙关主要用于牙关紧闭；口眼㖞斜，则多用揉牙关。

（十一）百会

1．**定位**　头顶正中线与两耳尖连线的交点处。

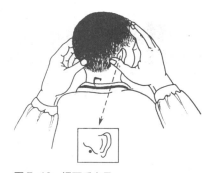

图7-19　揉耳后高骨

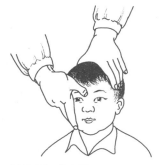

图7-20　掐山根

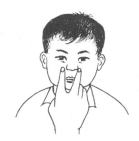

图7-21　揉迎香

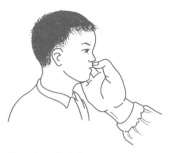

图 7-22　掐人中

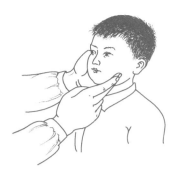

图 7-23　揉牙关

2．**操作**　拇指按或揉，称按百会或揉百会。

3．**功效**　镇静安神，升阳举陷，为安神定惊首选穴位之一。

4．**临床应用**　主治头痛，惊风，癫痫，休克，遗尿，脱肛等。

（十二）囟门

1．**定位**　前发际正中直上 2 寸，百会前的颅骨凹陷中。

2．**操作**　用两拇指指腹自前发际向该穴轮换推之，囟门未闭时仅推至边缘，称推囟门；拇指指腹轻揉本穴称揉囟门；用食指、中指、无名指三指指腹并拢做指腹摩法，称摩囟门。

3．**功效**　镇惊安神通窍，益智健脑。

4．**临床应用**　治疗头痛、惊风、鼻塞等；健康小儿可用于保健，益智健脑。

（十三）天柱骨

1．**定位**　颈后发际正中至大椎穴成一直线。

2．**操作**　用拇指或食、中指自上向下直推，称推天柱。或用刮痧板蘸水自上向下刮，刮至皮下轻度瘀血即可（图 7-24）。

3．**功效**　降逆止呕，清热解表。

4．**临床应用**　治疗恶心，呕吐，呃逆，溢奶，发热，感冒，项强，惊风，咽痛等症。

（十四）桥弓

1．**定位**　位于颈部，翳风至缺盆连线上，于胸锁乳突肌体表。

2．**操作**　用拇指或食、中二指自上向下直推，称推桥弓；用拇指与食、中二指相对揉捏，称拿桥弓（图 7-25）。

3．**功效**　舒筋活血，软坚散结。

4．**临床应用**　主治小儿肌性斜颈。

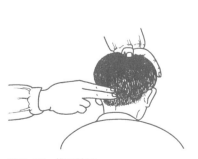

图 7-24　推天柱骨

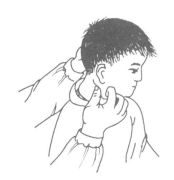

图 7-25　拿桥弓

二、胸腹部

（一）缺盆

1．**定位**　锁骨上窝中央，距前正中线4寸。

2．**操作**　用中指或拇指按揉；或用拇指指腹弹拨。

3．**功效**　镇咳平喘，通络止痛。

4．**临床应用**　治疗咳嗽、气喘、咽喉肿痛、缺盆中痛、瘰疬等症。

（二）天突

1．**定位**　颈部，当前正中线上，胸骨上窝中央。

2．**操作**　中指端按或揉，称按天突或揉天突（图7-26）；用双手拇、食二指捏挤本穴，称捏挤天突。

3．**功效**　理气化痰，止咳平喘，降逆止呕。

4．**临床应用**　治疗咳喘胸闷，痰壅气急，恶心呕吐，咽喉肿痛等症。治疗咽喉肿痛时，多使用捏挤法。

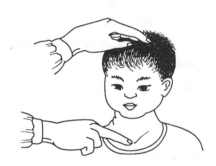

图7-26　揉天突

（三）璇玑

1．**定位**　胸部，当前正中线上，胸骨上窝中央下1寸。

2．**操作**　两手掌从璇玑穴开始，沿胸肋自上而下向左右分推，至剑突处后向下直推至脐部，再由脐部向左右分推至整个小腹。此法称为开璇玑。

3．**功效**　宽胸理气，止咳平喘，健脾和胃。

4．**临床应用**　主治小儿胸闷咳喘、痰鸣气急、食滞胃痛、恶心呕吐、腹痛腹泻、便秘等症。

（四）膻中

1．**定位**　胸部，当前正中线上，平第4肋间，两乳头连线的中点。

2．**操作**　中指指端揉称为揉膻中（图7-27）；两拇指向两旁分推至乳头称为分推膻中（图7-28）；用食、中指自胸骨切迹向下推至剑突称为推膻中。

3．**功效**　宽胸理气，止咳化痰。

4．**临床应用**　其为气之会穴，为治疗呼吸系统疾病首选穴，包括胸闷、吐逆、咳喘、痰鸣等症。

（五）乳根

1．**定位**　乳头直下2分，第五肋间隙中。

2．**操作**　用双手拇指或中指端，或用单手食、中二指分开放在两穴位上，同时揉动，称揉乳根。

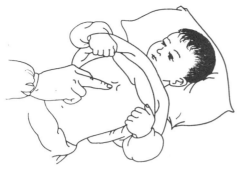

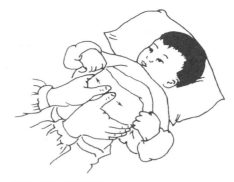

图 7-27　揉膻中　　　　　　　　　　　　　　图 7-28　分推膻中

3．**功效**　宽胸理气，止咳化痰。

4．**临床应用**　主治胸闷、咳喘、胸痛、呕吐、痰鸣等症。

（六）乳旁

1．**定位**　乳头旁开 2 分。

2．**操作**　用双手拇指或中指端，或用单手食、中二指分开放在两穴位上，同时揉动，称揉乳旁。

3．**功效**　宽胸理气，止咳化痰。

4．**临床应用**　主治咳喘、痰鸣、胸闷等症。

（七）胁肋

1．**定位**　从腋下两胁至天枢处。

2．**操作**　以两手掌从两胁腋下搓摩至天枢处，称搓摩胁肋，又称按弦走搓摩（图 7-29）。

3．**功效**　破气化痰，除闷消积，专消有形之邪。

4．**临床应用**　本穴为消积要穴，常与摩腹合用。主治胸闷、胁痛、腹胀、痰喘、气急、疳积、肝脾肿大等症。本法消导之力较峻烈，故虚弱的小儿慎用。

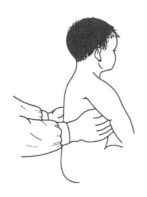

图 7-29　搓摩胁肋

（八）中脘

1．**定位**　脐上 4 寸，胸骨下端至脐连线之中点。

2．**操作**　用指端或掌根按揉称揉中脘（图 7-30）。用掌心或四指摩称摩中脘。自中脘向上直推至喉下或自喉往下推至中脘称推中脘，又称推胃脘（图 7-31）。

3．**功效**　健脾益气，消食和胃。

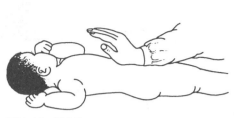
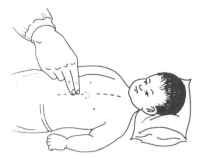

图 7-30　揉中脘　　　　　　　　　　　　图 7-31　推中脘

4．临床应用　为治疗消化系统病症常用穴，多用于恶心呕吐、胃脘疼痛、嗳气、食欲不振、食积、腹胀、泄泻等症。

（九）腹

1．定位　腹部。

2．操作　有摩腹与分推腹阴阳之分。用两拇指端沿肋弓角边缘至中脘至脐，向两旁分推，称分推腹阴阳（图 7-32）；用掌面或四指摩腹，称摩腹（图 7-33）。逆时针摩为补，顺时针摩为泻，顺逆交替摩之为平补平泻。

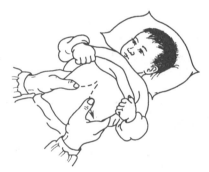
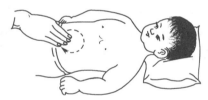

图 7-32　分推腹阴阳　　　　　　　　　　图 7-33　摩腹

3．功效　健脾和中，理气消食。

4．临床应用　为治疗消化系统疾病的效穴，摩腹法为治泻四大手法之一，故常与其他三法（揉脐，推上七节骨，揉龟尾）配合治疗腹泻。主治腹胀、腹痛、腹泻、纳少、便秘、疳积、恶心、呕吐等一切消化系统疾病。

（十）脐（神阙）

1．定位　肚脐。

2．操作　用中指端或掌根揉，称揉脐；指摩或掌摩称摩脐；用拇指和食、中指抓住肚脐挤捏抖动，称挤捏肚脐。中指端或掌根在神阙做点、揉、振、摩，为补法；指腹在神阙做抓拿同时抖动的手法以及捏挤，为泻法。

3．功效　温阳健脾，散寒祛浊。

4．临床应用　治疗腹泻、便秘、腹痛、疳积、四肢厥冷、风痫等症。

（十一）肚角

1．定位　脐下 2 寸（石门）旁开 2 寸大筋处。

2．**操作** 用拇、食、中三指做拿法，称拿肚角（图7-34）；或用中指端按，称按肚角。

3．**功效** 止腹痛，通大便。

4．**临床应用** 止腹痛的要穴，治疗一切腹痛、便秘、腹胀、食积等。拿肚角刺激量较强，不可多拿。

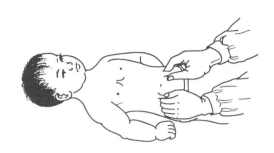

图 7-34 拿肚角

（十二）丹田

1．**定位** 小腹部（脐下 2 寸与 3 寸之间）。

2．**操作** 或揉或摩，称揉丹田或摩丹田。

3．**功效** 温肾固本，补益脾胃，泌别清浊。

4．**临床应用** 主治疝气，尿浊，遗尿，腹胀，肠鸣，脱肛等。在本穴上做一指禅推法，多用于年龄较大的小儿，治疗遗尿。民间有气沉丹田之说，其操作方法为以手搓热摩之，该法能培补精气，升提阳气，助儿成长。

三、肩背腰骶部

（一）肩井

1．**定位** 大椎与肩峰端连线之中点，肩部筋肉处。

2．**操作** 用拇指与食、中二指对称用力提拿肩筋，称拿肩井。用指端按其穴称按肩井。

3．**功效** 宣通气血，发汗解表。

4．**临床应用** 拿肩井多于治疗结束时运用，作为结束手法，称总收法。常用于落枕、颈项肌痉挛、肩背痛、小儿麻痹后遗症等。

（二）大椎

1．**定位** 背部正中线上，第 7 颈椎棘突下凹陷中。

2．**操作** 食指端揉，称为揉大椎（图7-35）；用拇指和食、中指挤捏该穴，称挤捏大椎。

3．**功效** 清热利咽，解表发汗。

4．**临床应用** 治疗感冒、发热、咳嗽、气喘、咽喉肿痛、项强等症。捏挤法刺激量较强，多用于治疗热病重症。

（三）肺俞

1．**定位** 在背部，当第三胸椎棘突下，旁开 1.5 寸。

2．**操作** 用两拇指或食、中二指端揉，称揉肺俞；两拇指分别自肩胛骨内缘从上向下推动，称推肺俞或分推肩胛骨。

3．**功效** 调肺气，补虚损，止咳嗽。

4. 临床应用 多用于呼吸系统疾病，如久咳、久喘、声嘶、喉干、气短、痰浊、胸闷、胸痛等症。久咳不愈，按揉肺俞时可加蘸少许盐粉，效果更好。

（四）脊柱

1. 定位 背部，大椎至尾椎成一直线。

2. 操作 有推脊、捏脊、按脊之分。以食指、中指螺纹面着力，自上而下在脊柱穴上做直推法，称推脊（图7-36）。以拇指与食指、中指呈对称着力，自龟尾开始，双手一紧一松交替向上挤捏推进至大椎穴处，称捏脊。以拇指螺纹面着力，自大椎穴向下依次按揉脊柱骨至龟尾穴，称按脊。

3. 功效 调阴阳，和脏腑，理气血，通经络。

4. 临床应用 捏脊为小儿保健四大手法之一，故常与其他三法（补脾经、摩腹、按揉足三里）合用，亦可单独用于保健。捏脊是治疗小儿消化系统诸病的首选，常用于治疗小儿厌食、食积、脾胃虚弱等消化系统疾病，亦可治疗一切脊柱疾病。

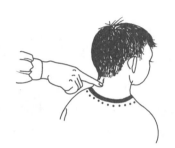

图7-35 揉大椎

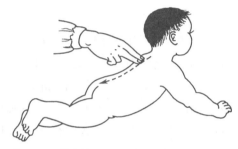

图7-36 推脊柱

（五）七节骨

1. 定位 第四腰椎至尾骨端成一直线。

2. 操作 用拇指或食、中二指面自下向上，或自上向下直推，分别称推上七节骨或推下七节骨（图7-37）。

3. 功效 升降脾胃，补虚泻实，调理二便。

4. 临床应用 推上七节适用于一切虚证、寒证、气陷证，如腹泻、食少、小便清冷、完谷不化、脱肛、遗尿等。推下七节用于一切热证、实证、气逆证，如呕吐、口舌生疮、烦躁不眠、咳喘、痰浊、便秘等。擦七节能调理前后二阴，治二便失调。

（六）龟尾

1. 定位 尾骨尖端凹陷中，属督脉。

2. 操作 以拇指或中指端揉，称揉龟尾。用拇指指面旋推，称旋推龟尾。

3. 功效 涩肠止泻，通导大肠。

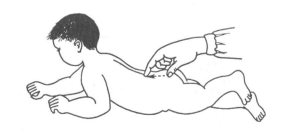

图7-37 推上七节骨

4．**临床应用**　涩肠止泻，可用于治疗泄泻、慢性痢疾、完谷不化、脱肛等症。通导大肠，可用于治疗大便秘结、肠胀腹痛、热毒痢、湿热泻等症。

四、上肢部

（一）脾经

1．**定位**　拇指末节指纹面。

2．**操作**　旋推或将患儿拇指屈曲，循拇指桡侧边缘向掌根方向直推为补，称补脾经（图7-38）；由指根向指尖方向直推为清，称清脾经（图7-39）。补脾经、清脾经，统称推脾经。

3．**功效**　补脾经健脾胃，补气血；清脾经清热利湿，化痰止呕，透疹。

4．**临床应用**　补脾经用于脾胃虚弱，气血不足而引起的食欲不振、肌肉消瘦、消化不良等症；清脾经用于湿热熏蒸、皮肤发黄、恶心呕吐、腹泻痢疾等症。小儿脾胃薄弱，不宜攻伐太甚，在一般情况下，脾经穴多用补法，体壮邪实者方能用清法。小儿体虚，正气不足，患斑疹热病时，推补本穴，可使瘾疹透出，但手法易快，用力宜重。

（二）肝经

1．**定位**　食指末节指纹面。

2．**操作**　旋推为补，称补肝经；由指根向指尖方向直推为清，称清肝经（图7-40）。补肝经和清肝经统称推肝经。

3．**功效**　平肝泻火，息风镇惊，解郁除烦。

4．**临床应用**　清肝经平肝泻火，息风镇惊，解郁除烦。常用于烦躁不安、五心烦热、惊风、抽搐等症。肝经宜清不宜补，若肝虚应补时则须补后加清，或以补肾经代之，称为滋肾养肝法。

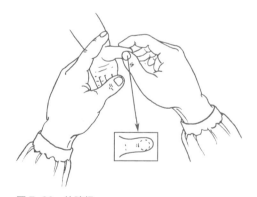

图7-38　补脾经

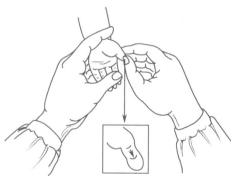

图7-39　清脾经

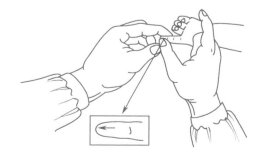

图7-40　清肝经

（三）心经

1. **定位** 中指末节指纹面。

2. **操作** 旋推为补，称补心经；由指根向指尖方向直推为清，称清心经（图7-41）。补心经和清心经统称为推心经。

3. **功效** 清心热，退心火。

4. **临床应用** 清心经用于心火旺盛而引起的高热神昏、面赤口疮、小便短赤等，多与清天河水、清小肠等合用。本穴宜用清法，不宜用补法，恐心火亢盛之故。若气血不足而见心烦不安、睡卧露睛等症，需用补法时，可补后加清，或以补脾经代之。

（四）肺经

1. **定位** 无名指末节指纹面。

2. **操作** 旋推为补，称补肺经；由指根向指尖方向直推为清，称清肺经（图7-42）。补肺经和清肺经统称为推肺经。

3. **功效** 补肺经补益肺气；清肺经宣肺清热，疏风解表，化痰止咳。

4. **临床应用** 补肺经用于肺气虚损，咳嗽气喘，虚汗怕冷等肺经虚寒证；清肺经用于感冒发热及咳嗽、气喘、痰鸣等肺经实热证。

（五）肾经

1. **定位** 小指末节指纹面。

2. **操作** 由指根向指尖方向直推为补，称补肾经；向指根方向直推为清，称清肾经（图7-43）。补肾经和清肾经统称为推肾经。

3. **功效** 补肾经补肾益脑，温养下元；清肾经清利下焦湿热。

4. **临床应用** 补肾经用于先天不足、久病体虚、肾虚久泻，主治多尿、遗尿、虚汗喘息等症；清肾经用于膀胱蕴热，小便赤涩等症。临床上肾经穴一般多用补法，须用清法时也多以清小肠代之。

（六）肾顶

1. **定位** 小指顶端。

2. **操作** 用拇指或中指端按揉本穴，称揉肾顶。

3. **功效** 收敛元气，固表止汗。

4. **临床应用** 为治疗汗证效穴，主治自汗、盗汗、多汗等一切汗证。

（七）肾纹

1. **定位** 手掌面，小指第二指间关节横纹处。

2. **操作** 用中指或拇指端按揉本穴，称揉肾纹（图7-44）。

3. **功效** 清热明目，解瘀散结。

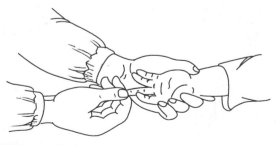

图7-41 清心经

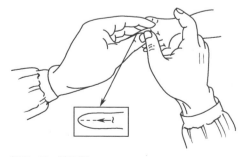

图7-42 清肺经

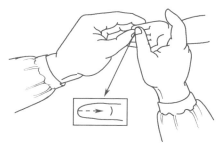

图 7-43 清肾经

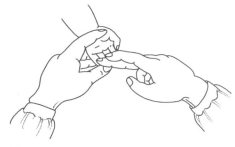

图 7-44 揉肾纹

4．**临床应用** 为治目疾要穴。主治目赤肿痛，鹅口疮，热毒内陷，瘀结不散等症。

（八）十宣（十王）

1．**定位** 十指尖指甲内赤白肉际处。

2．**操作** 用拇指指甲掐本穴，称掐十宣。

3．**功效** 醒神开窍。

4．**临床应用** 主要用于急救。主治惊风、高热、昏厥等神志病的重症。

（九）五经

1．**定位** 拇指、食指、中指、无名指末节螺纹面，即脾、肝、心、肺经；小指末节螺纹面稍偏尺侧至阴池穴，即肾经。

2．**操作** 以一手夹持患儿五指以固定，另一手以拇指或中指端由患儿拇指尖至小指尖做运法，或用拇指甲逐一掐揉，称运五经和掐揉五经；患儿俯掌且五指并拢，一手持患儿手掌，另一手拇指置患儿掌背之上，余四指在患儿掌下向指端方向直推，称推五经。

3．**功效** 与相关脏腑经穴相配，以治疗相应脏腑病证。

4．**临床应用** 推五经治疗 6 个月之内的婴儿发热。

（十）四横纹

1．**定位** 掌面食指、中指、无名指、小指第一指间关节横纹处。

2．**操作** 拇指甲掐揉，称掐四横纹；四指并拢从食指横纹处推向小指横纹处，称推四横纹。

3．**功效** 掐四横纹退热除烦，散瘀结；推四横纹调中行气，和气血，消胀满。

4．**临床应用** 多用于食积、腹胀、气血不和、消化不良等症。常与补脾经、揉中脘等合用。也可用毫针、三棱针点刺本穴出血以治疗疳积。

（十一）小横纹

1．**定位** 掌面食指、中指、无名指、小指掌指关节横纹处。

2．**操作** 以拇指甲掐，称掐小横纹；拇指侧推，称推小横纹。

3．**功效** 退热，消胀，散结。

4．**临床应用** 用于脾胃热结、口唇破烂及腹胀等症，另可治疗肺部干性啰音。

（十二）掌小横纹

1．**定位** 掌面小指根下，尺侧掌横纹头。

2．**操作** 中指或拇指按揉，称揉掌小横纹（图 7-45）。

3．**功效** 清热散结，宽胸宣肺，化痰止咳。

4．**临床应用** 用于治疗喘咳、口舌生疮等症，为治疗百日咳、肺炎的要穴，另治疗肺部湿性啰音有一定功效。

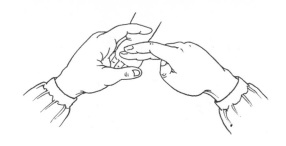

图7-45　揉掌小横纹

（十三）胃经

1. **定位**　大鱼际外侧，赤白肉际之间。亦有拇指近掌面第一节之说。

2. **操作**　用拇指的螺纹面旋推，称补胃经；用拇指螺纹面向指根方向直推，称清胃经。

3. **功效**　补胃经能健脾胃，助运化；清胃经具有清中焦湿热，和胃降逆，泻胃火，除烦止渴的作用。

4. **临床应用**　治疗烦渴喜饮、便秘、呕吐、呃逆、腹胀、厌食等症。

（十四）大肠经

1. **定位**　食指桡侧缘，自食指尖至虎口成一直线。

2. **操作**　从食指尖直推向虎口为补，称补大肠（图7-46）；反之为清，称清大肠。补大肠和清大肠统称推大肠。

3. **功效**　补大肠温中止泻；清大肠清利肠腑，除湿热，导积滞。

4. **临床应用**　补大肠用于虚寒腹泻、脱肛等病症；清大肠用于湿热、积食滞留肠道、身热腹痛、痢下赤白、大便秘结等症；本穴又称"指三关"，尚可用于小儿疾病的诊断，作用同于给成人诊断时的脉诊。

（十五）小肠经

1. **定位**　小指尺侧边缘，自指尖到指根成一直线。

2. **操作**　从指尖直推向指根为补，称补小肠（图7-47）；反之则为清，称清小肠。补小肠和清小肠统称推小肠。

3. **功效**　清利下焦湿热，泌清别浊，清热利尿。

4. **临床应用**　推小肠多用于小便短赤不利、尿闭、水泻等症。若心经有热，移热于小肠，以本法配合清天河水，能加强清热利尿的作用；若属下焦虚寒，多尿、遗尿则宜用补小肠。

（十六）板门

1. **定位**　手掌鱼际平面。

2. **操作**　指端揉，称揉板门或运板门；用推法自指根推向腕横纹，称板门推向横纹，反之称横纹推向板门（图7-48）。

3. **功效**　健脾和胃，消食化滞，运达上下之气，止泻，止呕吐。

4. **临床应用**　揉板门用于乳食停积，食欲不振或嗳气、腹胀、腹泻、呕吐；板门推向横纹，用于止泻；横纹推向板门，用于止呕吐。

（十七）小天心

1. **定位**　大小鱼际交接处凹陷中。

2. **操作**　中指按揉，称揉小天心；拇指甲掐，称掐小天心（图7-49）；以中指尖或屈曲的指间关节捣，称捣小天心。

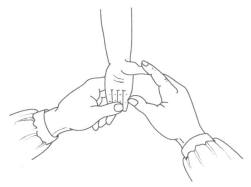

图 7-46　补大肠

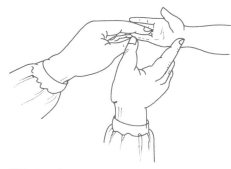

图 7-47　补小肠

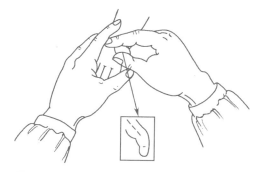

图 7-48　板门推向横纹

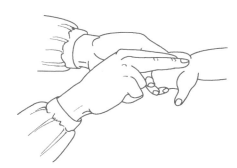

图 7-49　掐揉小天心

3．功效　揉小天心清热、镇惊、利尿、明目；掐、捣小天心镇惊安神。

4．临床应用　揉小天心主要用于心经有热而致的目赤肿痛、口舌生疮、惊惕不安或心经有热，移热于小肠而见小便短赤等症，此外对新生儿硬皮症、黄疸、遗尿、水肿、疮疖、痘疹欲出不透亦有效；掐、捣小天心用于惊风抽搐、夜啼、惊惕不安等症。若见惊风眼翻、斜视，可与掐老龙、掐人中、清肝经等合用。眼上翻者则向下掐、捣，右斜视者则向左掐、捣，左斜视者向右掐、捣。

（十八）内劳宫

1．定位　掌心中，屈指时中指指尖所点之处。

2．操作　中指端揉，称揉内劳宫（图 7-50）。应用运法自小指根端运起，经掌小横纹、小天心至内劳宫称运内劳宫（水底捞明月）。

3．功效　揉内劳宫清热除烦；运内劳宫清虚热。

4．临床应用　揉内劳宫能清热除烦，用于心经有热而致口舌生疮、发热、烦渴等；运内劳宫为运掌小横纹、揉小天心、运内劳宫的复合手法，对心、肾两经虚热最为适宜。

（十九）内八卦

1．定位　手掌面，以掌心（内劳宫）为圆心，从圆心至中指根横纹约 2/3 处为半径所作圆周。

2．操作　用运法顺时针方向操作，称运内八卦或运八卦（图 7-51）。

3．功效　宽胸利膈，理气化痰，行滞消食。

4．临床应用　用于痰结喘嗽、乳食内伤、胸闷、腹胀、呕吐及纳呆等症，多与推脾经、推肺经、揉板门、揉中脘等合用。

（二十）天门

1．定位　手掌心内侧"乾宫"处。

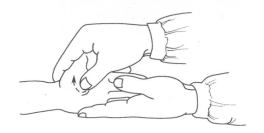

图7-50 揉内劳宫

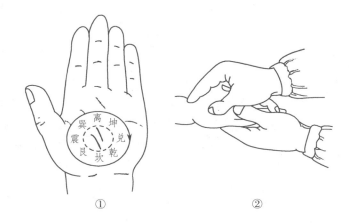

① ②

图7-51 运内八卦

2. **操作** 以一手持患儿手之四指，使掌心向上，以另一手中指端或拇指端由穴处推向拇指尖，称天门入虎口。由食指尖推向虎口或反推之。一手拿天门穴，一手摇肘肘，3～5次。

3. **功效** 天门入虎口健脾消食；拿天门摇肘肘和气血。

4. **临床应用** 推向虎口常用治食积、消化不良，常与补脾经同用。

（二十一）大横纹

1. **定位** 仰掌，掌后横纹。近拇指端称阳池，近小指端称阴池。

2. **操作** 两拇指自掌后横纹中（总筋）向两旁分推，称分推大横纹（图7-52）。（阴池、阳池）向总筋合推，称合阴阳。

3. **功效** 分阴阳平衡阴阳，调和气血，行滞消食；合阴阳行痰散结。

4. **临床应用** 分阴阳用于寒热往来、烦躁不安，以及乳食停滞、腹胀、腹泻、呕吐等症，另治痢疾有一定疗效。合阴阳用于痰结喘嗽胸闷，若配合揉肾纹、清天河水能加强此作用。

（二十二）总筋

1. **定位** 掌后腕横纹中点处。

2. **操作** 按揉本穴称揉总筋；用拇指甲掐称掐总筋（图7-53）。

3. **功效** 揉总筋能清心经热，散结止痉，通调周身气机；掐总筋镇惊止痉。

4. **临床应用** 揉总筋治疗口舌生疮、潮热、夜啼等实热证，常与清天河水、清心经合用。掐总筋治疗惊风抽搐，常与掐人中、拿合谷、掐老龙等同用。

（二十三）老龙

1. **定位** 中指甲后1分处。

2. **操作** 用掐法，称掐老龙（图7-54）。

3. **功效** 醒神开窍。

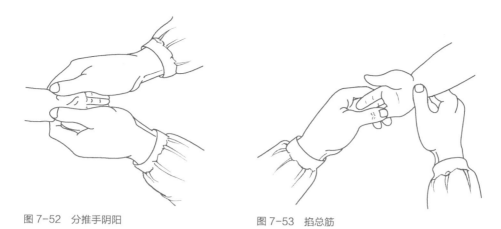

图 7-52　分推手阴阳　　　　　　　　　　　图 7-53　掐总筋

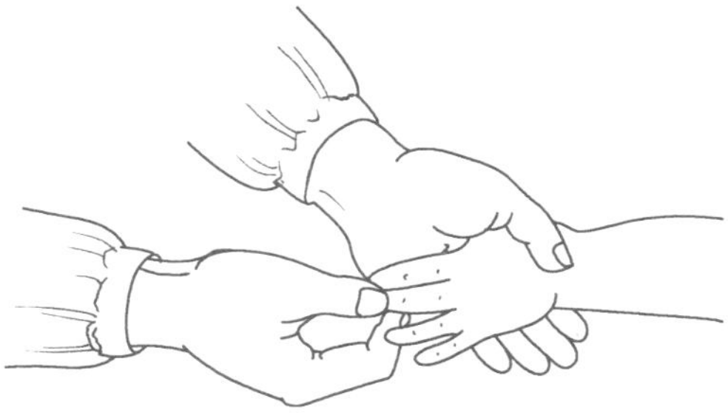

图 7-54　掐老龙

4．**临床应用**　用于急救，若小儿急惊暴死或高热抽搐，掐之知痛有声音，较易治；不知痛而无声音，一般难治。

（二十四）端正

1．**定位**　中指甲根两侧赤白肉处，桡侧称左端正，尺侧称右端正。

2．**操作**　一手握持儿手，另一手以拇指甲掐或用拇指螺纹面揉，称掐揉端正。

3．**功效**　揉右端正降逆止呕；揉左端正升提中气，止泻；掐端正醒神开窍，止血。

4．**临床应用**　揉右端正常用于胃气上逆而引起的恶心、呕吐等症，常与清胃经、横纹推向板门合用；揉左端正用于水泻、痢疾等症，多与推脾经、推大肠合用；掐端正常用于治疗小儿惊风，常与掐老龙、清肝经等同用。

（二十五）五指节

1．**定位**　掌背五指第一指间关节。

2．**操作**　有掐五指节和揉五指节之分。手握儿手，使掌面向下，另一手拇指甲由小指或从拇指依次掐之，继以揉之，称掐揉五指节；以拇指、食指揉之，称揉五指节（图7-55）。

3．**功效**　安神镇惊，祛风痰，通关窍。

4．**临床应用**　掐五指节主要用于惊惕不安、惊风等症，多与清肝经、掐老龙等合用；揉五指节主要用于胸闷、痰喘、咳嗽等症，多与运内八卦、推揉膻中等合用。经常揉捻五指节有利于小儿智力发育，可用于小儿保健。

（二十六）二扇门

1．**定位**　掌背中指根本节两侧凹陷处。

2．**操作**　一手持患儿手，另一手以食指、中指端揉穴处，称揉二扇门（图7-56）。两手食指、中指固定患儿腕，令手掌向下，无名指托其手掌，然后用两拇指甲掐之，继而揉之，称掐二扇门。

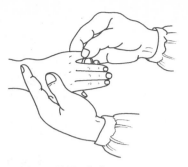
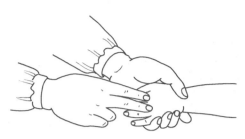

图 7-55　掐揉五指节　　　　　　　　　图 7-56　揉二扇门

3．**功效**　发汗透表，退热平喘。

4．**临床应用**　治疗体虚外感常与揉肾顶、补脾经、补肾经等合用。揉两扇门要稍用力，速度宜快，多用于风寒外感。

（二十七）二人上马

1．**定位**　手背无名及小指掌指关节后陷中。

2．**操作**　一手握持患儿手，使手心向下，以另一手拇指指甲掐穴处，称掐二人上马（图7-57）。以拇指端揉之，称揉二人上马。

3．**功效**　滋阴补肾，顺气散结，利水通淋。

4．**临床应用**　揉二人上马为补肾滋阴的要法。用揉法为多，主要用于阴虚阳亢、潮热烦躁、牙痛、小便赤涩淋沥等症。与揉小横纹合用，治疗肺部感染有干性啰音，久不消失者。治疗湿性啰音配揉掌小横纹。

（二十八）威灵

1．**定位**　手背二、三掌骨歧缝间。

2．**操作**　用掐法，称掐威灵（图7-58）。

3．**功效**　开窍醒神。

4．**临床应用**　用于急惊暴死、昏迷不醒的急救。

（二十九）精宁

1．**定位**　手背第四五掌骨歧缝间。

2．**操作**　一手持患儿四指，令掌背向上，另一手拇指甲掐穴处，继以揉之，称掐精宁（图7-59）。

3．**功效**　行气，破结，化痰。

4．**临床应用**　多用于痰食积聚、气吼痰喘、干呕、疳积等症。体虚者慎用，若应用则多与补脾经、推三关、捏脊等同用。

（三十）虎口（合谷）

1．**定位**　手背第一、二掌骨之间，近第二掌骨中点的桡侧。属手阳明大肠经。

2．**操作**　一手持患儿手，令其手掌侧置，桡侧在上，以另一手食、中二指固定儿腕部，用拇指甲掐穴处，继而揉之，称掐揉虎口。

3．**功效**　清热，通络，止痛。

4．**临床应用**　治疗发热无汗、头痛、项强、面瘫、口噤、便秘、呕吐、嗳气、呃逆、鼻衄等症。常与推大肠、推脾经、拿肚角等同用。

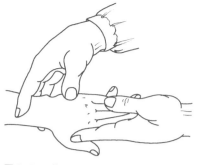
图7-57　掐二人上马

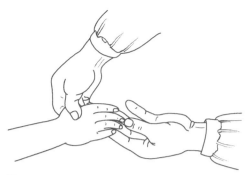
图7-58　掐威灵

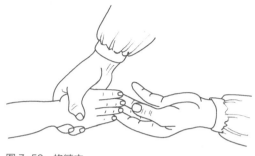
图7-59　掐精宁

（三十一）外劳宫

1．**定位**　掌背，与内劳宫相对处。

2．**操作**　用揉法，称揉外劳宫（图7-60）；用掐法，称掐外劳宫。

3．**功效**　温阳散寒，升阳举陷，兼能发汗解表。

4．**临床应用**　临床上用揉法为多，揉外劳主要用于一切寒证，不论外感风寒，鼻塞流涕以及脏腑积寒，完谷不化，寒痢腹痛，疝气等症皆宜，且能升阳举陷，故临床上也多配合补脾经、补肾经、推三关、揉丹田等，治疗脱肛、遗尿等症。

（三十二）外八卦

1．**定位**　掌背外劳宫周围，与内八卦相对处。

2．**操作**　拇指做顺时针方向掐运，称运外八卦。

3．**功效**　宽胸理气，通滞散结。

4．**临床应用**　多与摩腹、按揉膻中合用，治疗胸闷、腹胀、便结等症。

（三十三）三关

1．**定位**　前臂桡侧，阳池至曲池成一直线。

2．**操作**　用拇指桡侧面或食、中指面自腕推向肘，称推三关（图7-61）；屈患儿拇指，自拇指外侧端推向肘称为大推三关。

3．**功效**　补气行气，温阳散寒，发汗解表。

4．**临床应用**　推三关性温热，主治一切虚寒证，对非虚寒证宜慎用。临床上治疗气血虚弱、命门火衰、下元虚冷、阳气不足引起的四肢厥冷、面色无华、食欲不振、疳积、吐泻等症。多与补脾经、补肾经、揉丹田、捏脊、摩腹等合用。

（三十四）六腑

1．**定位**　前臂尺侧，阴池至肘尖成一直线。

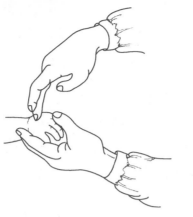

图 7-60　揉外劳宫

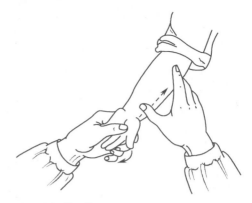

图 7-61　推三关

2．**操作**　用拇指面或食、中指指纹面自肘推向腕。称退六腑或推六腑（图 7-62）。

3．**功效**　清热凉血解毒。

4．**临床应用**　对温病邪入营血、脏腑郁热积滞、壮热烦渴、腮腺炎等实热证均可应用。本穴与补脾经合用，有止汗的效果。若患儿平素大便溏薄，脾虚腹泻者，本法慎用。

（三十五）天河水

1．**定位**　前臂正中，总筋至洪池（曲泽）成一直线。

2．**操作**　用食、中二指自腕推向肘，称清（推）天河水（图 7-63）；用食、中二指蘸水自总筋处，一起一落弹打如弹琴状，直至洪池，同时一面用口吹气随之，称打马过天河。

3．**功效**　清热解表，泻火除烦。

4．**临床应用**　清天河水微凉，较平和，用于治疗热性病症，清热而不伤阴分。用于五心烦热、口燥咽干、唇舌生疮、夜啼等症；对于感冒发热、头痛、恶风、汗微出、咽痛等外感风热者，也常与推攒竹、推坎宫、揉太阳等合用。

（三十六）一窝风

1．**定位**　手背腕横纹正中凹陷处。

2．**操作**　一手握持患儿手，另一手以中指或拇指端按揉穴处，称揉一窝风。

3．**功效**　温中行气。

4．**临床应用**　常用于受寒、食积等原因引起的腹痛等症，多与拿肚角、推三关、揉中脘等合用。

（三十七）螺蛳骨

1．**定位**　屈肘，掌心向胸，尺骨小头桡侧缘骨缝中。

2．**操作**　拇指、食指捏提该处皮肤。

3．**功效**　清热除烦。

4．**临床应用**　主要治疗消化不良、潮热、惊悸。

（三十八）外间使（膊阳池、支沟）

1．**定位**　前臂，尺骨与桡骨之间，与内间使相对处。属手少阳三焦经。

2．**操作**　一手持患儿腕，另一手拇指甲掐穴处，继而揉之，称掐外间使。用拇指端或中指端揉，称揉外间使。

3．**功效**　解表清热，通络止痛。

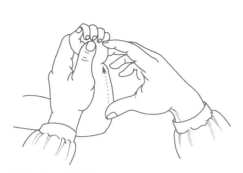

图 7-62　退下六腑

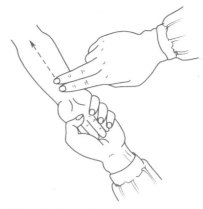

图 7-63　清天河水

4．临床应用　治疗小儿感冒头痛、腹泻、腹痛。

（三十九）洪池（曲泽）

1．定位　仰掌，肘部微屈，当肘横纹肱二头肌腱内侧。属手厥阴心包经。

2．操作　一手拇指按穴位上，另一手拿患儿四指摇，称按摇洪池。

3．功效　调和气血，通调经络。

4．临床应用　主要用于关节疼痛、气血不和，多与按、揉、拿局部和邻近穴位配合应用。因本穴属心包经，按之能泄血热，可与清天河水同用，以清心热。

（四十）曲池

1．定位　屈肘成直角，当肘横纹外侧纹头末端处。属手阳明大肠经。

2．操作　掐揉曲池先使患儿屈肘，一手托住其腕部不动，另一手握住患儿之肘部，以拇指甲掐之，继以揉之，称掐揉曲池。

3．功效　解表退热，利咽。

4．临床应用　主治风热感冒、咽喉肿痛、上肢痿软、抽掣、咳喘、嗳气、腹痛、呕吐、泄泻等症，常与开天门、推坎宫、推太阳、清天河水等同用。

（四十一）肘肘

1．定位　肘关节，鹰嘴突处。

2．操作　有掐揉肘肘和摇肘肘之分。一手固定患儿臂肘，另一手拇指、食指叉入虎口，同时用中指按小鱼际中心（天门穴），屈患儿之手，上下摇之，称摇肘肘。或用拇指端掐揉穴位处，称掐揉肘肘。

3．功效　通经理气，活血生血，化痰。

4．临床应用　治疗上肢痿痹与揉曲池、拨小海同用；治疗疳积时与补脾经、运四横纹同用。本穴一般不单用。

五、下肢部

（一）箕门

1．定位　大腿内侧，髌骨内上缘至腹股沟成一直线。

2．操作　用食、中二指面自内髌骨上缘推至腹股沟，称推箕门（图 7-64）；以拇指与食指、中指相对着力，提拿该处肌筋，称拿足膀胱或称拿箕门。

3．**功效**　利尿、清热。

4．**临床应用**　主治小便赤涩不利、尿闭、水泻等症。

（二）百虫

1．**定位**　髌骨内上缘2.5寸处。

2．**操作**　用拇指或中指端按揉本穴，称按揉百虫（图7-65）；用拇指放在本穴上，中指或四指放于大腿外侧，对拿本穴（同时拿双侧穴位），称拿百虫。

3．**功效**　通经络，止抽搐。

4．**临床应用**　主治惊风抽搐、昏迷不醒、下肢瘫痪痹痛等症。

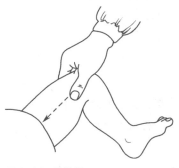
图7-64　推箕门

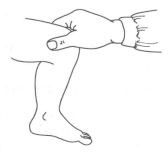
图7-65　揉百虫

（三）足三里

1．**定位**　外膝眼下3寸，胫骨旁开1寸处。

2．**操作**　用拇指端按揉本穴（双侧同时操作），称按揉足三里。

3．**功效**　健脾和胃，调中理气，导滞通络。

4．**临床应用**　按揉足三里为小儿保健四法之一，故常与其他三法（补脾经，摩腹，捏脊）合用于强身保健。用于治疗恶心呕吐，腹痛泄泻，厌食，疳积，腹胀，下肢痿软乏力等。

（四）三阴交

1．**定位**　内踝直上3寸，胫骨后缘凹陷中。

2．**操作**　用拇指或中指端按揉本穴，称按揉三阴交；用拇指螺纹面着力，做自上而下或自下而上的直推法，称推三阴交。

3．**功效**　补益气血，通调水道。

4．**临床应用**　用于治疗遗尿，癃闭，小便频数，尿赤涩痛，下肢痿软，贫血乏力等。

（五）涌泉

1．**定位**　屈趾，足心前正中凹陷中。

2．**操作**　用拇指面向足趾方向直推，称推涌泉；用中指或拇指端揉本穴，称揉涌泉；用拇指甲掐本穴，称掐涌泉。

3．**功效**　安神除烦，引热下行。

4．**临床应用**　推涌泉能引火归原，退虚热，多与揉上马、运内劳宫等相配合，以治疗五心烦热、烦躁不安、夜啼等病症；与退六腑、清天河水等相配合，可用于退实热。揉涌泉能治吐泻，左揉止吐，右揉止泻；掐涌泉能治惊风。

☆ 学习小结

1．学习内容

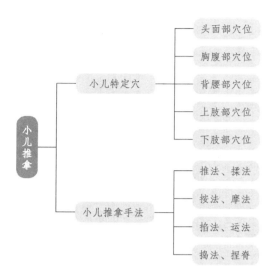

2．**学习方法** 本章作为《针灸推拿与护理》的推拿基础篇的部分内容，要通过与常见病症护理篇儿科病症内容的对比来理解小儿推拿手法及特定穴位，结合临床加强小儿推拿手法的练习，在学习过程中要注意掌握小儿推拿手法的技术要领及小儿推拿的特色，同时注意与成人推拿的区别与联系。

◇ 复习思考题

1. 小儿推拿的优势和特点是什么？
2. 小儿推拿常用手法有哪些，动作要领是什么？
3. 小儿推拿手及前臂上有哪些穴位，作用如何？
4. 小儿推拿头面四大手法是如何操作的？

（林　栋）

第八章
保健推拿

学习目标　　　　通过学习保健推拿，掌握常规保健推拿的操作套路及具体方法，为日后临床开展穴位按摩护理技术及运用推拿自我保健奠定基础。

学习要点　　　　保健推拿的概念，常规保健推拿套路的编排原则，常规保健推拿的操作套路，常规自我保健按摩的操作程序。

08章

第一节　保健推拿概述

按照推拿的目的与作用不同，通常将之分为治疗性推拿与保健推拿。以治疗疾病为目的、主要起治疗作用的推拿叫作治疗性推拿；以达到预防疾病、保持健康状态为目的的推拿方法称为保健推拿。保健推拿与治疗性推拿不同，其手法力度相对较轻，多采用放松肌肉及点按穴位等推拿手法，较少应用整复关节类手法；其操作部位可在全身各部，尤其以头部及背腰部最为常用。

现代社会生活工作节奏加快，人们身体、精神压力加大，出现了身体及精神上的各种不适，如颈肩腰腿不适、焦虑抑郁、头痛失眠、慢性腹泻等非器质性病变。这些健康与疾病之间的亚健康状态，可通过保健推拿得以解除。同时，保健推拿可在一定程度上保持人体的健康状态。因此，保健推拿的适应对象为健康或亚健康人群，既可以是成人，也可以是小孩，对于因工作原因而长期缺乏运动的亚健康人群尤为适应。

从推拿的历史看，推拿起源于自我按摩。远古时期的人类就发现，有意或无意的自我抚摸往往有减轻病痛的作用。这种有意或无意的自我抚摸可以说是最早的推拿方法。

历代医家十分推崇将推拿按摩应用于防病保健，常与吐纳、导引相结合，正如《保生心鉴·太清二十四气聚散图序》所阐述："是以仙道不取药石而贵导引，导引之上行其无病，导引之中行其未病，导引之下行其已病，何谓也？二十四邪气袭肌肤，方滞经络，按摩以行之，注闭以改之，吐纳以平之，使不至于浸其荣卫，而蚀其脏腑也。修身养命者，于是乎取之。"唐朝孙思邈在《备急千金要方·养性》中提到"非但老人须知服食、将息、节度，极须知调节按摩，摇动肢节，导引行气。"并在《备急千金要方》中详细记载了"天竺按摩法""老子按摩法"。孙思邈还提出食后按摩等饭后保健方法，提出"食毕摩腹，能除百病"（见《千金翼方·退居》），"每食讫，以手摩面及腹，令津液通流。食毕，当行步踌躇，计使中数里来，行毕，使人以粉摩腹上数百遍，则食易消，大益人，令人能饮食，无百病"（《千金要方·养性》）。明代朱权著有《活人心法》，其中的"八段锦导引法"是广为流传的自我推拿方法。"闭目冥心坐，握固静思神；叩齿三十六，左右抱昆仑；左右鸣天鼓，二十四度闻；微摆撼天柱；赤龙搅水浑，漱津三十六；闭气搓手热，背摩后精门；左右辘轳转；两脚放舒伸，叉手双虚托；低头攀足频；……发火遍烧身。"这套从头到足的简易推拿法，在平心静气的基础上，通过叩齿、鸣天鼓、搅赤龙、摇颈、搓手、摩精门、辘轳转、叉手托天、低头攀足等按摩、导引动作，能达到良好的保健效果。清代《卫生要术》中所载的"却病延年法"是以摩腹为主的自我推拿方法。本法又称"延年九转法"，对失眠、消化不良、虚劳者效果俱佳。推拿者取平卧位，在腹部施以顺时针、逆时针摩腹和从剑突、肋弓向耻骨、腹股沟的掌推法，操作简便易行。

中医学认为，推拿可刺激体表经穴，疏通经脉，行气活血，对内脏产生补虚泻实的调节作用。因此，保健推拿应建立于中医辨证基础之上，针对常见的气血、脏腑、阴阳偏盛偏衰，从舒筋通络、通经脉、行气血、调脏腑的角度，选择恰当的手法及操作部位，以达到平衡人体状态的目的。现代医学认为，舒适的推拿手法能放松肌肉，舒缓紧张的神经，调节交感神经与副交感神经平衡，促进人体血液循环及代谢，并通过神经—内分泌—免疫网络的作用来调节人体的免疫，从而达到保健与防病的作用。

保健推拿可由他人操作，也可由本人操作。一般由他人操作者称为保健推拿；由自己操作的称为自我保健推拿。一般而言，保健推拿有相对固定的手法程序，并可以根据受术者的体质及生理病理状况，有所加减。但不同的推拿流派或施术者有相对独立的手法套路，目前并没有形成公认的、规范化的保健推拿程序。保健推拿不仅有生理作用，同时也有心理作用。因此，施术者的推拿手法应舒适、柔和，同时，受术者应采取舒适的体位，环境也应幽雅、整洁、安静，如此更有助于受术者全身肌肉及心情的放松。

第二节　保健推拿套路

一、保健推拿套路的编排原则

从受术者体位及人体不同部位的角度而言，保健推拿套路的整体程序一般是先俯卧位，再仰卧位，也可先仰卧位，后俯卧位，最后坐位。也可根据施术者的习惯进行。本教材保健推拿套路的编排顺序是先做俯卧位受术者的颈肩背部、腰臀部及下肢后部，然后做仰卧位的头面部、上肢、胸腹部及下肢外侧与前部，最后可以再做坐位的颈肩背部，也可以不做坐位的操作。远端穴位的选取在保健推拿中也很重要，重点是四肢远端的穴位。在四肢推拿时应注意选取具有显著作用的保健要穴如足三里与太溪等。

单一部位的手法操作程序，通常遵循"轻→重→轻"的原则，在手法选择上可按照"面→线→点→面"的原则。先以揉法、㨰法等接触面积相对较大的轻柔、舒适手法作为起始放松手法，然后以接触面较小的拇指揉法、一指禅推法循经脉进行线性操作，起到疏通经脉的作用，同时触摸沿经脉可能出现的阳性反应点、敏感点；随后在局部穴位及阳性反应点施以点穴、拨筋手法，受术者往往有酸痛、胀痛感觉，以疏通经脉，消除筋结。最后以活动关节类手法及摩擦类手法、振动类手法、叩击类手法温补内脏、调和气血而结束。即每个部位的推拿以轻柔、舒适手法开始，循局部经络一步一步操作，找到穴位及敏感点后施以点法、拨法，需要整复关节的加以关节运动类手法；需要温补的可加以擦法、振法；最后以活动关节类手法及拍法、击法、搓法等结束。

二、保健推拿套路的学习步骤

推拿手法的学习过程是循序渐进的，一般是先学习推拿基本手法的操作，如揉法如何操作。在掌握基本推拿手法操作要领的基础上，练习单一推拿手法在人体不同部位的运用，如揉法如何在肩部、背部、腰部不同部位恰如其分地熟练操作，充分体现推拿手法与治疗部位的结合及手法变化。同一人体部位的不同手法的联合运用以形成某一部位的常用推拿程序，最后按照各部位不同的时间分配将部位推拿程序综合起来即形成全身推拿套路。对初学者而言，保健推拿套路的练习可进一步提高推拿者的手法熟练度，使手法适应人体不同解剖部位的需要，并熟悉各种不同手法的配合应用、转换衔接。熟能生巧，经过长时间的操作，推拿操作者就会形成自己的惯用保健套路，并根据病人身体情况及总体操作时间恰当加减。

三、保健推拿套路示例

保健推拿套路是指相对固定的推拿操作顺序或程式。它有一定的规律，但没有绝对固定的程式，其一般顺序是：由上到下，先仰卧位后俯卧位；仰卧位时，依次按头面部→上肢部→胸腹部→下肢部的顺序操作；俯卧时，依次按颈肩背腰部→下肢部的顺序推拿。

下述保健推拿套路未将㨰法及一指禅推法等专业性较强的推拿手法编排进去，以按法、揉法等简单手法为主，因此易学易用。如能反复练习，熟练掌握，受术者舒适感强，有较好的保健功效。

注意下述操作常规与顺序主要是针对初学者，如熟练掌握后，在实践中可大致按此操作步骤，但不必过于拘泥之。

（一）仰卧位操作套路

1. 头面部的操作套路　操作者取坐位坐于治疗床床头，按下述顺序进行操作。

（1）开天门：双手拇指交替上推印堂穴，亦可从印堂穴经额前正中线推至神庭穴，反复8～10遍。

（2）分阴阳：双手拇指同时操作，从额前印堂穴向两边分推，称为分阴阳，反复4～5遍。操作时宜推至两侧的太阳穴，并按"额前三线"进行分推，每条线反复4～5遍。"额前三线"是指：从印堂穴→鱼腰穴→太阳穴为第一条线，又称为眉弓线；从神庭穴→头维穴→太阳穴沿额前发际为第三条线，又称之为发际线；在第一与第三条线之间并行的一条线为第二条线，又可称之为阳白线。

（3）分抹眼部：用双拇指沿上眼眶下缘、下眼眶上缘及其两者之间分别自内向外分抹至两侧太阳穴，各2～4遍。

（4）按揉印堂、太阳：采用食指、中指并排操作的按揉法，操作印堂穴时可将左手食指、中指叠压于右手上以增加力度。印堂与太阳每穴各按揉半分钟左右。

（5）按揉前额与眼眶：用一手鱼际按揉前额，双手同时操作的三指（食指、中指与无名指）按揉法按揉双眼眶，各3～5遍。

（6）按揉头部颞侧：双手同时操作头两侧颞部，用三指（食指、中指与无名指）按揉法，反复操作2分钟左右。

注意：在按揉头部颞侧或按压头部颞侧（见步骤7）及按揉头顶（见步骤8）等部位时，术者指下如遇有条索、凹陷及结节状等异物感时，这些异物感所在部位往往是受术者感觉较痛的部位，应该是操作的重点部位，要多加按揉或按压。

（7）按压头部颞侧：双手拇指重叠，按压头部一侧颞部2分钟左右，然后再操作另一侧。

（8）按揉头顶：双手拇指重叠按揉头顶，可沿头顶正中线及左、右各旁开一横指与两横指共五条线分别进行按揉操作，也可以采用拇指按压法，反复4～6遍。

（9）扫散头部：五指微张开并半握拳，用垂直于受术者头皮的五指指尖扫散，以头皮发热发红为佳。

头部分布着五条经脉，即正中督脉及两边的足太阳膀胱经和足少阳胆经，因此又常常将此项操作称之为扫散五经。

（10）五指拿顶：五指指腹拿头部，自前额发际往头顶方向操作。

（11）按摩耳部：拇、食指从耳垂至耳尖来回行捻法，以发热发红为度。

注：此处的按摩是指广义的按摩概念，不是指具体的推拿手法中的按法与摩法。

（12）点按头部穴位：用拇指或中指点按印堂、睛明、鱼腰、丝竹空、太阳、四白、阳白、头维、神庭、百会及四神聪等头部穴位，每穴持续点按 10~20 秒。

（13）结束手法：重复"开天门""分阴阳"及"分抹眼部"操作，然后指叩头部、指尖拍头部，最后以叩击百会 2 次结束。百会穴的叩击方法：左手掌心对着百会穴，右手半握拳，侧拳击叩左手掌背。

2．上肢的操作套路　左、右上肢分开操作。施术者坐或立于受术者一侧进行操作。

（1）掌揉上臂：一手托住受术者腕部，另一手用掌根揉法从胸大肌至肩前行揉法，然后由上而下揉上臂的三阴经与三阳经，反复 3~5 遍。

（2）叠掌按揉前臂：采用叠掌按揉法操作于受术者前臂的掌面与背面，来回反复 8~10 遍。

（3）捏拿上肢：一手托住受术者腕部或肘部，另一手用捏中带揉的捏揉法于手三阳经与手三阴经在上肢的循行部位进行操作，来回反复 8~10 遍。

（4）按摩手部及五指：采用拇指推法、拇指按揉法、捏拿法操作手的掌面与背面。捻、抒、摇及拔伸五指。

注：此处的按摩是亦是广义的按摩概念。

（5）按揉上肢穴位：按揉曲池、手三里、内关、合谷等上肢穴位，每穴 10~20 秒。

（6）结束手法：以活动腕关节与肘关节及搓上肢与抖上肢作为结束手法。

3．胸腹部的操作套路　施术者站立在受术者一侧操作，通常站立在受术者的右侧。在做腹部操作时，受术者双膝屈曲，也可以在受术者的膝下垫放一软枕，以放松腹部肌肉。

（1）按揉双肩：双手掌根按揉法按揉双肩前侧及双侧胸大肌，时间 1 分钟左右。

（2）按揉、分推胁肋：双手掌从正中线向两侧按揉胁肋部位，反复操作 3~5 遍。然后用双手分推法分推胁肋 3~5 遍。对女性受术者分推时应避开乳房。

（3）推任脉：用一手小鱼际自天突穴至鸠尾穴沿任脉行推法，5~7 遍。

（4）按揉膻中：叠掌按揉膻中穴 2 分钟左右。

（5）揉腹：双手叠掌揉腹，或采用双手相叠并半握拳的拳揉法揉腹，先揉脐中，然后顺时针揉全腹，最后揉小腹，时间 4~6 分钟。

（6）拿腹肌：双手拇指置于腹部一侧，其余四指伸直置于腹部另一侧，自上而下，拿腹肌 8~10 遍。

（7）结束手法：以掌震脐中约 1 分钟作为结束手法。

4．下肢的操作套路　施术者取站立位，必要时取坐位。多采用先按摩一侧下肢再按摩另一侧下肢的分开操作方法。

（1）推下肢：单手掌推法自上而下推下肢前侧与外侧，各 3~5 遍。

（2）拿下肢：双手拿下肢后侧，自上而下 3~5 遍。

（3）按压、弹拨下肢：双手拇指按压、弹拨下肢外侧与前侧约当胆经与胃经的循行路线，自上而下，各 3~5 遍。

（4）按压、弹拨大腿内侧：施术者面对受术者坐在治疗床上，将受术者一侧下肢屈髋屈膝，并将其大腿外侧置于施术者的大腿外侧起固定作用，然后用拇指或掌根按压法及弹拨法操作于大腿内侧部位，时间 2~3 分钟。

（5）按揉小腿内侧：双小腿可以同时操作，也可以分开先后操作。同时操作：施术者站立于治疗床尾，施术者双手分别置于受术者小腿内侧，用拇指或掌根按揉法进行操作，上下来回反复操作 2 分钟左右。分开操作：施术者站立在治疗床一侧，用拇指或掌根按压并配合弹拨施术于对侧小腿内侧，上下来回反复操作，先操作一侧小腿再操作另一侧小腿，时间为 2 分钟左右。

（6）结束手法：以拍打下肢 3～5 遍、摇髋 3～5 次和牵抖拔伸下肢 3～5 次作为结束手法。

（二）俯卧位的操作套路

1. 颈肩、背腰部的操作套路　施术者取站立位。

（1）推背部三线：施术者站立于床头，用单掌直推法自上而下推背部三线 3～5 遍。背部三线的定位：后正中线及其两侧的竖脊肌线。

（2）按揉肩背：施术者仍站立于床头。采用叠掌按揉法操作于背部约大椎穴处及其两侧的肩背部，每处约 1 分钟。

（3）按压、弹拨肩背：仍站立于床头。双手拇指相叠，用置于下方的拇指行按压、弹拨手法操作于双侧肩背部约当肩井穴处及上胸段胸椎两侧的夹脊穴一线，时间 2 分钟左右。

（4）按揉背部三线：施术者站立于床一侧。用叠掌按揉法操作于背部三线，每条线来回操作，反复 5～7 遍。

（5）弹拨竖脊肌：采用拇指弹拨法弹拨一侧竖脊肌，然后操作另一侧，每侧来回 3～5 遍。

（6）按压、弹拨夹脊穴及背俞穴：自上而下，用双手拇指按压、弹拨夹脊穴及背俞穴，来回 3～5 遍。

（7）弹拨腰肌：采用拇指弹拨法弹拨一侧腰肌，然后操作另一侧，时间 1 分钟左右。

（8）点按腰背穴位：自上而下，用双手拇指点按夹脊穴及背俞穴 3～5 遍。重点点按肾俞穴，可采用肘尖点按法，每侧点按时间约 1 分钟。

（9）结束手法：直推背部三线，分推腰背，然后在腰背部及臀部行拍打、叩击手法，快速而有节律地操作 3～5 遍。

2. 下肢的操作套路　施术者取站立位，必要时取坐位。治疗床上垫置一枕头于受术者脚踝处。多采用先按摩一侧下肢再按摩另一侧下肢的操作方法。

（1）直推下肢：自上而下单掌直推一侧下肢，然后操作另一侧，每侧 2～4 遍。

（2）按揉臀部及下肢：采用叠掌按揉一侧臀部及下肢，然后操作另一侧，每侧来回操作 3～5 遍。也可以采用叠掌按压法。注意：按揉下肢时应避开腘窝部。

（3）拿下肢：用拿法操作于一侧下肢，然后操作另一侧，每侧 2～4 遍。

（4）按揉臀部及大腿：采用前臂按揉法按揉一侧臀部及大腿后侧约 2 分钟，然后操作另一侧 2 分钟左右。

（5）按摩小腿：此处所言按摩亦指广义的按摩。双侧小腿可同时操作，也可以分开操作。同时操作：施术者立于床尾，用双掌按揉法操作于双小腿，来回反复 4～6 遍。分开操作：施术者站立于治疗床一侧，用拇指或掌根按压、弹拨手法操作一侧小腿，然后操作另一侧，每侧来回操作 4～6 遍。注意：承山穴处用力不宜过大。

（6）点按下肢穴位：肘尖点按环跳、承扶穴，每穴约 1 分钟；拇指点按委中、承山穴，每穴约 30 秒。

（7）结束手法：依次进行下述三个步骤的操作，整套手法操作结束。

1）拍打、叩击下肢：在臀部及下肢后侧行拍打及叩击手法，快速而有节律地操作 3～5 遍。

2）后伸扳腿：一手压住腰骶部，用另一手握住对侧踝关节或从膝下穿出扣住大腿下端近膝关节处行单腿后伸扳法。先扳一侧，再扳另一侧。

3）腰椎斜扳：受术者改为侧卧位，行腰椎斜扳法。先扳一侧，再扳另一侧。注意：部分受术者如严重骨质疏松、腰椎滑脱等慎用或禁用腰椎斜扳法。

第三节　自我保健推拿程序

　　自我推拿时，操作者应调匀呼吸，心平气和，全身放松。推拿过程中若感觉颈肩上臂疲劳不适，可适当休息，也可通过摇动肩关节、耸肩，达到放松肩背肌肉的目的。

　　自我推拿可取站立位、坐位或仰卧位。下面介绍头颈部、躯干及四肢部共两套自我保健推拿程序。前者有利于消除脑力疲劳，操作时间不长，尤其适合于电脑办公一族工间保健使用。将前者与后者结合起来，即是一套完整的全身自我保健推拿程序，它既能消除脑力疲劳，又具有较好的防病保健功效，但操作时间较长，多适宜于中老年人在睡觉前或晨起后居家使用。

一、头颈部自我保健推拿程序

　　可取坐位或站立位。

　　1．搓手浴面　双手掌面相对，快速搓擦至发热，然后将发热的双手掌分别抚摩两侧脸部 5 ~ 10 遍，至面部、耳部微微红润为佳。抚摩面部过程中可用食指搓擦鼻根。

　　2．按揉太阳　两手分别置同侧面部，拇指置于下颌角处，其余四指相并，用并拢的食指与中指指腹按揉太阳穴 5 ~ 10 圈。

　　3．五指梳头　双手呈爪状，放在同侧眉毛上方，用适当的力度从前额往上往后梳推，至头顶时手指伸直，手由爪状变为掌并用掌心顺势向下推耳背，使耳朵发出"嗡——"的震动音，反复 8 ~ 10 遍。以头皮及双耳微微发热为佳。

　　4．鸣击天鼓　双手掌心置于耳郭背面盖住外耳道口，手指掌面紧贴头枕部头皮，将食指叠加在中指上，然后将食指快速向下滑落弹击头皮，使耳朵发出"咚、咚、咚、咚"的震动音，反复操作敲打鸣击 8 ~ 10 遍。

　　5．横擦项背　先用一手的手心紧贴颈部，来回横擦颈部至颈部微微发热，然后改用另一手进行同样的操作。

二、躯干及四肢部自我保健推拿程序

　　取坐位或站立位，但在操作步骤 7 ~ 10 即"按压小腿""按揉太溪""搓擦足心"及"叩击大腿及小腿内侧"时必须取坐位。

　　1．搓擦双手　取站立位或坐位。先用双手掌面相对搓擦，然后再用一手掌面与另一手掌背相互搓擦，反复操作 3 分钟左右。操作要领：对搓力度宜大，速度稍快，以双手出现热感为准。

　　2．拿捏上肢　取站立位或坐位。一手握住另一侧上肢内侧行拿捏的推拿手法，拿捏末即一次拿捏动作完成后紧接着施以弹拨手法，此为一次操作，然后顺势开始下一次操作，上下来回反复操作 8 ~ 12 遍。操作要领：操作上臂时，拿捏末时用拇指根部行弹拨法；操作前臂时，拿捏末时用掌根行弹拨法。

　　3．拳揉膻中　取站立位或坐位。右手半握拳，握拳时伸直掌指关节，食、中、无名及小指第一指间关节屈曲呈弧面，将此弧形面置于膻中穴，左手自然放在右手手背上，双手配合揉之，揉的时候要配合按法，使局部产生痛感（酸痛或刺痛感）为佳。操作时间：每次 2 分钟左右。操作要领：①必须用拳的弧形面去按揉，如此方能刚柔相济。②要揉中带按，方能产生痛感。

4．**揉腹推腹**　取站立位或坐位。揉腹方法：右手握拳，左手置于右手手背，用右手拳心揉腹部，以脐为中心，揉脐中及其周围部位，时间3分钟左右。推腹方法：双手叠掌推脐下前正中线，按脐中（神阙）→气海→石门→关元→中极→曲骨方向顺序施以推法，推8~12遍；然后双手掌分推（斜向下推）小腹两侧约当两侧腹股沟上方一手掌宽处，推8~12遍。操作要领：①揉腹时右手手腕要灵活，双手配合犹如狮子滚绣球。②推腹时，推法之中要配合按法，如此手法才沉稳有力。

5．**按摩肾区**　取站立位或坐位。分按肾区与摩肾区两步操作。按肾区方法：肾区在脊柱两侧近脊柱与脐相同水平区域。双手掌置于肾区向上提按，配合揉法，操作8~12遍。摩肾区方法：双手掌置于肾区行摩法，操作时间至局部微微发热为度。操作要领：①按肾区时要提按，并配合揉法。②摩肾区应使局部有暖暖的感觉。

6．**掌擦命门**　命门穴在第2腰椎棘突下，约与脐相平。左手置于右手手背，用右手掌推命门穴8~12遍至局部微微发热。操作要领：①双手要配合操作，如此力度才沉稳。②应使命门穴局部有暖暖的感觉。

7．**按压小腿**　取坐位。以操作左下肢为例，左下肢屈曲内收，右手操作，左手叠放在右手手背上，采用掌根按压法，按压末时加用掌根弹拨法，沿小腿内侧面上下来回操作8~12遍。操作要领：用叠掌法掌根操作时力度宜大，以出现酸痛、酸胀感为佳。

8．**按揉太溪**　取坐位。以操作左侧穴位为例，下肢屈曲内收。双手拇指叠置后按揉太溪至局部酸痛或酸胀。每穴操作1分钟左右。

9．**搓擦足心**　取坐位。可以赤脚不穿袜子，如穿有袜子也可以不脱袜子。以操作左侧足心为例，左下肢屈曲内收，暴露足底，右手鱼际（亦有人称之为鱼际）揉按左侧足心（涌泉穴）处，至局部有微微发热感。然后用右手小鱼际近掌根处搓擦足心，同样要使之有微微发热感。然后用拳击法反复叩击足底2分钟左右。右侧足底用左手操作，方法如上所述。操作要领：①揉搓足心应使局部有发热感。②叩击足底力度宜大。

10．**叩击大腿及小腿内侧**　取坐位。屈膝内收小腿。双手握拳，用双手拳心同时或交替叩击大腿及小腿内侧面，上下往返叩击8~12遍。操作要领：叩击力度宜大，以操作后局部微微发热为佳。

11．**拍打上肢**　取站立位或坐位。一手虚掌拍打法或握拳拳心叩击法，操作于对侧上肢的内侧与外侧，上下来回分别操作8~12遍。操作要领：被操作一侧上肢宜屈肘配合。

12．**叩打臀腿**　取站立位。用双手拳心叩击或双手虚掌拍打，同时操作于双侧臀部及大腿与小腿外侧，上下来回操作8~12遍，环跳、足三里及阳陵泉等穴位处可重点操作。操作要领：力度要大些，以操作完后全身微微汗出为佳。

13．**拳叩腰骶**　取站立位或坐位。一手或双手握拳，用拳背沿脊柱正中叩击腰椎至骶椎，反复8~12遍，力量据个人体质而定，量力而行。操作要领：叩击时动作轻巧有弹性。

14．**单手摇肩**　取站立位。一手叉腰，另一手在体侧做画圈摇肩动作，可配合腕关节与肘关节的屈伸动作也可伸直上肢，可以由前向后画圈，也可以反向画圈。操作要领：肩、肘、腕三个关节均要放松，三者协调配合完成动作。

1．学习内容

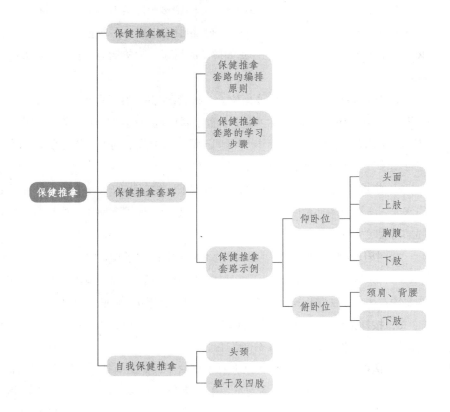

2．学习方法　本章的学习方法重在实际操作与反复练习。由于保健推拿套路的编排具有一定的原则，因此要在理解这些编排原则的基础上去记忆课本中所列出的常规保健推拿套路，熟练后大致按此套路操作即可，不必过分拘泥之。

◇ 复习思考题

1．治疗性推拿与保健推拿区别何在？

2．保健推拿套路的编排原则是什么？

3．头颈部的自我保健推拿程序如何？

4．躯干及四肢部的自我保健推拿程序如何？

（雷龙鸣）

常见病症护理篇

第九章
骨伤科病症

1. 掌握　颈椎病、腰椎间盘突出症、腰部扭挫伤、肩关节周围炎、踝关节扭伤的护理。
2. 熟悉　颈椎病、腰椎间盘突出症、腰部扭挫伤、肩关节周围炎、踝关节扭伤的常见针灸推拿方法，并正确实施。
3. 了解　颈椎病、腰椎间盘突出症、腰部扭挫伤、肩关节周围炎、踝关节扭伤的病因病机、发病特点。

09章

☑ 手机让年轻人也患颈椎病

　　专家介绍，从理论上讲，颈椎病是一种退行性病变，多发于中老年人。但现在，年轻人患该病的比例越来越高，其中又以 18 岁至 21 岁的年轻人居多。年轻人的颈椎病多与工作、生活方式有关，智能手机、平板电脑的流行起了推波助澜的作用。

第一节　颈椎病

　　颈椎病是指颈椎间盘退行性变及其继发性椎间关节退行性变，刺激或压迫颈神经根、脊髓、椎动脉、交感神经，引起眩晕，肩臂痛或瘫痪及其他一系列综合症状为主要特征的疾病，好发部位依次为颈 5-6、颈 4-5、颈 6-7。本病常在中老年以后发病，40 岁以上的病人可占 80%，男性多于女性，约为 3∶1。颈椎病散见于中医学"痹证""痿证""头痛""眩晕""项强""颈筋急""颈肩痛"等病症中。

【病因病机】

　　本病主要由于中年以后，体质渐弱、正气虚损，风寒湿邪乘虚而入，或跌、仆、闪、挫及劳损等伤及筋骨、气血经络所致。

【证候分类】

　　1. **风寒湿证**　颈、肩、上肢窜痛麻木，以痛为主，头有沉重感，颈部僵硬、活动不利、恶寒畏风。舌淡红，舌苔薄白，脉弦紧。

　　2. **气滞血瘀证**　颈、肩、上肢刺痛，痛处固定，伴有肢体麻木。舌暗，脉弦。

　　3. **痰湿阻络证**　头晕目眩，头重如裹，四肢麻木不仁，纳呆。舌暗红，舌苔厚腻，脉弦滑。

　　4. **肝肾不足证**　眩晕，头痛，耳鸣耳聋，失眠多梦，肢体麻木，面红目赤。舌红，少津，脉弦。

　　5. **气血亏虚证**　头晕目眩，面色苍白，心悸气短，四肢麻木，倦怠无力。舌淡，少苔，脉细弱。

【证型评估】

　　1. **颈型**　颈部疼痛，常在清晨睡醒后出现，一般均呈持续性疼痛或阵痛，延及上背部，颈活动受限，颈肌僵硬，有相应压痛点。X 线摄片示：颈椎生理弧度在病变节段改变。

　　2. **神经根型**　颈痛伴上肢放射痛，颈后伸时加重，受压神经根皮肤节段分布区感觉减弱，腱反射异常，肌肉萎缩，肌力减退，颈活动受限，牵拉试验、压头试验阳性。颈椎 X 线摄片示：椎体增生，钩椎关节增生明显，椎间隙变窄，椎间孔变小。CT 可见椎体后赘生物及神经根管变窄。

　　3. **脊髓型**　早期下肢发紧，行走不稳，如履沙滩，晚期一侧下肢或四肢瘫痪，二便失禁或尿潴留。受压脊髓节段以下感觉障碍，肌张力增高，反射亢进，锥体束征阳性。X 线摄片示：椎间隙狭窄，椎体后缘增生较严重并突入椎管。CT、MRI 检查示：椎管变窄，椎体后缘增生物或椎间盘膨出压迫脊髓。

　　4. **椎动脉型**　头痛目眩、耳鸣、耳聋，视物不清，有体位性猝倒，颈椎侧弯后伸时，症状加重。X线摄片示：横突间距变小，钩椎关节增生。CT检查可显示左右横突孔大小不对称，一侧相对狭窄。椎动脉造影见椎动脉迂曲、变细或完全梗阻。

5．**交感神经型** 眼睑无力，视力模糊，瞳孔扩大，眼窝胀痛，流泪，头痛，偏头痛，头晕，枕颈痛，心动过速或过缓，心前区痛，血压增高，四肢凉或手指发红发热，一侧肢体多汗或少汗等。X线摄片示：钩椎关节增生，椎间孔变狭窄，颈椎生理弧度改变或有不同程度错位，椎动脉造影有受压现象。

6．**混合型** 临床上，最为常见的是同时存在两型或者两型以上的各种症状混合出现，即为混合型颈椎病。比如神经根动脉型、颈动脉交感型等。

【常用针灸推拿法】

临床上可根据不同情况选择针刺法、灸法、推拿法、皮肤针法、电针法、耳针法、穴位注射法等治疗方法。

【治疗方法】

1．**针刺法** 选择的经脉及腧穴以手太阳小肠经、足太阳膀胱经、督脉为主。

主穴：以颈项局部、大椎、天柱、颈夹脊穴为主。针刺时，虚补实泻。

辨证配穴：风寒痹阻者加风门、风府祛风通络；劳损血瘀者加膈俞、条口活血化瘀、通络止痛；肝肾亏虚加肝俞、肾俞、足三里补益肝肾、生血养筋。

随症加减：根据压痛点所在取肩井、天宗，疏通经气，活络止痛；上肢及手指麻痛甚者加曲池、合谷、外关，疏通经络、调理气血；头晕、头痛、目眩者加百会、风池、太阳，祛风醒脑、明目止痛；恶心、呕吐加天突、内关，调理胃肠。

2．**灸法** 主要适用于风寒湿证。取穴：大椎、风池、天柱。每穴灸 10～15 分钟。

3．**推拿法** 脊髓型禁用此法。以选择手阳明大肠经、足太阳膀胱经、督脉、足少阳胆经、足阳明胃经为主。主穴：风府、风池、缺盆、肩井、肩外俞、天宗、曲池、小海、合谷等穴，以滚法、揉法作用于颈项部，点、按法风池、风府、肩井、天宗、曲池、手三里、小海、合谷等穴位；拔伸法、摇法、扳法作用于颈椎部；拿法、搓擦法等作用于颈肩背及一侧上肢部位治疗。

随症加减：伴有头痛，取风池穴做直上方向的按揉操作；疼痛局限在耳后部者取风池穴做外上方向的按揉操作；疼痛局限在后枕部者取风府穴用一指禅推法，时间约 2 分钟；伴有眩晕，取双侧风池穴做向内上方向的按揉法，取颈臂穴（缺盆穴内 1 寸）向颈部方向做按揉操作，并在两侧华佗夹脊上下往返做按揉手法。时间约 3 分钟；伴有上肢放射性痛、麻者：若痛、麻沿前臂桡侧放射到拇指者，取同侧颈 5-6 椎旁间隙；若痛、麻放射到拇、食、中及环指桡侧半指者，取同侧颈 6-7 椎旁间隙；若痛、麻放射到小指及环指尺侧半者，取同侧颈 7～胸 1 椎旁间隙，采用一指禅推法或按揉法。然后沿上肢放射性痛、麻区域点按曲池、小海、合谷等穴，搓揉上肢，抖上肢，时间 3～5 分钟。

4．**皮肤针法** 叩打大椎、大杼、肩中俞、肩外俞，使皮肤发红并有少量出血，然后加拔火罐，使出少量瘀血。

5．**耳针法** 取颈椎、肩、颈、神门、交感、肾上腺、皮质下、肝、肾。每次选 3～4 穴，毫针强刺，留针 20～30 分钟，每日或隔日 1 次；亦可用王不留籽贴压，每 2～3 日一换。

6．**电针法** 取大椎、风池、肩中俞、大杼、颈部夹脊穴、天宗。每次选用 2～4 穴，针刺得气后，接通电针仪，治疗 20 分钟，每日 1 次。

7．**穴位注射法** 取大杼、肩中俞、肩外俞、天宗。药物用 1% 普鲁卡因 2ml，或维生素 $B_1$100mg、维生素 B_{12}0.5～1mg，每穴注射 0.5ml，每日 1 次。

【护理】

1.治疗前护理

（1）评估

1）询问既往史，尤其是涉及颈部的受伤病史、当前主要症状，查看颈项局部、大椎、天柱、颈夹脊穴及耳穴等本次操作所涉及腧穴部位的皮肤情况。

2）了解病人的年龄、文化层次、生活方式、工作性质及对颈椎病的认识情况。

3）评估病人是否存在紧张、恐惧心理，了解病人曾经接受针灸推拿治疗的情况。

4）评估病人是否存在进行针灸和推拿治疗的禁忌证，如脊髓型病人禁用推拿法，有晕针、晕灸史者慎用针刺法和灸法。

（2）物品准备：准备针灸推拿常规用物；推拿时可备用万花油、活络油等通经活络的推拿介质；准备穴位注射所需的药品。

2.治疗中护理

（1）观察

1）密切观察病人的神志、面色、血压、脉搏及汗出等情况，判断病人是否出现针刺意外情况，一旦发生，立即配合医生进行抢救。

2）经常巡视加灸的病人，注意避免烫伤病人及烧坏衣被；并注意室内空气的流通，慎防病人晕灸的发生。

3）进行推拿、按摩时，手法宜轻柔缓和，尤其是头颈部的推拿，密切注意观察病人的反应和局部变化情况，慎用扳法、拔伸法等手法。

4）在应用颈托和围领时，必须观察症状缓解情况，症状缓解消失一段时间后，应减少使用时间，以防长期应用引起的颈背部肌肉萎缩。

（2）心理护理

1）对初次接受针灸推拿治疗的病人，应耐心解释并选择舒适体位或通过谈话等方式转移病人注意力以消除病人紧张情绪。

2）告知病人，本病有一个慢性发展的过程，既不可能很快治愈，也不会迅速恶化，因此必须注意自我调治，消除不必要的忧虑和烦恼，保持心情开朗，要有长期治疗的思想准备。

3.治疗后护理

（1）生活起居护理

1）病室内空气宜新鲜，环境舒适安静，温度、湿度适宜。

2）卧硬床板，让颈部获得充分的休息，睡眠时枕头不宜过高或过低，应选择柔软的圆枕，宽度应超过肩宽 10~20cm，高度以压缩后实际 10~15cm 为宜。睡枕的位置应放在颈部的后方，用以衬托颈生理前屈度，不宜放在后枕部，以免抬高头部，使颈生理曲度改变。颈部肌肉易疲劳，如果颈椎后缘骨刺压迫脊髓，可以降低枕头高度。

3）保持颈部良好姿态，病人不宜多做颈部旋转动作，避免发生昏厥甚至猝死，不做长时间的低头工作，如织毛衣、打字、缝纫等。

4）忌风吹受寒或淋雨受湿，尤其是夜间睡眠时，注意颈部的保暖。

5）手部精细动作困难的病人，尽量使用便于自理的用具，如用汤匙进餐，避免用筷子，穿不系纽扣的衣服和不系带的鞋子等。

6）有痉挛步态的的病人，应持手杖辅助步行，但应注意清理地面，保持干燥、平整、无杂物及水渍，避免病人跌倒。

7）防止颈部受任何外伤。因外伤可以破坏颈部的肌肉、韧带、关节、骨骼等结构的内外平衡关系，如肌力的不协调，关节囊、韧带、椎间盘等部位的出血，可以机化、钙化或骨化，加快或导致颈椎病的发生。

（2）饮食护理：饮食宜清淡，进食易消化之食物，适当多食羊肉、胡桃、海参等温性食物及甲鱼、木耳、银耳等滋补肝肾之物，忌生冷、肥腻、寒性之食品，禁烟酒。

（3）健康教育

1）预防各种诱因的发生，避免颈部劳累，不要长时间伏案工作，保持正确姿势。

2）加强体育锻炼，尤其要增加颈部肌肉锻炼，注意颈部保暖。

3）注意枕头的高低及位置，平卧时枕头不宜过高；侧卧时，枕头可与肩同等高度。

4）保持情绪乐观，避免激动、忧虑、紧张，学会自我心理调节。

5）坚持针灸推拿治疗。

6）饮食宜清淡，富有营养，保持大便通畅，多食壮筋骨、补肝肾之食品。

7）坚持颈部的功能锻炼，并制订锻炼计划，不可使用蛮力或强行活动。

◇ 复习思考题

1. 颈椎病有哪几种证型？如何鉴别？

2. 颈椎病人接受推拿治疗时应如何护理？

第二节　腰椎间盘突出症

腰椎间盘突出症是因腰椎间盘变性、纤维环破裂、髓核突出压迫或刺激相应水平的神经根、马尾神经或脊髓所表现的综合征。好发于 30～50 岁，男性多于女性。相当于中医"腰痛""腰痹"的范畴。

【病因病机】

《诸病源候论·腰背诸病·腰脚痛病候》说："肾气不足，受风邪之所为也，劳伤则肾虚，虚则受于风冷，风冷与正气交争，故腰脚痛。"本病多与感受寒凉、外伤、劳损、体质虚弱、运动过量等因素有关，也和体力劳动、职业因素有关。

【证型评估】

1．血瘀证　腰腿痛如刺，痛有定处，日轻夜重，腰部板硬，俯仰旋转受限，痛处拒按。舌质暗紫，或有瘀斑，脉弦紧或涩。

2．寒湿证　腰腿冷痛重者，转侧不利，静卧痛不减，受寒及阴雨加重，肢体发冷，舌质淡，苔白或腻，脉沉紧或濡缓。

3．湿热证　腰部疼痛，腿软无力，痛处伴有热感，遇热或雨天痛增，活动后痛减，恶热口渴，小便短赤。苔黄腻，脉濡数或弦数。

4．肝肾亏虚证　腰酸痛，腿膝乏力，劳累更甚，卧则减轻。偏阳虚者，面色㿠白，手足不温，少气懒言，腰腿发冷，或有阳痿、早泄，妇女带下清稀，舌质淡，脉沉细。偏阴虚者，咽干口渴，面色潮红，倦怠乏力，心烦失眠，多梦或有遗精，妇女带下色黄，味臭，舌红少苔，脉弦细数。

【常用针灸推拿法】

临床上可根据不同情况选择针刺法、灸法、推拿法、刺络拔罐法、耳针法、穴位注射法等治疗方法。

【治疗方法】

1. 针刺法 适用于各种证型。临床常选择的经脉及腧穴以足太阳膀胱经、督脉为主。

主穴：以足太阳膀胱经和局部大肠俞、阿是穴、委中、悬钟、腰夹脊穴为主。

辨证配穴：可根据沿足太阳经、足少阳经放射疼痛两种情况循经取足太阳经穴和足少阳经穴以疏导两经闭阻不通之气血，达到"通则不痛"的治疗目的。有足太阳经放射疼痛者可配穴秩边、承扶、殷门、承山、昆仑；足少阳经放射疼痛者可配穴环跳、风市、膝阳关、阳陵泉、悬钟、足临泣。

随症加减：症状与天气变化相关者，可加灸大椎、阿是穴温经止痛。

2. 灸法 主要适用于寒湿型腰椎间突出症及肝肾亏虚型腰椎间突出症，常选用的穴位有肾俞、大肠俞、阿是穴、腰阳关。每穴灸 10～15 分钟。

3. 推拿法 选择足太阳膀胱经、督脉为主。主穴：腰阳关、肾俞、居髎、大肠俞、环跳、承扶、委中、承山、阳陵泉、绝骨、昆仑、阿是穴及腰臀、下肢后外侧。以㨰法、揉法作用于腰部、臀部及下肢后侧；点、按腰阳关、大肠俞、环跳、委中、承山、阳陵泉、悬钟、丘墟等穴；摇、扳腰部，也可运用踩跷、背法等手法作用于腰部；拍打、推擦腰臀和下肢后等部位。

（1）循经按揉法：用㨰、按、揉手法在病人脊柱两侧膀胱经及臀部和下肢后外侧施术，以腰部及患侧为重点，时间约 5 分钟。然后用双手掌重叠用力，沿脊柱自上而下按压至腰骶部，重复 2～3 遍。

（2）点穴法：用拇指或肘尖点压腰阳关、肾俞、居髎、大肠俞、环跳、承扶、委中、承山、阳陵泉、绝骨、昆仑及阿是穴。

（3）拔伸推压法：在助手配合拔伸牵引的情况下，用拇指顶推或肘尖按压患处，与突出物方向相反用力。

（4）理筋整复法：用腰部斜扳法，左右各操作一次；然后病人仰卧位，医生做屈髋屈膝抱臀卷腰法、强制直腿抬高扳法。

（5）踩跷、背晃法：能纠正消失或反弓的腰椎生理曲度，可选择性使用。

（6）整理手法：病人俯卧位。用㨰、拿、揉、弹拨手法沿腰臀部及患侧坐骨神经分布区操作，时间约 3 分钟。然后直擦膀胱经，横擦腰骶部，以透热为度。

4. 刺络拔罐法 适用于血瘀型腰椎间盘突出症病人。用皮肤针叩刺腰骶部及在压痛点刺络出血，加拔火罐。

5. 电针法 一般选择腰 4-5 夹脊，阳陵泉或委中穴。进针后通电，采用密波或疏密波，刺激量逐渐由中度到强度。

6. 穴位注射法 用 10% 葡萄糖注射液 10～20ml，加维生素 B_1 100mg，或维生素 B_{12} 100μg 混合液，注射腰 2-4 夹脊及秩边等穴，每次 2～3 穴，每穴 5～10ml，当出现强烈向下放射的针感时，稍向上提，再将药液迅速推入。隔日 1 次，疼痛剧烈时亦可用 1% 普鲁卡因注射液 5～10ml，注射阿是穴或环跳穴。

【护理】

1. 治疗前护理

（1）评估

1）询问病人有无腰部外伤史，腰痛放射的部位、时间等，查看腰背部足太阳膀胱经穴、阿是穴、委中、悬钟、腰夹脊穴等本次治疗所涉及腧穴部位的皮肤情况。

2）了解病人的年龄、文化层次、生活运动习惯及工作性质。

3）评估病人的体质，了解病人对接受针灸推拿治疗是否存在恐惧心理。

4）了解病人是否有晕针、晕灸史。

（2）物品准备：准备针灸推拿常规用物，刺络拔罐者准备无菌皮肤针和三棱针，电针者准备电针仪。

2．治疗中护理

（1）观察

1）密切观察病人的神志、面色、血压、脉搏及汗出等情况，判断病人是否出现针刺意外情况，一旦发生，立即配合医生进行抢救。

2）注意询问加电治疗的病人电流强度是否适宜，并及时调整。

3）密切观察加灸病人，应注意避免烫伤病人及烧坏衣被；并注意室内空气的流通，慎防晕灸的发生。

4）注意观察疼痛部位和肢体麻木的变化及生理反射功能恢复情况，对施行骨盆牵引术的病人，注意牵引的重量、床尾端是否抬高以增加反牵引力。

（2）心理护理

1）经常巡视病房，与病人交谈，给予安慰和必要的解释。介绍治疗成功的病例，解除病人的紧张情绪，减少顾虑及担忧，以增强战胜疾病的信心。

2）帮助病人尽快熟悉和适应环境，保持最佳精神状态，以利疾病的康复。

3）腰椎疾病病人常因严重的疼痛，或久痛不休，产生焦虑、忧郁、失望等不良情绪。部分病人对针灸存在恐惧心理，因此，可采取分散病人注意力的方法如听音乐、看电视、聊天、看书报等转移其对疼痛的注意力，提高疼痛阈值，增强耐受力。护士应及时把握病人的心理变化，进行有针对性地疏导、解释。

3．治疗后护理

（1）生活起居护理

1）治疗室环境应安静、舒适、阳光充足，空气新鲜流通，避免对流风。病人居住地一定不能潮湿，注意保持干爽。

2）病人应卧硬板床休息，以减轻体重对破裂的腰椎间盘的压力，减少损伤和神经根的刺激，使早期突出的髓核还纳。要求绝对卧床休息至少3周。常应用木板床，上铺10cm厚的棉垫，采取自由体位，3周后可起床捆腰围3个月。半年内不屈腰，不做中等以上体力劳动。腰痛及坐骨神经痛时，平卧抬高床头30°，同时取屈膝位，有利于减少脊椎前凸，缓解背肌痉挛，减轻疼痛的程度。坐位应使髋、膝关节处于同一水平，并且要足底踏于地面。若坐位过高，足不着地，容易因疲劳而引起疼痛。起床时由侧卧位起床较为安全，不易引起疼痛，正确的动作是下床前病人先取侧卧位，两膝半屈位，用上方的手抵住床板，同时用下方的肘关节将半屈的身体支起，当身体离床，半屈的髋膝关节即可移于床边坐起；不正确的下床动作，常引起症状加重。同时，病人应避免俯卧，以防诱发疼痛。

3）急性期过后，剧烈的疼痛基本消失，可适当下地活动。必要时，可戴腰围，对腰部进行保护。

4）协助病人定时翻身，翻身时注意保持躯干上下一致，切忌脊柱扭转或屈曲。

（2）饮食护理：选择高蛋白、高纤维素、易消化的食物，多食新鲜蔬菜、水果。椎间盘术后饮食宜清淡，待二便正常后，可逐步增加血肉有情之品及滋补肝肾之食物，如动物肝、肾及核桃、枸杞子等。禁烟酒及兴奋性饮料如咖啡、浓茶等，多食富含维生素及钙的食物，如牛奶、豆制品、鱼肉、牛肉等。

（3）健康教育

1）让病人了解腰椎间盘突出症只要注意保护，是可以预防和控制的。

2）遵从医嘱坚持针灸和推拿治疗

3）生活和工作中注意劳动姿势，避免久坐，忌坐沙发矮凳，避免腰部遭受震荡，不宜从事重体力劳动或剧烈运动，避免剧烈咳嗽或打喷嚏，保持大便通畅，注意腰部保暖，睡硬板床。

4）在劳累出汗时要注意腰部保暖，避免感受风寒湿邪的侵袭，尤其是在阴雨季节或居住环境地较潮湿的病人更应注意。平时注意多晒太阳，避免骨质软化。

5）伤后疼痛者，可做腰骶部热敷或做腰部肌肉放松性按摩，但注意用力要均匀柔和，也可于疼痛部位拔火罐，先在疼痛处涂上一层舒经活络、行气活血的中成药如万应止痛膏、万花油等，然后行走罐，对腰部酸痛者，疗效较好。

6）坚持做腰部的各种功能锻炼，制订锻炼计划，要循序渐进，避免强行活动。

7）保持治疗期间可用腰围保护，但不宜长期使用。

8）生活有规律，饮食以补肾、补钙、壮筋骨为原则。如蔬菜、水果、豆类、奶制品、精肉、鱼虾等。

◇ **复习思考题** ···

1. 腰椎间盘突出症有哪几种证型？如何鉴别？

2. 腰椎间盘突出症病人接受推拿治疗后应如何护理？

第三节　腰部扭挫伤

腰部扭挫伤是因腰部活动不当引起的腰部软组织损伤。好发于下腰部，常包括肌肉、韧带、筋膜、小关节突、椎间盘等组织的急性扭伤，90% 发生于腰骶关节或骶髂关节，是伤科常见和多发疾病，多见于体力劳动者，尤其是青壮年，男性多于女性。急性腰部扭伤可因治疗不当而转变为慢性劳损。慢性劳损可稍受外力损伤而继续发作，二者可以相互转化。本病属于中医学"腰部伤筋"范畴。

【病因病机】

中医学称急性腰扭伤为"闪腰""岔气"，其病因主要是病人在劳动或生活中由于体位或姿势不当，动作不协调，用力不均匀，如在肩扛重物途中失足，身体重心突然转移，身体失去平衡；在平滑地面上行走或下楼梯时突然失足滑倒以及在日常生活中，如倒水、弯腰、起立，甚至咳嗽、打喷嚏时，使腰部肌肉在无准备的情况下突然收缩，超过局部软组织的生理负荷，而造成纤维组织不同程度的扭伤及撕裂伤。

【证型评估】

1. 气滞血瘀　闪挫及强力负重后，腰部剧烈疼痛，腰肌痉挛，腰部不能挺直，俯仰屈伸转侧困难。舌暗红或有瘀点，苔薄，脉弦紧。

2. 湿热内蕴 劳动时姿势不当或扭闪后腰部板滞疼痛，有灼热感，可伴腹部胀痛，大便秘结，尿黄赤。舌苔黄腻，脉濡数。

【常用针灸推拿法】

临床上可根据不同情况选择针刺法、推拿法、耳针法、穴位注射法等操作方法，急性期可配合刺络拔罐，后期可用灸法。

【治疗方法】

1. 针刺法 适合各种证型，选择的经脉及腧穴以足太阳膀胱经、督脉为主。可先取远端穴位，行提插泻法，同时让病人缓慢活动腰部。

主穴：肾俞、腰阳关、腰眼、后溪。

辨证配穴：气滞血瘀者加合谷、太冲；湿热内蕴者加阳陵泉、水道。

随症加减：扭伤后疼痛较剧加水沟；委中部络脉瘀胀者加委中。

2. 灸法 主要适用于气滞血瘀型急性腰扭伤，取穴：肾俞、腰阳关、腰眼、阿是穴。每穴灸 10 ~ 15 分钟。

3. 推拿法 适合各种证型，选择足太阳膀胱经、督脉为主。主穴：肾俞、命门、腰阳关、大肠俞、环跳、委中及腰臀部等。以滚法、揉法作用于腰部、臀部及下肢后侧；点、按腰阳关、大肠俞、环跳、委中、承山、阳陵泉、悬钟、丘墟等穴；摇、扳腰部，也可运用踩跷、背法等手法作用于腰部；拍打、推擦腰臀和下肢后部等部位。

（1）滚揉舒筋法：病人取俯卧位，术者站立在病人患侧，从病人肩背部沿足太阳膀胱经循行部位施用滚法至小腿后侧，反复多次。

（2）点拨镇痛法：用拇指点压、弹拨等手法点按肾俞、阳关、志室、大肠俞、环跳及阿是穴，配合按揉或弹拨法。

（3）活血散瘀法：急性腰肌筋膜损伤者，在腰椎两侧骶棘肌用滚法、按揉法重点操作；急性腰部韧带损伤者，在棘上、棘间韧带损伤局部用轻柔的按揉法、摩法操作；骶髂、髂腰韧带损伤者，在损伤侧用按揉法、小指掌指关节滚法操作，作用力斜向骶髂关节部。

（4）整复错位法：先施腰椎后伸扳法扳动数次，然后取侧卧位用腰部斜扳法，常可听到病人腰部有"咯嗒"声响。

（5）擦法：直擦腰部两侧膀胱经；棘上、棘间韧带损伤及腰椎后关节滑膜嵌顿者，直擦督脉及其两侧；骶髂、髂腰韧带损伤者，横擦腰骶部。以透热为度。

（6）指按法：病人取俯卧位，术者站立于病人两侧，用同侧拇指按压肾俞、关元俞、环跳、委中、承山、昆仑等穴或直接取阿是穴，以病人得气为度。

4. 耳针法 选腰椎、骶椎、敏感点、肾、皮质下、神门等耳穴。取患侧耳穴，一般先选敏感点，强刺激，留针 20 分钟，每隔 5 分钟行针 1 次，留针期间嘱病人活动腰部。

5. 穴位注射法 取地塞米松 5ml 和普鲁卡因 2ml 混合液，严格消毒后刺入痛点，无回血后推药液，每穴注射 0.5 ~ 1ml，每日或隔日 1 次。

【护理】

1. 治疗前护理

（1）评估

1）询问受伤史，腰部疼痛的部位、性质、持续的时间，查看肾俞、腰阳关、腰眼、后溪、合谷、太冲、阳陵泉、水道、委中等本次操作所涉及腧穴部位的皮肤情况。

2）了解病人的年龄、文化层次、二便情况及生活运动方式。

3）评估病人是否存在紧张、焦虑及惧怕针刺的心理。

4）了解病人曾经是否接受过针灸推拿治疗，是否有晕针、晕灸史。

（2）物品准备：准备针灸推拿常规用物。采用擦法者可准备万花油等推拿介质；穴位注射者准备需要注射的药物。

2．治疗中护理

（1）观察

1）严密观察腰部疼痛、肿胀及活动受限的程度。必要时观察生命体征及神色的变化，发现异常及时报告医师。

2）扭伤部位避免寒冷、潮湿侵袭。按医嘱配合使用通经活血、舒筋活络之中药外敷、熏洗或行药浴，注意观察病人用药后的反应。

3）针刺远端穴位时，可边捻转边嘱病人做弯腰的动作。

4）针灸治疗腰扭伤，易引起晕针反应，故应注意观察病人的神志、面色、头晕、心慌、冷汗等情况，一旦发生晕针现象，给予及时处理。

5）需要电针仪治疗的病人应注意观察电流强度是否适宜，并及时调整。

6）病人如加灸则应注意避免烫伤病人及烧坏衣被；并注意室内空气的流通，慎防晕灸的发生。

7）进行推拿、按摩时，应密切观察病人的反应和局部变化情况，随时询问病人对推拿力度的感觉并及时调整。

（2）心理护理

1）腰部损伤病人常因严重的疼痛，或久痛不休，产生焦虑、忧郁、失望等不良情绪，而应用镇痛药或麻醉药后疼痛虽可减轻，但易成瘾。因此，可采取分散病人注意力的方法如听音乐、看电视、聊天、看书报等转移其对疼痛的注意力，提高疼痛阈值，增强耐受力。

2）腰肌劳损在急性期过后，病人往往忽略腰肌的锻炼或错误地依赖医师的治疗，而不重视预防和功能锻炼，易造成病痛迁延不愈，成为慢性之患。护士应及时掌握病人的心理变化，进行有针对性地疏导、解释，并正确指导病人进行腰部肌肉锻炼。

3）疼痛剧烈，影响生活和休息者，给予止痛药，有利于缓解病人的紧张情绪。

3．治疗后护理

（1）生活起居护理

1）病室环境应安静，舒适，阳光充足，空气新鲜流通，避免潮湿，保持干爽。

2）病人应卧硬板床休息，避免过早活动和负重，坐起或下床时应有人搀扶，以防再次受伤。

3）急性期限制腰部过度活动，以利于腰部软组织损伤的修复。注意局部保暖，以免受风寒侵袭，引起病情加重。

（2）饮食护理：选择高蛋白、高纤维素、易消化的食物，多食新鲜的蔬菜、水果，保持大便通畅。急性期可适当摄入活血祛瘀之食品或药膳，如石斑鱼粥、苡仁粥、田三七鲫鱼汤等，同时可增加钙的摄入，可食奶制品、鱼虾、骨头黄豆汤等，忌食油腻、生冷、酸辣及发物，禁烟、酒及兴奋性饮料如咖啡、浓茶等。

（3）健康教育

1）让病人了解本病的预防措施，在体力劳动或剧烈活动前应先做好准备活动；行弯腰、持重等活动时，要保持正确姿势，如扛、抬重物时要尽量让胸、腰部挺直，髋膝部屈曲，起身应以下肢用力为主，站稳后再迈步；搬、提重物时，应取半蹲位，使物体尽量贴近身体。

2）急性期宜卧硬板床休息，限制腰部活动。

3）劳动时注意力一定要集中，应当禁止打闹谈笑。避免过度疲劳，对力所不及之事，不可勉强行之。

4）加强劳动保护和防护，在做扛、抬、搬、提等重体力劳动时，最好使用腰围，同时尽量避免在弯腰性强迫姿势下工作过久。

5）经常轻揉腰背部肌肉，或行腰部热敷或拔火罐。

6）劳动出汗时注意腰部保暖，避免风寒湿邪的侵袭。

7）注意动静结合。早期肿痛时，睡硬板床，可做上肢、下肢大关节及远端关节的屈伸运动，或肌肉的收缩运动；肿痛好转后，即做腰伤部的伸屈、环转运动，但应以不引起疼痛为宜。

8）生活有规律，平时注意不要用力咳嗽、打喷嚏，尽量少做弯腰动作，保持大便通畅。

9）饮食以清淡、营养丰富、易消化为原则，适当增加钙剂及强腰壮筋之食品。

10）保持心情愉快，以增强体质，达到理气活血、舒筋活络之功效。

11）按医嘱正确服药及治疗，定时到医院复查并坚持针灸推拿治疗。

✧ 复习思考题 ....

1. 腰部扭挫伤有哪几种证型？如何鉴别？

2. 腰部扭挫伤病人接受推拿治疗后应如何护理？

第四节　肩关节周围炎

肩关节周围炎是中年人和老年人的常见病，是肩关节及周围软组织退行性改变所引起的广泛的无菌性炎症反应，是以肩关节疼痛、活动受限为主要特征的慢性疾患。常于一次急剧的肩部创伤后发病，或因风寒湿邪的侵袭，积久筋凝气聚，肩部韧带、肌腱、腱鞘、滑囊或关节囊等软组织充血、肿胀、局部渗液、组织痉挛、缺血、变性或瘢痕化。多发于50岁左右，女性多于男性。中医称此病为"漏肩风""肩凝症""五十肩"等，属于"肩痹"范畴。

【病因病机】

1. 体虚感邪　五旬以上之人年老体虚，肝肾亏虚，筋脉失于濡养，加上肩部过度劳伤，又露卧感受风寒湿邪导致血不荣筋，寒凝筋膜。《诸病源候论》："此由体虚，腠理开，风邪在于筋故也。"因此体虚是导致本病的重要因素之一。

2. 跌仆闪挫　由于外伤而发病，如锁骨骨折、肱骨外科颈骨折、肩关节脱位、上肢骨折固定时间太长或在固定期间不注意肩关节功能锻炼等造成气血壅滞不通，不通则痛，《素问·阴阳应象大论》："气伤痛，形伤肿"，经脉损伤日久，血气瘀滞，筋脉失养则拘挛，痿废不用，则骨肉萎缩而发本病。

【证型评估】

1. 风寒湿型　肩部串痛，遇风寒痛增，得温痛缓，畏风恶寒，或肩部有沉重感。舌质淡，苔薄白或腻，脉弦滑或弦紧。

2. 瘀滞型　肩部肿胀，疼痛拒按，以夜间为甚。舌质暗或有瘀斑，舌苔白或薄黄，脉弦或细涩。

3．**气血虚型** 肩部酸痛，劳累后疼痛加重，伴头晕目眩，气短懒言，心悸失眠，四肢乏力。舌质淡，苔少或白，脉细弱或沉。

本病若以肩前中府部疼痛为主，后伸疼痛加剧者，证属太阴经证；以肩外侧肩髃、肩髎处疼痛为主，三角肌压痛，外展疼痛加剧者，证属阳明、少阳经证；以肩后侧疼痛为主，肩内收时疼痛加剧，证属太阳经证。

【常用针灸推拿法】

临床上可根据不同情况选择针刺法、灸法、推拿法、刺络拔罐法、耳针法、电针法、穴位注射法等治疗方法。

【治疗方法】

1．**针刺法** 适合各种证型，选择的经脉及腧穴以手三阳经为主。肩前、肩贞要把握好针刺角度和方向，切忌向内斜刺、深刺；阳陵泉可深刺或透向阴陵泉；条口透承山可用强刺激，并令病人活动肩部。

主穴：肩髃、肩前、肩贞、阿是穴、阳陵泉、中平。

辨证配穴：证属太阳经者加后溪、大杼、昆仑；痛在阳明、太阳配条口透承山。局部畏寒发凉可加灸；针后肩部还可加拔火罐，并行走罐。每天 1 次。

2．**灸法** 取穴：肩髃、臂臑、阿是穴、大椎、肩井。每穴灸 10～15 分钟。

3．**推拿法** 以选择手三阳经腧穴为主。主穴：肩井、肩髃、秉风、天宗、肩贞、曲池、手三里、合谷及肩臂部。㨰、拿揉肩前部、三角肌部及肩后部，点压、弹拨肩井、秉风、天宗、肩内陵、肩贞、肩髃各穴，扳、摇肩关节，拔伸、抖上肢，搓揉上肢。初期对疼痛较甚者，宜增加局部组织痛阈，改善局部血液循环，加速渗出的吸收和排泄，促进病变组织的修复；后期以改善肩关节活动为主，松解关节粘连，加大关节活动度，滑利关节，促进关节功能恢复。常采用㨰法、揉法、拿捏法、点压法、弹拨法、摇法、扳法、拔伸法、搓抖法等手法。

（1）松解放松法：病人坐位。一手托住病人上臂使其微外展，另一手用㨰法或拿揉法施术，重点在肩前部、三角肌部及肩后部等疼痛部位。同时配合患肢的被动外展、外旋和内旋运动。

（2）解痉止痛法：用点压、弹拨手法依次点压肩井、肩髃、秉风、天宗、肩贞、曲池、手三里、合谷各穴，以酸胀为度，对有粘连部位或痛点配合弹拨手法。

（3）运动关节法：一手扶住患肩，另一手握住其腕部或托住肘部，以肩关节为轴心做环转摇动，幅度由小到大。然后再做肩关节内收、外展、后伸及内旋的扳动。

4．**芒针法** 取肩髃透极泉、肩贞透极泉、条口透承山等。肩不能抬举者，可局部多向透刺，使肩能抬举。条口透承山时，边行针边令病人活动患肢，动作由慢到快，用力不宜过猛，以免引起疼痛。

5．**刺络拔罐法** 对肩部肿胀疼痛明显而瘀阻浅表者，可用皮肤针中、强度叩刺患部，使局部皮肤微微渗血，再加拔火罐；如瘀阻较深者，可用三棱针点刺 2～3 针，致少量出血，再加拔火罐，使瘀血外出，邪去络通。每周治疗 2 次。

6．**耳针法** 取肩、肩关节、锁骨、神门、对应点等穴。每次选 3～4 穴，毫针强刺激，留针 30 分钟，每日 1 次；也可用王不留行籽贴压，2～3 天更换 1 次。

7．**穴位注射法** 在肩部穴位注射当归、川芎、元胡、红花等注射液或 10% 葡萄糖注射液、维生素 B_1 注射液，每穴每次 0.5ml。如压痛点广泛，可选择 2～3 处压痛点最明显处注射。隔日注射 1 次。

【护理】

1．治疗前护理

（1）评估

1）评估肩髃、肩前、肩贞、阳陵泉、中平、后溪、大杼、昆仑、极泉、条口、承山及耳穴等本次操作所涉及腧穴部位的皮肤情况。

2）了解病人的年龄、文化层次、生活工作环境及对肩周炎的认识情况。

3）评估病人是否存在紧张、焦虑的心理及了解病人对接受针灸推拿治疗的认知。

4）评估病人是否存在不宜接受针灸和推拿治疗的情况，如有晕针、晕灸史、处于饥饿状态、伴有高热等应暂缓治疗。

（2）物品准备：准备针灸推拿常规用物。芒针者准备无菌芒针；刺络拔罐者准备无菌三棱针；穴位注射者准备注射的药品。

2．治疗中护理

（1）观察

1）注意观察疼痛的部位、时间、性质、程度、放射的部位及缓解情况。

2）观察压痛及肩关节活动受限的范围、程度。

3）留针期间应加强巡视，调节针感。

4）加灸治疗时则应注意避免烫伤病人及烧坏衣被，并注意室内空气的流通，慎防晕灸的发生。

5）肩颈部推拿、按摩时，手法宜轻柔缓和，并注意观察病人的反应和局部变化情况，随时询问病人对推拿力度的感觉并及时调整。

6）针灸时，应注意观察病人的神志、面色、血压、呼吸等情况，慎防针刺意外情况的发生。

（2）心理护理

1）本病好发于50岁左右的人，本年龄组的人多因生活或工作负担重而易产生急躁或忧虑情绪，尤其是女性病人，此时正处于更年期，易导致情绪低落。故应经常巡视病房，与病人交谈，细心观察，认真分析病人存在的心理问题，有针对性地进行心理护理。

2）介绍治疗成功的病例，让病人之间交流本病的发生、发展及康复的过程，减少顾虑及担忧，以增强战胜疾病的信心，从而积极配合治疗并自觉进行功能锻炼。

3．治疗后护理

（1）生活起居护理

1）病室环境应安静、舒适、阳光充足、空气新鲜流通，注意肩关节的保暖，避免风寒湿邪侵袭。

2）协助病人做好生活起居护理，如穿针孔、梳头、系腰带等。

（2）饮食护理：选择清淡、营养丰富、易消化之食物，多食新鲜蔬菜、水果，忌辛辣、炙煿之品，禁烟、酒。可适当摄入养肝壮筋的食物，如动物的肝、肾、骨头汤等，多食粗纤维食物，保持大便通畅。

（3）健康教育

1）注意夜间局部保暖，夏季不要让电风扇直接吹向肩部。

2）饮食宜清淡，营养丰富，易消化，适当补以养肝壮筋、补益气血之食品，如红枣、饴糖、动物的肝肾、排骨等。

3）坚持功能锻炼不少于两年，注意循序渐进，量力而行。

4）避免强行活动及劳累，不宜用患肢提重物，注意休息，以免加重病情。

5）按医嘱正确服药及针灸推拿治疗，定时到医院复查。

◇ 复习思考题 ···

1. 肩周炎有哪几种证型？如何鉴别？
2. 肩周炎病人接受针灸推拿治疗后应如何护理？

第五节　踝关节扭伤

踝关节扭伤是指因扭伤造成踝关节韧带的损伤。病人具有明显的内翻或外翻的扭伤史，扭伤后的踝各部立即疼痛、肿胀、皮下紫斑，活动受限。临床上最常见的是踝内翻扭伤，引起距腓前韧带扭伤；踝外翻扭伤可引起三角韧带扭伤，但较少见。一般多为撕裂伤，严重者韧带可完全断裂。本病属于中医学"踝部扭伤"范畴。

【病因病机】

踝关节多因在不平的路面行走、跑步、跳跃和下楼梯，或者高处坠下时，踝跖屈位，足突然向内或者向外翻转，踝外侧或者内侧韧带受到强大的张力作用而致伤。在内翻位受伤时，外侧韧带以前腓距韧带和跟腓韧带最容易受伤，后腓距韧带往往幸免。如外侧扭伤时，由于三角韧带比较坚韧，不容易发生断裂，但是可以引起下胫腓联合韧带撕裂而造成下胫腓联合分离。扭伤严重者可合并骨折脱位。

【证型评估】

1. **气滞血瘀**　损伤早期，踝关节疼痛，活动时加剧，局部明显肿胀及皮下瘀斑，关节活动受限。舌红边瘀点，脉弦。

2. **筋脉失养**　损伤后期，关节持续隐痛，轻度肿胀，或可触及硬结，步行欠力。舌淡，苔薄，脉弦细。

【常用针灸推拿法】

临床上可根据不同情况选择针刺法、灸法、推拿法、拔火罐法、刮痧法等治疗方法。

【治疗方法】

1. **针刺法**　适用于各种证型。以踝关节局部申脉、丘墟、悬钟、阿是穴为主，根据扭伤部位，如内踝扭伤则选用足少阴等经穴位，外踝扭伤则选用足太阳等经穴位进行治疗。

主穴：解溪、昆仑、申脉、照海、丘墟、阿是穴。

辨证配穴：气滞血瘀者加血海、水沟、膈俞、合谷，活血化瘀；筋脉失养者加肝俞、肾俞、足三里，阳陵泉、悬钟，生血养筋，舒筋活络。

2. **灸法**　主要适用于气滞血瘀证。取穴：申脉、照海、阿是穴。每穴灸 10～15 分钟。

3. **推拿法**　点按丘墟、阳陵泉、太溪、昆仑、绝骨、太冲及阿是穴等穴，初期以推、按为主，中后期以点揉、按摩并结合摇摆屈伸活动关节。

外侧副韧带损伤取足三里、阳陵泉、解溪、丘墟、申脉、金门等穴及患部；内侧副韧带损伤取商丘、照海、太溪等穴及患部。常采用滚法、按揉法、摇法、拔伸法、擦法等手法。急性损伤期需在伤后 24～48 小时才能推拿治疗，此期可做冰敷，每日 2 次，冰敷时间不宜超过 8 分钟。

（1）外侧副韧带扭伤：沿小腿前外侧至踝外侧用㨰法、按揉法上下往返治疗，并配合按揉足三里、阳陵泉穴。在外踝部先按揉损伤周围，待疼痛稍缓解后再在损伤处按揉。施拔伸摇法。以一手托住患肢足跟部，另一手握住其足趾部做牵引拔伸约1分钟，在拔伸基础上轻轻摇动踝关节，并配合足部逐渐向内翻牵拉，然后再外翻足部，重复操作3次。用拇指按揉解溪、丘墟、申脉、金门等穴。在外踝损伤局部施擦法，以透热为度，并自下向上施理筋手法。局部可加用湿热敷。

（2）内侧副韧带损伤：自内踝后侧经内踝下至内足弓施按揉法，重点在内踝下。在内踝下用掌根揉法，配合按揉商丘、照海、太溪等穴。施拔伸摇法。以一手托住患肢足跟部，另一手握住其足趾部做牵引拔伸约1分钟，在拔伸基础上轻轻摇动踝关节，并配合足部逐渐外翻牵拉，然后再内翻足部，重复操作3次。在内踝下施擦法，以透热为度，并自下向上施理筋手法。局部可加用湿热敷。

4. 手针法 第二掌骨桡侧足穴。医者与病人对坐，用一手托着病人伤踝同侧手。病人手如握鸡蛋状，肌肉放松，虎口朝上，食指尖与拇指尖稍分开。医者用另一手拇指尖或拿一支火柴棒在病人第二掌骨基底部桡侧缘前面凹陷处按压，寻找敏感的穴点（即足穴），用捻转法强刺激，使之产生较强的胀、重、酸、麻感。受伤24～48小时后的病人，在留针期间，适当地活动伤肢。先是缓慢地屈伸踝关节，随着疼痛减轻，逐渐采用缓慢的半蹲起到深蹲起活动，继而缓慢地行走，可反复进行。从伤后第3天起，采用针刺疗法后用热水袋或热毛巾敷伤部。

5. 耳针法 选踝点、神门等穴。针刺或王不留行籽压，边刺激边活动患肢，促其局部气血宣散，而消肿止痛。

【护理】

1. 治疗前护理

（1）评估

1）了解病人的受伤史、当前的主要症状及部位。

2）评估解溪、昆仑、申脉、照海、丘墟、阿是穴、血海、水沟、膈俞、合谷、肝俞、肾俞、足三里，阳陵泉、悬钟等本次操作所涉及腧穴部位的皮肤情况。

3）评估病人是否存在紧张情绪，是否曾有晕针、晕灸史及是否处于空腹状态。

（2）物品准备：准备针灸推拿常规用物、热水袋、冰袋等。

2. 治疗中护理

（1）观察

1）观察局部疼痛、肿胀及活动受限的程度，发现异常及时报告医师。

2）扭伤部位避免寒冷、潮湿刺激，按医嘱配合使用外敷药，肿消痛减后，开始练习患部关节屈伸活动，注意观察患足功能恢复情况。

3）进行推拿、按摩时，手法宜轻柔缓和，注意观察病人的反应和局部变化情况，要防止手法粗重引起的意外，随时询问病人对推拿力度的感觉并及时调整。

4）针灸时及留针期间，应注意观察病人的神志、面色、血压、呼吸等情况，慎防针刺意外情况的发生。

5）如采取针罐治疗，应注意无菌操作，避免交叉感染。

（2）心理护理

1）突然受伤且伤后肿胀、疼痛、活动受限，病人难以适应病人角色，表现出急躁的情绪。护士需要及时把握病人的心理变化，给予针对性的解释和安慰，以稳定其情绪。

2）病人因伤肢疼痛或怕活动后预后不好，而不愿进行患足的功能锻炼。护士应把骨伤科"动静结合"的重要意义、锻炼方法、注意事项等对病人做解释，并指导和协助病人进行及时有效的锻炼，促使肢体功能早日恢复。

3．治疗后护理

（1）生活起居护理

1）病室环境宜安静舒适，温湿度适宜，空气新鲜，阳光充足，避免潮湿。

2）急性期病人应限制活动，加压包扎固定，用软枕垫抬高患肢，有利于肿胀的消退、减轻疼痛。

3）注意患处局部保暖，避免风寒湿邪的侵袭。

4）关节损伤早期应冷敷，以使血管收缩；不宜热敷，以免出血、渗出液增加，加重肿胀疼痛。

（2）饮食护理：饮食以清淡、易消化为原则。急性期瘀血、肿胀严重者可增加活血祛瘀、利水消肿之食物或者药膳，如赤小豆鲫鱼汤、猪骨冬瓜汤、薏米粥等。中后期可适当增加养肝壮筋之食品，如蹄筋、骨头汤、猪肝汤等。忌食生冷、酸辣、肥腻、香燥及发物。

（3）健康教育

1）注意休息，劳逸结合，不可过多行走或负重。

2）加强劳动保护和防护，注意安全，尤其是上下楼梯或在路面不平之处行走或跳跃时，须小心，防滑倒，平时最好不穿高跟鞋，以免再次扭伤。

3）注意保暖，防止外感寒湿，引起关节的酸痛。

4）坚持做踝部的各种功能锻炼。制订锻炼计划，要循序渐进，量力而行，避免强行活动。

5）注意加强身体锻炼，以增强体质。

6）生活有规律，饮食以清淡、营养丰富、易消化为原则，适当增加补肾、补钙、壮筋骨之食物，如豆类、奶制品、动物的肝肾、鱼虾等。

7）按医嘱正确服药及坚持针灸推拿治疗，定时到医院复查。

◇ **复习思考题** ....

1. 踝关节扭伤有哪几种证型？如何鉴别？
2. 踝关节扭伤病人接受针灸推拿治疗后应如何护理？

（卢咏梅）

10

第十章
内科病症

学习目标

1. 掌握　眩晕、失眠、中风后遗症、面瘫、头痛、便秘、呃逆的护理。

2. 熟悉　眩晕、失眠、中风后遗症、面瘫、头痛、便秘、呃逆的常见针灸推拿方法，并正确实施。

3. 了解　眩晕、失眠、中风后遗症、面瘫、头痛、便秘、呃逆的病因病机、发病特点。

10章

案例导入

·········· 第十章 内科病症 ··········

何先生，男，60岁。因侧头痛3年，加重2天求诊。病人3年前开始出现侧头痛，初起月余发作1次，后逐渐加重至10天1次，服用收缩血管药有所缓解。2天前因情绪不畅，再次发作，发作时先侧头痛，继则向前双眼扩展，自觉双眼外突（曾眼科检查眼压不高），疼痛难耐，遇凉可缓解。睡眠可，舌暗红，苔黄，脉弦。

问题：

1. 该病人头痛证型如何分析？

2. 怎样给该患者进行针灸推拿治疗？

3. 如何对其进行治疗后护理？

☑ 筋针辨证理论

筋性头痛：病程较短，有明显的感受风寒湿邪病史，头痛局限于侧头、头枕或巅顶部位，疼痛以掣痛、抽痛或胀痛为主，疼痛涉及范围较局限，有压痛或筋结索点，一般无明显的外感表证的症状。舌淡红，苔薄白，脉弦。

脉性头痛：有感受外邪或外伤病史，根据邪阻经脉的不同，可表现为前额（阳明）痛、后头（太阳）痛、侧头（少阳）痛以及巅顶（厥阴、督脉）痛；根据感邪不同，可分为游走性的（风性）头痛、因重如裹之（湿性）头痛、胀痛如裂之（热性）头痛、缩痛剧烈的（寒性）头痛、肿痛如刺的（瘀性）头痛。

脏性头痛：头痛迁延日久，根据脏腑虚损的不同，可分为肝阳上亢型、肾精亏虚型、气血不足型、痰浊型头痛。

► 参考文献：刘农虞，刘恒志.筋针疗法[M].北京：人民卫生出版社，2016：127-131.

第一节 眩 晕

眩晕是一组以头晕眼花为主要临床表现的疾病。轻者平卧闭目片刻即安；重者如乘坐舟车，旋转起伏不定，起则欲倒，或伴恶心、呕吐、心悸、自汗等症。《寿世保元》对本病症状有详细描述。本症可见于高血压、动脉硬化、贫血、神经官能症、耳源性疾病及脑部肿瘤等。

【病因病机】

眩晕主要是由于肝阳上亢、气血虚弱、肾精不足或痰浊瘀阻而致。素体阳盛阴虚，阴亏于下、阳亢于上，阴阳平衡失其常度，或长期精神紧张或忧思郁怒，使肝气郁滞、郁久化火、耗伤肝阴、肝风内动、肝阳上亢，上扰清空则出现头晕目眩；素体气血虚弱，或久病致气血虚弱，气虚则清阳不升，血虚则脑失所养，故头晕目眩，遇劳加重；先天肾精不足，或房劳过度，或久病伤精，肾精不足，不能上充于脑，故头晕目眩，精神萎靡；思虑过度，或饮食不节，劳伤脾胃，致痰浊瘀阻，清阳不升，则头晕目眩，头重如裹。

【证型评估】

1. **肝阳上亢**　眩晕耳鸣，头痛且胀，每因烦劳或恼怒而头晕、头痛加剧，面部潮红，急躁易怒，少寐多梦，口苦，舌红苔黄，脉弦。

2. **气血两虚**　头晕目眩，动则加剧，劳累即发，面白无华，发色不泽，心悸少寐，神疲懒言，纳少乏力，舌淡，脉细弱。

3. **肾精不足**　头晕目眩，精神萎靡，少寐多梦，健忘，腰膝酸软，遗精，耳鸣，舌红，脉细。

4. **痰浊瘀阻**　头晕目眩，头重如裹，胸闷不利，恶心纳呆，多寐懒言，舌淡苔白腻，脉濡滑。

【常用针灸推拿法】

临床上可根据不同证型选择针刺法、灸法、推拿法、拔火罐法、耳穴埋籽法、穴位贴敷法、穴位注射法、刮痧法等针灸推拿方法进行治疗。

【治疗方法】

1. **针刺法**　适用于各种证型，以督脉、足太阳膀胱经为主。

主穴：百会、风池

辨证配穴：肝阳上亢加太溪、行间、侠溪以滋阴潜阳；气血两虚加中脘、关元、足三里补益气血；肾精不足加脾俞、肾俞健脾益肾；痰浊瘀阻加中脘、内关、丰隆祛痰和中。

随症加减：头痛甚者加印堂、头维、太阳通络止痛；失眠加心俞、神门养心安神。

2. **灸法**　主要适用于气血两虚和痰浊瘀阻型眩晕。气血两虚型取穴：百会、脾俞、足三里；痰浊瘀阻型取穴：风池、中脘、丰隆。每穴灸 30 ~ 45 分钟。

3. **推拿法**　适用于各种证型眩晕。在前额、颈项、背部、上下肢部位，选择足太阳膀胱经、督脉为主。主穴：印堂、攒竹、睛明、太阳、神庭、风池、心俞、厥阴俞、肝俞、胆俞、肾俞、命门。常采用一指禅推法、抹法、按法、揉法、指叩、拿法等手法。

头面部行轻柔的一指禅"小 8 字"和"大 8 字"推法，3 ~ 5 遍；继之轻度指按、指揉印堂、攒竹、睛明、太阳、神庭，每穴约 1 分钟；抹前额 3 ~ 5 遍，从前额发际处拿至风池穴处做五指拿法，反复 3 ~ 5 遍；轻推桥弓，每侧 100 ~ 200 遍；行双手扫散法，约 1 分钟；指尖轻叩前额至头顶，3 ~ 6 遍。俯卧位于腰部行㨰法，重点治疗心俞、厥阴俞、肝俞、胆俞、肾俞、命门；自下而上捏脊 3 ~ 4 遍；自上而下掌推背部督脉，3 ~ 4 遍。

辨证加减：肝阳上亢型，在以上基本治法的基础上，重拿风池穴 2 ~ 3 分钟，掐太冲、行间穴，取泻法；摩揉肝俞、肾俞、涌泉，透热为度，以补之。气血两虚型，在以上基本治法的基础上，按揉脾俞、胃俞、关元、足三里，以透热为度，行补法。肾精不足型，在以上基本治法的基础上，轻按揉肝俞、肾俞、三阴交，透热为度，补之。痰浊瘀阻型，在以上基本治法的基础上，指按、指揉丰隆、解溪，取泻法；推、擦足三里，摩中脘，取补法。

4. **拔火罐法**　主要适用于肝阳上亢型和痰浊瘀阻型。肝阳上亢型取穴：大椎、肝俞、肾俞；痰浊瘀阻型取穴：脾俞、胃俞、肾俞、足三里，拔罐后留罐 15 分钟。

5. **耳穴埋籽法**　主要适用于肝阳上亢型和痰浊瘀阻型眩晕。肝阳上亢型取肝阳、肾、皮质下、额等；痰浊瘀阻型取脾、胃、皮质下、额等，中、强度刺激，每日按压数次，3 ~ 5 天更换 1 次。

6. **穴位贴敷法**　主要适用于痰浊瘀阻型眩晕，取穴脾俞、胃俞、足三里、丰隆，用生姜切片贴敷。

7. **穴位注射法** 主要适用于肝阳上亢型眩晕，取穴太冲、行间，每个穴位取柴胡注射液0.5~1ml注射。

8. **刮痧法** 适用于肝阳上亢型和痰浊瘀阻型眩晕，选取头部、颈肩部、背部、下肢，刮10~20次。

（1）头部：以百会为中心向四周刮，用直线轻刮法；头部两侧，从太阳穴呈弧形刮至风池穴，用梳刮法。

（2）颈部：从风池沿颈部两侧，刮至大椎水平，用直线刮法。

（3）背部：沿背部膀胱经循行线由上至下进行刮拭，用直线刮法。

（4）下肢：肝阳上亢型，主要刮足背部，用直线刮法，重点用刮板棱角点压按揉太冲、行间。痰浊瘀阻型主要刮足阳明胃经，直线刮法，重点用刮板棱角点压按揉足三里、丰隆。

【护理】

1. 治疗前护理

（1）评估

1）治疗前应仔细评估百会、风池及不同证型针灸推拿操作所涉及的腧穴部位的皮肤情况；百会、风池注意有无脂溢性脱发，针刺时消毒要充分。注意不同证型穴位的评估，如肝阳上亢型评估太溪、行间、侠溪；气血两虚型注意中脘、关元、足三里；肾精不足关注脾俞、肾俞；痰浊瘀阻仔细评估中脘、内关、丰隆等穴位的皮肤情况。拔罐治疗时，避开皮肤破损或有瘢痕处；耳穴埋籽治疗时，肝阳上亢型评估耳部肝阳、肾、皮质下、额，痰浊瘀阻型评估脾、胃、皮质下、额等皮肤情况；穴位贴敷评估脾俞、胃俞、足三里、丰隆皮肤情况；穴位注射评估太冲、行间皮肤与皮下反应情况；刮痧时评估头顶、后头、侧头、颈肩部、背部、下肢皮肤情况。

2）询问病人是否曾接受过针灸推拿治疗，评估病人对选用头部穴位是否有紧张情绪，了解病人对针灸推拿治疗的认知，对初次接受针灸推拿治疗的病人应给予更多关注。

3）评估病人是否存在进行针灸和推拿治疗的禁忌证。有自发出血倾向者不进行针刺、拔罐、刮痧治疗，慎用推拿治疗。

（2）物品准备：准备针灸推拿常规用物；推拿时可备用红花油、活络油等通经活络的推拿介质；根据病人选择的治疗方法准备拔火罐、耳穴埋籽、穴位贴敷、穴位注射或刮痧所需的药品和用物。

（3）协助病人取合适的体位

1）以方便取穴和操作为原则，同时有利于病人持久留针，协助病人取合适的体位，初次接受治疗者宜安排卧位。针刺治疗时，肾精不足型取俯卧位，其他证型眩晕取仰卧位。推拿治疗时先取仰卧位，再取俯卧位。拔罐治疗时取俯卧位。穴位贴敷取坐位即可。穴位注射取仰卧位。刮痧治疗先取坐位刮头部，再俯卧位刮颈背部，最后刮下肢再取仰卧位。更换体位时注意保护，防止病人因眩晕发生意外。

2）告知病人在治疗过程中不宜随意变更体位，如确需要更换体位必须通知医生。

2. 治疗中护理

（1）观察

1）密切观察病人的神志、面色、血压、脉搏及汗出等情况，判断病人是否出现针刺意外情况，一旦发生，立即配合医生进行抢救。

2）如加电针应注意观察电流强度是否适宜，并及时调整。

3）灸法治疗时，则应注意避免烫伤病人及烧坏衣被。注意室内空气的流通，慎防晕灸的发生。

4）进行推拿、按摩时，手法宜轻柔缓和，注意观察病人的反应和局部变化情况，要防止手法粗重引起的意外，随时询问病人对推拿力度的感觉并及时调整。

5）拔火罐和刮痧治疗时，应注意保暖，避免冷风直吹。

6）密切关注病人的体位是否发生了变动，并及时处理。

（2）心理护理：注意加强情志护理和解释，缓解病人接受治疗时的紧张情绪。

3．治疗后护理

（1）生活起居护理

1）病室内空气宜流通，环境舒适安静。

2）告知病人接受治疗当天不宜沐浴凉水，不宜直对冷风吹。

（2）饮食护理

1）饮食宜清淡。

2）根据不同证型选择适宜的食物。肝阳上亢者宜多选择佛手、菊花之类理气疏肝食材；气血两虚者宜多选择山药、大枣等健胃益气的食材；肾精不足者宜多选择黑豆、黑芝麻等益肾填精的食材；痰浊瘀阻者宜多选择薏米、陈皮之类理气祛湿食材。

（3）健康教育

1）预防各种诱因的发生，避免过度劳累，保证充足的休息，饮食宜清淡，养成良好的作息习惯。

2）加强体育锻炼，增强体质。

3）调节情绪，避免情志过激，学会适当减压。

4）坚持针灸推拿治疗。

◇ 复习思考题 ....

1. 眩晕如何分型？
2. 肝阳上亢型眩晕的护理中需注意什么？

第二节　失　眠

失眠又称"不得眠""不得卧"。是以经常不能获得正常睡眠为特征的疾病。主要表现为睡眠时间、深度和体力恢复的不足。经常不能入睡，或睡而易醒，醒后不能再睡，或睡而不酣、容易惊醒，甚至彻夜不寐。本症可单独出现，也可以与头痛、眩晕、健忘等同时出现。对于因饮浓茶、咖啡或受火热之邪等原因引起的一过性失眠，在此不进行介绍。

【病因病机】

失眠的病因主要是七情内伤、劳倦太过，亦有因禀赋不足或年迈体虚致气血、阴阳失和，脏腑功能失调以致心神被扰，神不守舍而不得安寐。思虑劳倦太过，耗伤心脾，或久病血虚，产后失血，年迈血少等，令心失所养，心神不安而失眠；情志不遂，肝气郁结，郁而化火，火扰心神，神不得安，而致失眠；或心火素盛，稍有怫郁，心火扰动心神而不寐；素体心胆气虚怯或暴受惊骇，神不得安，以致失眠；先天禀赋不足、房劳过度或久病伤肾，肾阴不能上奉于心，或五志过极，心火不能下交于肾，水火不济，而致失眠；饮食不节，伤及脾胃，运化无力，积为痰热，壅遏于中，而致失眠。

【证型评估】

1．心脾两虚　失眠多梦，夜间易醒，伴心悸气短，神疲乏力，纳少，二便调，舌质淡，苔白，脉沉细。

2．肝脾不和　夜寐不安，每遇情志不遂则加重，伴胸胁胀满，善太息，女子则月经不调，乳房胀痛，舌质略红，脉弦或弦细。

3．心肾不交　失眠多梦，夜间易醒，伴心烦，腰膝酸软，耳鸣重听，大便秘结，小便短赤，舌红苔黄，脉弦数。

4．痰热中阻　睡眠不安，心烦懊恼，胸闷脘痞，纳少多痰，或伴头晕目眩，舌红，苔黄腻，脉滑数。

【常用针灸推拿法】

临床上可根据不同证型选择针刺法、灸法、推拿法、拔火罐法、耳穴埋籽法、穴位贴敷法、穴位注射法、刮痧法等方法进行治疗。

【治疗方法】

1．针刺法　适用于各种证型，以督脉、手少阴心经穴位为主。

主穴：百会、四神聪、神门

辨证配穴：心脾两虚加心俞、脾俞补益心脾；肝脾不和加肝俞、脾俞、太冲疏肝和脾；心肾不交加心俞、肾俞、涌泉交通心肾；痰热中阻加内关、足三里、丰隆化痰和中。

随症加减：头痛甚者加印堂、头维、太阳通络止痛；耳鸣加耳门、听宫通络息风；便秘加照海、支沟行气通便。

2．推拿法　适用于各种证型眩晕。在头顶、颈项、背部、上下肢部位，选择足太阳膀胱经、督脉为主。主穴：神庭、本神、四神聪、心俞。常采用一指禅推法、抹法、按法、揉法、指叩、拿法等手法。

以揉、按、揉、点压心俞、脾俞、三阴交、神庭、本神、四神聪。弹拨、擦法等手法在肝俞、脾俞、心俞、肾俞、太冲、阳陵泉、期门、风池、章门治疗。可采取多种手法如指按法（以病人得气为度）、揉背法、拨筋法、揉法。病人取俯卧位，术者站立在病人患侧，从病人头部由上至下逐步施行以上手法。以达到疏通经络、调整阴阳的作用。如心脾两虚，采用按揉法、振法、擦法、揉法。肝脾不和，采用按揉法、一指禅推法、搓法、擦法。心肾不交，采用按揉法、点按法、振法、捏法。痰热中阻，采用按揉法、揉法、摩法。

3．耳穴埋籽法　主要适用于肝脾不和与心肾不交型失眠。肝脾不和型取神门、肝阳、脾、胃、皮质下等；心肾不交型取心、神门、肾、皮质下等。中、低度刺激，每日按压数次，3～5日更换1次。

4．刮痧法　适用于肝脾不和、心肾不交、痰热中阻型失眠。选取头部、颈肩部、背部、上下肢，刮10～20次。

1）头部：以百会为中心向四周刮，用直线轻刮法；头部两侧，从太阳穴呈弧形刮至风池穴，用梳刮法。

2）颈部：从风池沿颈部两侧，刮至大椎水平，用直线刮法；

3）背部：沿背部膀胱经循行线由上至下进行刮拭，用直线刮法。

4）上下肢：肝脾不和型，主要刮足阳明胃经与足背部，用直线刮法，重点用刮板棱角点压按揉足三里、太冲、行间；心肾不交型主要刮上肢手少阴心经与下肢足少阴肾经，重点用刮板棱角点压按揉神门、阴郄、太溪；痰热中阻型主要刮下肢足阳明胃经，重点用刮板棱角点压按揉足三里、丰隆。

【护理】

1. 治疗前护理

（1）评估

1）治疗前应仔细评估百会、四神聪、神门及不同证型病人针灸推拿操作所涉及腧穴部位的皮肤情况。

2）其他内容同"眩晕"。

（2）物品准备：根据病人情况，准备针灸推拿、耳穴埋籽、刮痧等所需的物品。

（3）协助病人取合适的体位

1）以方便取穴和操作为原则，同时有利于病人持久留针，协助病人取合适的体位，初次接受治疗者宜安排卧位。针刺治疗时，心脾两虚、心肾不交型取俯卧位；肝脾不和型取俯卧位时足部应悬于床边，以便于取太冲，不便时可取侧卧位；痰热中阻型取仰卧位。推拿治疗时先取仰卧位，再取俯卧位。刮痧治疗先取坐位刮头部，再俯卧位刮颈背部，最后刮上、下肢再取仰卧位。更换体位时注意保护，防止发生意外。

2）告知病人在治疗过程中不宜随意变更体位，如确需要更换体位必须通知医生。

2. 治疗中护理 同"眩晕"。

3. 治疗后护理

（1）生活起居护理

1）病室宜清洁卫生，空气清新。

2）创造静谧、舒适的睡眠环境，注意居室安静，不要大声喧哗，应做到说话轻、走路轻、关门轻等。

（2）饮食护理

1）饮食宜清淡，少食油煎厚味及不易消化的食物。

2）晚餐不宜过饥过饱，少喝咖啡或浓茶等兴奋性饮料。

（3）健康教育

1）告知病人接受治疗当天不宜沐浴凉水，不宜直对冷风吹。

2）指导病人讲究睡眠卫生，建立有规律的作息制度，养成良好的睡眠习惯。

3）避免情绪刺激或过度疲劳，心肾不交型病人慎房室。

◇ **复习思考题** ....

　　　　　　　　　　1. 失眠的病因有哪些？

　　　　　　　　　　2. 心肾不交型失眠的护理中需注意什么？

第三节　中风后遗症

中风后遗症是指各种血管性原因引起的，非外伤性脑局部血液循环障碍导致的，局灶性中枢神经损伤的病人，经过半年救治后遗留的轻重不等的半身不遂或偏身麻木、言语謇涩或失语、精神障碍、口眼歪斜等一系列症状的总称。

【病因病机】

中风后遗症主要因病人素体虚弱，络脉空虚，风邪入中或中风之后，气血亏虚，正气不足，络脉空虚，血行不利，卫外不密，风邪乘虚入中于络脉，使气血痹阻，筋脉失于濡养而出现口眼㖞斜、肢体麻木、舌强语謇、半身不遂等症。年老体衰或长期劳倦过度者因肝肾阴虚，虚风内动，或中风病后失养，肝肾亏虚，肾精日耗，使阴精亏于下，不能制约肝阳，阳气扰动太过，则亢奋不敛，上扰清空则眩晕头痛，阴虚不能濡养筋脉则肢麻震颤；平素嗜食肥甘，加之中风后多静少动，导致形盛气弱，湿重体丰，痰湿夹风，痰阻气滞，经脉不利，或因中风后脾失健运，聚湿生痰，痰湿阻滞经络，致㖞僻不遂，肢麻语謇；中风后，阳气日衰，无力推动血液运行，气虚血瘀，神机失运，四肢百骸失荣，则见肢麻语謇，形体消瘦，肌肤甲错。

【证型评估】

1. 肝阳上亢　半身不遂，伴或不伴舌强语謇，患侧僵硬拘挛，兼见头晕头痛，腰膝酸软，面赤耳鸣，舌红苔黄，脉弦硬有力。

2. 痰湿阻络　半身不遂，肢体麻木，沉重乏力，伴或不伴舌强言謇，脉滑。

3. 气虚血瘀　半身不遂，肢软无力，形体消瘦，肌肤甲错，面色晦暗，或见肢体麻木，舌淡紫或有瘀斑，苔白，脉细涩。

【常用针灸推拿法】

临床上可根据不同证型和兼症，选择针刺法、灸法、推拿法、拔火罐法等方法进行治疗。

【操作方法】

1. 针刺法　适用于各种证型，以手足阳明经穴位为主。

主穴：上肢：肩髃、曲池、手三里、外关、合谷；下肢：环跳、阳陵泉、足三里、解溪、昆仑。

辨证配穴：肝阳上亢加太冲、太溪平肝潜阳；痰湿阻络加中脘、丰隆祛痰通络；气虚血瘀加气海、血海、三阴交补气活血。

随症加减：言语不利加哑门、通里、廉泉、金津、玉液活血通络；口眼歪斜加地仓、颊车、翳风通经活络；咽下麻痹加廉泉、翳风、风池祛风通络；智力减退加百会、人中、印堂、巨阙通络益智；手足挛急加绝骨、太冲通络止痉；流涎加承浆、廉泉、金津、玉液收湿止涎；牙关紧闭加地仓、颊车、翳风通络止痉。

2. 灸法　适用于痰湿阻络和气虚血瘀型中风后遗症。痰湿阻络型取中脘、气海、足三里、丰隆；气虚血瘀型取中脘、气海、血海、足三里、三阴交。每穴灸 30～45 分钟。

3. 推拿法　适用于各种证型中风后遗症。在上下肢部位，选择手阳明大肠经、足阳明胃经、足太阳膀胱经穴为主。主穴：肩髃、曲池、手三里、外关、合谷、环跳、阳陵泉、足三里、解溪、昆仑。常采用按揉法、拿法、点按法、摩法、㨰法等手法。

中风后遗症因其病因复杂，证候多样，故在手法选择上也多种多样。应根据具体情况，以及病人的接受情况合理地选择适当的手法。注意手法的轻重、持续时间及手法的融合。多采用复式手法联合应用，针对具体症状进行治疗，减少治疗时间，并有目的地增强病人的功能锻炼。半身不遂可在上肢肩髃、曲池、手三里、外关、合谷施按揉法、拿法、点按法；在下肢环跳、阳陵泉、足三里、解溪、昆仑施按揉法、点按法等。

4. 拔火罐法 适用于痰湿阻络型中风后遗症，取中脘、气海、环跳、足三里、丰隆。拔罐后留罐 15 分钟。

【护理】

1. 治疗前评估

（1）评估

1）治疗前应仔细评估上肢的肩髃、曲池、手三里、外关、合谷，下肢的环跳、阳陵泉、足三里、解溪、昆仑以及不同证型与随症加减所取配穴部位的皮肤情况；拔火罐治疗前，评估中脘、气海、环跳、足三里、丰隆穴位皮肤情况时，重点评估环跳部位有无压疮及压疮的分级，压疮部位不宜拔罐。

2）其余同"眩晕"。

（2）物品准备：根据病人情况，准备针灸推拿、拔罐所需的物品。

（3）协助病人取合适的体位

1）以方便取穴和操作为原则，同时有利于病人持久留针，协助病人取合适的体位，初次接受治疗者，宜安排卧位。针刺治疗时，以仰卧位为主，宜健侧卧位，健肢伸直，患肢屈曲，先针刺环跳，以患肢弹动为宜，针刺后可不留针，改为仰卧位再针刺其他穴位；针刺金津、玉液，嘱病人张口抬舌，一手以纱布包裹拉住舌头，一手进行点刺。灸法治疗时病人取仰卧位。推拿治疗时以仰卧位为主，重点环跳时，体位与针刺环跳相同。拔罐治疗时病人以仰卧位为主，拔环跳时宜俯卧位。更换体位时注意保护，防止发生意外。

2）告知病人在治疗过程中不宜随意变更体位，如确需要更换体位必须通知医生。

2. 治疗中护理 同"眩晕"

3. 治疗后护理

（1）生活起居护理

1）保持室内环境的温度、湿度，室内通风良好，以预防呼吸道感染。

2）根据天气变化，及时增减衣服。

3）卧床病人的床铺要平整、柔软、干燥，衣服、被褥经常在日光下暴晒，还要定时帮助病人翻身、擦洗，预防压疮。

4）配合肢体功能锻炼。根据病人的病情、年龄、体质的不同，安排适当的体育锻炼，每日被动或主动活动，不能下床者，可在床上练习患肢的屈、伸、抬举及手指活动等动作，病情轻者可酌情进行散步、体操、太极拳、气功等体育锻炼。通过锻炼，不仅可以促进瘫痪肢体的功能恢复，还可增强体质，有利于康复。

5）有语言智力障碍的病人，应进行语言、智力训练。采用听、写、看、读、说等方式训练病人的语言表达能力，循序渐进。护理者与病人交谈时，讲话要慢，句子要短，内容要简单。

6）对记忆力差的病人，多与其交流感兴趣的事情，并反复强化，启发其记忆。

（2）饮食护理

1）注意戒烟酒，进食量要适宜。

2）饮食宜清淡，避免进食高脂肪、高胆固醇类食物，宜多食水果、新鲜蔬菜类、蛋白质类食物。

3）有吞咽困难的病人，给予易消化、富含优质蛋白和维生素的低脂肪、低盐软食。

4）对生活不能自理的病人，喂饭时宜从患侧小口送入，不可催促病人。

（3）健康教育

1）告知病人接受拔罐治疗当天不宜沐浴凉水，避风、避寒、避湿。拔罐后多有水疱产生，注意采用适当的处理方法（参见拔罐法注意事项），避免发生感染。

2）要严防并发症。保持病人大小便通畅，必要时在医生指导下服用通便药物，以预防便秘。

3）坚持各种功能锻炼。

4）坚持针灸推拿治疗。

❖ 复习思考题

1. 中风后遗症的常见证型有哪些？
2. 气滞血瘀型中风后遗症的护理需注意什么？

第四节　面　瘫

面瘫有周围性面瘫和中枢性面瘫之分，中枢性面瘫在中风后遗症中进行介绍，此处介绍的指茎乳突孔内面神经的急性非化脓性炎症所致的急性周围性面瘫，又称口僻、吊线风，俗称歪嘴巴。本病可发生于任何年龄，任何季节，多发生于青壮年。本症可见于西医学的周围性面神经麻痹，最常见的是贝尔麻痹（Bell's palsy）。

【病因病机】

本病多由络脉空虚，风寒、风热之邪乘虚侵入阳明、少阳之脉，以致气血阻滞，面部经筋失养，肌肉迟缓不收而发病。或因情志不遂，肝郁化火，气机不利，经络不调，火邪沿一侧经脉炎上，灼伤津液，肝经环唇内，唇失所养，而致口角歪斜；上攻头目，而致头晕目赤；肝热传胆，胆热上行，灼伤阴津，胆经所过失其所养，而见一侧面部经筋失养，肌肉迟缓不收，眼睛闭合不利，伴耳鸣如潮，耳道红肿热痛，口苦咽干。

【证型评估】

1. 风寒袭络　突然口眼歪斜，伴恶风寒、发热、头痛，肢体拘急，全身酸痛，舌淡，苔薄白，脉浮紧。

2. 风热袭络　突然口眼歪斜，伴发热，口干欲饮，肢体倦怠，大便秘结，小便短赤，舌红，苔薄黄，脉浮数。

3. 肝胆火旺　突然口眼歪斜，伴头晕目胀，口苦咽干，急躁易怒，失眠多梦，胁肋胀痛，耳鸣耳痛，便秘尿黄，舌红苔黄，脉弦数。

【常用针灸推拿法】

临床上可根据不同证型和兼症，选择针刺法、灸法、推拿法、拔火罐法等方法进行治疗。

【操作方法】

1. 针刺法　适用于各种证型面瘫，以手足阳明经穴位为主。

主穴：合谷、风池、阳白、翳风、四白、地仓、颊车辨证配穴：风寒袭络型加列缺、风门祛风散寒；风热袭络型加外关、曲池疏风清热；肝胆火旺型加行间、侠溪清泄肝胆之火。

随症加减：流涎加承浆、廉泉、金津、玉液收湿止涎；便秘加支沟、照海行气通便。

2. 灸法　适用于风寒袭络型面瘫。取翳风，灸30～45分钟。

3. 推拿法　适用于各种证型面瘫。以手阳明大肠经和面部各经为主。主穴：合谷、风池、翳风。常采用按揉法、拿法、擦法等手法。面部按摩主要目的在于疏通面部经气，增加面部的神经刺激，在手法选择上以点按法、推法、摩法为主。不适合采用抖动类手法。风寒袭络型，可采用一指禅推法、抹法、按揉法，着重按揉合谷、风门，重拿风池。风热袭络，采用按揉法、拿法、揉法、擦法，着重按揉合谷、外关，重拿风池。肝胆火旺，采用拿法、推法、按揉法，重拿风池，着重按揉行间、侠溪。

【护理】

1. 治疗前评估

（1）评估

1）治疗前应仔细评估合谷、风池、阳白、翳风、四白、地仓、颊车及不同证型针刺、推拿操作所涉及腧穴部位的皮肤情况；灸法治疗时重点评估翳风的皮肤情况。

2）其余同"眩晕"。

（2）物品准备：根据病人情况，准备针灸推拿所需的物品，推拿治疗根据病人证型不同，风寒袭络型备葱姜水，风热袭络型备薄荷水。

（3）协助病人取合适的体位

1）以方便取穴和操作为原则，同时有利于病人持久留针，协助病人取合适的体位，初次接受治疗者，宜安排卧位。针刺治疗时，以仰卧位为主。灸法治疗时病人取坐位，注意避开头发。推拿治疗时以仰卧位为主。

2）告知病人在治疗过程中不宜随意变更体位，如确需要更换体位必须通知医生。

2. 治疗中护理　同"眩晕"。

3. 治疗后护理

（1）生活起居护理

1）告知病人面部不要受凉，外出避风，避免过度劳累。

2）夏季避免头部位于风口窗隙处睡眠，冬季注意面部和耳后保暖。

（2）饮食护理

1）因病人有咀嚼功能减退，甚者味觉减退，鼓励病人进食。

2）给予适合其口味，并富有营养、可口清淡、易消化、半流质或软质饮食。

3）忌辛辣、生冷、刺激之品，健侧咀嚼，饭后漱口。

（3）健康教育

1）保持情绪舒畅，避免情绪激动。

2）嘱病人勿用力擤鼻、打喷嚏、剧烈咳嗽，避免头部震动加重症状。

3）预防眼部感染，可戴眼罩或配合滴眼液及涂眼膏。

◇ 复习思考题　··

1. 面瘫的常见证型有哪些？

2. 肝胆火旺型面瘫的护理中注意什么？

第五节 头 痛

头痛，又称"首风""脑风"，是指以头部疼痛为主要临床表现的病症。也是一个常见自觉症状。可由多种原因引起。其中，头痛剧烈，反复发作，经久不愈者被称为"头风"。本症可见于血管神经性头痛、紧张性头痛、三叉神经痛、外伤后疼痛等疾病。

【病因病机】

头痛可见于风寒湿热之邪外袭，或痰浊、瘀血阻滞，致使经气逆上；或肝阳上扰清空；或气虚清阳不升；或血虚脑髓失荣等。此外，外伤跌仆，络脉瘀阻，亦可发生头痛。

外感头痛多因起居不慎，坐卧当风，若风夹寒邪，寒凝血滞，清阳受阻，阻遏脉络，而发生头痛；若风夹热邪，火热上炎，侵扰清窍，气血逆乱而致头痛；若风夹湿邪，蒙蔽清窍，清阳不升，也可致头痛。内伤头痛多与肝、脾、肾三脏有关。如情志不遂，肝气郁结，气郁化火，肝火上冲导致头痛；或素体虚弱，房劳过度等，导致肾精不足，脑髓不得充养，而致头痛；或过度劳累，久病失养，气血不足，气血不能上充脑髓，而致头痛；或饮食不节，嗜食肥甘，或思虑过度，致使脾运失司，痰湿内生，痰浊上扰，阻遏清阳，清阳不展，发为头痛。

【证型评估】

1. 风寒头痛 头痛多连项背，恶风寒，口不渴，舌红，苔薄白，或舌质暗，脉弦紧。

2. 风热头痛 头胀痛，甚则头痛如裂，恶风发热，感凉则舒，面赤口干，或有大便干结，舌红，苔薄黄，脉浮数。

3. 风湿头痛 头痛如裹，肢体沉重，伴有胸脘满闷，呕恶痰涎，或有浮肿，舌质淡，苔白腻，脉濡。

4. 瘀血头痛 头痛如刺，经久不愈，痛有定处不移，常因七情波动而发作或加剧，有痛经或乳房胀痛，舌苔薄白或薄黄，舌质暗或有瘀斑或瘀点，脉细涩。

5. 肝阳头痛 头痛而眩，时作筋掣，两额为重，心烦易怒，口干口苦，或兼胁痛，舌红，苔薄，脉弦或弦细带数。

6. 肾虚头痛 头痛头晕，伴腰酸膝软，失眠多梦，遗精带下，耳鸣失眠，舌红少苔，脉细无力。

7. 气血亏虚 头痛绵绵，遇劳则甚，神疲乏力，心悸怔忡，食欲不振，面色不华，舌淡苔白，脉细无力。

【常用针灸推拿法】

临床上可根据不同证型和兼症，选择针刺法、灸法、推拿法、耳穴压籽法、穴位注射法、刮痧等方法进行治疗。

【操作方法】

1. 针刺法 适用于各种证型，以督脉和足少阳胆经穴位为主。

主穴：风池、百会、太阳

辨证配穴：风寒头痛加合谷、后溪、列缺祛风散寒止痛；风热头痛加外关、曲池、大椎疏风散热止痛；风湿头痛加中脘、足三里、丰隆疏风化湿止痛；瘀血头痛加合谷、三阴交、膈俞活血祛瘀止痛；肝阳头痛加太冲、侠溪平肝潜阳止痛；肾虚头痛加肾俞、绝骨、太溪益肾补虚止痛；气血亏虚加气海、脾俞、足三里健脾益气止痛。

随症加减：失眠加神门、安眠养心安神；便秘加支沟、照海行气通便。

2．**灸法**　适用于风寒头痛、风湿头痛、气血亏虚头痛。风寒头痛取风池；风湿头痛取风池、丰隆；气血亏虚头痛取风池、气海、足三里。每穴灸 30～45 分钟。

3．**推拿法**　适用于各种证型头痛。以督脉和手足少阳经穴为主。主穴：风池、百会、太阳。常采用点按法、揉法、扫散法、掌摩法等。手法注意力度适中，在同一穴位为了保持良好刺激也要轻重交替。如外感头痛，采用点按法、揉法、一指禅推法、拿法，重拿风池。肝阳头痛，采用点按法、推法、扫散法。肾虚头痛，采用按揉法、拿法，以肾俞为中心直擦腰部。气血亏虚，采用按揉法、掌摩法。瘀血头痛，采用推法、揉法、点按法，重揉头痛局部和膈俞、三阴交等穴。

4．**耳穴压籽法**　适用于各种证型头痛。主穴取皮质下、颞（或额）；外感头痛加肺、耳轮；瘀血头痛加肝、内分泌；肝阳头痛加肝、肝阳；肾虚头痛加肾、肝；气血亏虚加肝、脾、胃。

5．**穴位注射法**　适用于瘀血头痛。取合谷、风池，每个穴位取当归注射液 0.5～1ml 注射。

6．**刮痧法**　适用于外感头痛和肝阳头痛，选取头部、颈肩部、下肢，刮 10～20 次。

（1）头部：以百会为中心向四周刮，用直线轻刮法；头部两侧，从太阳穴呈弧形刮至风池穴，用梳刮法。

（2）颈部：从风池沿颈部两侧，刮至大椎水平，用直线刮法。

（3）下肢：肝阳头痛主要刮足背部，用直线刮法，重点用刮板棱角点压按揉太冲、行间。

【护理】

1．**治疗前评估**

（1）评估

1）治疗前应仔细评估风池、百会、太阳以及不同证型针灸推拿所涉及的腧穴部位的皮肤情况，耳穴压籽治疗应观察皮质下、颞（或额）及不同证型所涉及穴位的皮肤与皮下组织反应；穴位注射注意观察合谷、风池的皮肤与穴位下反应，查对当归注射液，保证其质量。刮痧治疗时注意评估头部、颈肩部、下肢的皮肤与皮下反应。

2）其余同"眩晕"。

（2）物品准备：根据病人情况，准备针灸推拿、耳穴压籽、穴位注射、刮痧所需的物品。推拿治疗时，肾虚头痛和气血亏虚头痛备药酒。

（3）协助病人取合适的体位

1）以方便取穴和操作为原则，同时有利于病人持久留针，协助病人取合适的体位，初次接受治疗者，宜安排卧位。针刺治疗时，以俯卧位为主。灸法治疗时病人取坐位，再取仰卧位，注意避开头发。推拿治疗时以坐位为主。耳穴埋籽、穴位注射均取坐位。刮痧先取坐位，再取俯卧位，最后取仰卧位。在更换体位时，注意保证病人安全。

2）告知病人在治疗过程中不宜随意变更体位，如确需要更换体位必须通知医生。

2．**治疗中护理**　同"眩晕"。

3．**治疗后护理**

（1）生活起居护理

1）注意病室环境的调整，减少声、光的刺激，限制探访。

2）作息有规律，避免过度劳累。

（2）饮食护理：注意饮食营养，避免进食诱发或加重头痛的食物。根据不同证型选择合适的食物。

（3）健康教育

1）告知病人针灸、推拿、刮痧治疗后避免受风，保持情绪舒畅。

2）头痛重时，应卧床休息，待头痛缓解后下床活动。

3）平时保证有充足的睡眠，避免过度用脑，不易长时间看书学习等，生活起居要有规律，劳逸结合。

◇ 复习思考题

1. 头痛的常见证型有哪些？

2. 外感头痛包括哪几种证型？

第六节　便　秘

便秘是指大便秘结，排便周期或时间延长；或周期不长，但粪质干结，排便艰涩；或便质不硬，虽有便意，但便之不畅的病症。本症可见于多种急、慢性疾病中。西医学的功能性便秘、肠易激综合征、直肠及肛门疾病所致便秘、药物性便秘、内分泌及代谢性疾病的便秘，以及肌力减退所致的便秘等，均可参照本节治疗及护理。

【病因病机】

便秘是人体外感六淫、内伤七情、饮食失调或久病过劳等原因，导致阴阳气血津液、脏腑功能失调的一种临床表现。外感风寒邪气，或进食生冷，寒凝肠腑，或过服寒凉药物，损伤肠胃，致传导异常，导致便秘；外感风寒，入里化热，或邪热直中，或饮食失调，嗜食辛辣厚味，以致胃腑积热，邪热与胃肠中的糟粕相结，肠道传输不利，而导致便秘；情志不畅，肝郁气滞或忧愁思虑过度，脾胃气滞，导致大肠气滞不畅，通降失常，传导不利，糟粕内停，出现便秘；久坐少动，肺气不降，或久病、产后，气血两伤，或年老体弱，气血不足，过食辛燥之品，及久服泻剂，耗气伤津，气虚则大肠传导无力，血虚津亏则肠失濡润，导致便秘。

【证型评估】

1. **胃肠积热**　大便干结，腹胀腹痛，面红身热，口干口臭，心烦不安，小便短赤，舌红，苔黄腻，脉滑数。

2. **气机郁滞**　大便秘结，欲便不出，胸胁胀满或疼痛，嗳气频作，食少，舌质红，苔薄黄，脉弦。

3. **气虚不运**　欲便难出，临厕努挣乏力，气短，大便并不干结，便后疲惫，舌质淡，脉虚弱。

4. **血虚肠燥**　大便干结，排出困难，面色无华，心悸气短，健忘，口唇色淡，脉滑。

5. **阳虚寒凝**　大便艰涩，排便困难，腹中冷痛，肢冷怯寒，或腰膝酸冷，舌淡，苔白，脉沉迟。

【常用针灸推拿法】

临床上可根据不同证型和兼症，选择针刺法、灸法、推拿法、耳穴压籽法等方法进行治疗。

【操作方法】

1. **针刺法**　适用于各种证型，以足阳明胃经、足少阴肾经和手少阳三焦经穴位为主。

主穴：天枢、足三里、支沟、照海

辨证配穴：胃肠积热型加大横、内庭清泻积热；气机郁滞型加合谷、太冲疏肝理气；气虚不运型加脾俞、气海、腹结益气助运；血虚肠燥型加血海、三阴交养血润肠；阳虚寒凝型加列缺、上巨虚、承山温阳散寒。

随症加减：失眠加神门、安眠养心安神；口干心烦，加内关、神门安神除烦。

2．灸法 适用于阳虚寒凝型便秘。取中脘、关元、足三里。每穴灸 30 ～ 45 分钟。

3．推拿法 适用于各种证型便秘。以足阳明胃经、足少阴肾经和手少阳三焦经穴位为主。主穴：天枢、足三里、支沟、照海。常采用摩腹揉脐法、点按法、震颤法等。手法上以疏通类手法为主，如胃肠积热者，可采用一指禅推法、摩法、按法、揉法、振法、四指推法，重点按揉大横。气机郁滞者，可采用按法、揉法、推法、擦法，重点按揉太冲。气虚不运者，可采用揉法、擦法、按法，重点按揉脾俞、气海。血虚肠燥者，可采用揉法、擦法、按法，重点按揉膈俞、三阴交。阳虚寒凝者，可采用擦法、揉法等，重点揉关元，擦肾俞。

4．耳穴压籽法 适用于各种证型便秘。主穴取肛门、交感；胃肠积热型胃、大肠；气机郁滞型加肝、肺；气虚不运型加肺、胃；血虚肠燥型加肝、大肠；阳虚寒凝型加皮质下、大肠。

【护理】

1．治疗前评估

（1）评估

1）治疗前应仔细评估天枢、足三里、支沟、照海以及不同证型针刺、推拿操作所涉及腧穴部位的皮肤情况；灸法治疗评估中脘、关元、足三里皮肤情况及皮下反应；耳穴压籽注意评估肛门、交感及不同证型所涉及腧穴部位的皮肤情况及皮下反应。

2）其余同"眩晕"。

（2）物品准备：根据病人情况，准备针灸推拿、耳穴压籽所需的物品。推拿依据不同证型，气机郁滞型备红花油，气虚不运、血虚肠燥、阳虚寒凝型备药酒。

（3）协助病人取合适的体位

1）以方便取穴和操作为原则，同时有利于病人持久留针，协助病人取合适的体位，初次接受治疗者，宜安排卧位。针刺治疗时，以仰卧位为主。灸法治疗时病人取仰卧位。推拿治疗时以仰卧位为主，取背俞穴时需俯卧位。耳穴埋籽取坐位。在更换体位时，注意保证病人安全。

2）告知病人在治疗过程中不宜随意变更体位，如确需更换体位必须通知医生。

2．治疗中护理 同"眩晕"。

3．治疗后护理

（1）生活起居护理

1）提供舒适隐蔽的排便环境，如须在床上排便者，注意保护病人的自尊，用屏风遮挡，请出异性随员。

2）指导和协助病人床上翻身、起坐等活动，增强大肠传导功能。

（2）饮食护理

1）多食用含纤维素丰富的食物，少食刺激性辛辣食物。

2）多饮水，每天清晨坚持饮 1 杯温开水或空腹饮用蜂蜜水润肠，每天饮水量在 1500 ～ 2000ml。

（3）健康教育

1）告知病人针灸、推拿治疗后避免受风，保持情绪舒畅，选择适宜的运动项目进行锻炼。

2）指导病人养成定时排便的习惯，克服忍便等不良做法。

◇ 复习思考题 ···

        1 便秘的常见证型有哪些？

        2 阳虚寒凝型便秘护理应注意什么？

第七节 呃 逆

呃逆是以气逆上冲咽喉，致喉间呃呃连声，声短而频，不能自控，甚则妨碍谈话、咀嚼、呼吸和睡眠等为主症的一种疾患。呃逆有的偶然发作，其症轻微，持续数分钟至数小时，可不治自愈，若继发于其他急、慢性疾病，持续不断或间歇发作，须治疗才能渐平。本症可见于功能性消化不良、慢性胃炎、反流性食管炎等疾病。

【病因病机】

呃逆的发生，主要是胃气上逆所致。胃处中焦，上贯胸膈，以通降为顺，若饮食不节，过食生冷或服寒凉药物，寒气蕴蓄胃中，胃阳被遏；或过食辛热或温燥之剂，燥热内盛，阳明腑实，或情志郁怒，郁而化火，肝火犯胃。或久病脾胃衰惫，痰浊中阻或热病胃阴被灼，虚火上逆等，均可导致胃气不降，上逆胸膈，气机逆乱而为呃逆。元代朱丹溪《丹溪心法·呃逆》认为："古谓之哕，近谓之呃，乃胃寒所生，寒气自逆而呃上。亦有热呃，亦有其他病发呃者。"

【证型评估】

1. **胃中寒冷** 呃声沉缓，得热则减，得寒愈甚，胃脘不舒，饮食减少，口不渴，苔白，脉迟缓。

2. **胃火上逆** 呃声洪亮有力、面赤、口臭、烦渴，大便秘结，小便短赤，苔黄，脉滑数。

3. **气滞痰阻** 呃逆连声，胸胁胀闷，抑郁恼怒则甚，情志舒畅则缓，时有饮食不下，头昏目眩，苔薄白或黄，脉弦有力。

4. **脾胃阳虚** 呃声低沉无力，气不得续，面色苍白，手足欠温，食少乏力，泛吐清水，或见腰膝无力，便溏久泻，舌质淡或淡胖，边有齿痕，苔白润，脉沉细弱。

【常用针灸推拿法】

临床上可根据不同证型和兼症，选择针刺法、灸法、推拿法、耳穴压籽法等方法进行治疗。

【操作方法】

1. **针刺法** 适用于各种证型，以任脉、督脉、手厥阴心包经、足阳明胃经穴位为主。

主穴：中脘、内关、足三里、膈俞

辨证配穴：胃中寒冷型加气海益气祛寒；胃火上逆型加合谷、内庭行气泻火；气滞痰阻型加行间、丰隆行气化痰；脾胃阳虚型加气海、脾俞、胃俞健脾益气。

随症加减：失眠加神门、安眠养心安神；便秘加支沟、照海行气通便。

2. **灸法** 适用于胃中寒冷和脾胃阳虚型呃逆。取中脘、关元、足三里。每穴灸30～45分钟。

3. **推拿法** 适用于各种证型呃逆。以任脉、督脉、手厥阴心包经、足阳明胃经穴位为主。

主穴：中脘、内关、足三里、膈俞。常用摩法、按揉法、擦法、捏脊法等手法。胃中寒冷者，可采用指摩法、横擦法、按揉法。胃火上逆可采用横擦法、下推擦法、按揉法，按揉内庭。气滞痰阻者，可采用按揉法、横擦法、斜擦法，按揉行间、丰隆。脾胃阳虚者，可采用摩法、擦法、按揉法、捏脊法，按揉脾俞、胃俞。

4．耳穴压籽法　适用于各种证型呃逆。主穴取耳中、胃、神门。胃中寒冷型加皮质下；胃火上逆型加脾、肝；气滞痰阻型加肝、肺；脾胃阳虚型加脾、皮质下。

【护理】

1．治疗前评估

（1）评估：治疗前应仔细评估中脘、内关、足三里、膈俞和不同证型病人针灸、推拿治疗所涉及腧穴部位的皮肤情况；灸法治疗时评估中脘、关元、足三里的皮肤情况；耳穴压籽评估耳中、胃、神门及不同证型所涉及的腧穴部位的皮肤情况。

（2）物品准备：根据病人情况，准备针灸推拿、耳穴压籽所需的物品。推拿根据不同证型，胃中寒冷者备葱姜汁，胃火上逆者备凉水，气滞痰阻者备木香水，脾胃阳虚者备麻油。

（3）协助病人取合适的体位

1）以方便取穴和操作为原则，同时有利于病人持久留针，协助病人取合适的体位，初次接受治疗者，宜安排卧位。针刺治疗时，以仰卧位为主。灸法治疗时病人取仰卧位。推拿治疗时以仰卧位为主，取背部腧穴时需俯卧位。耳穴埋籽取坐位。在更换体位时，注意保证病人安全。

2）告知病人在治疗过程中不宜随意变更体位，如确需更换体位必须通知医生。

2．治疗中护理　同"眩晕"。

3．治疗后护理

（1）生活起居护理

1）病室宜清洁卫生，空气流通。

2）作息规律，避免过度劳累。

（2）饮食护理

1）饮食宜清淡，易消化，忌肥甘厚味、生冷瓜果等。

2）饮食速度宜慢，避免干燥。

（3）健康教育

1）告知病人针灸、推拿治疗后避免受风。

2）保持情绪舒畅，避免情志过激。

3）饮食要有节制，避免饮食偏嗜。

4）呃逆严重者要避免活动过久，注意休息。

◇ 复习思考题 ……………………………………………………………

1. 灸法治疗适用于呃逆的哪种证型？

2. 胃火上逆型呃逆的护理应注意什么？

（衣运玲）

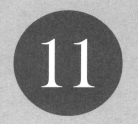

第十一章
常见妇、儿、五官科病症

11章

第一节 痛 经

美美姑娘今年 12 岁，从去年年底开始就月经来潮，每次阴道出血前数小时，小腹部出现痉挛性绞痛，历时 0.5～2 小时，然后转为中等度阵发性疼痛，约持续 12～24 小时。经血外流畅通后，疼痛逐渐消失，有时甚至需要卧床 2～3 天。经过 B 超检查，未发现其他异常。

问题：

1. 该病人属于原发性痛经还是继发性痛经？
2. 可以选择哪几种针灸推拿方法为其解除痛苦？如何实施？
3. 如何对其进行健康教育？

☑ 受寒饮冷可以导致继发性痛经

继发性痛经在学生中发病率较高，并有逐年上升趋势。多因穿着腰部、腹部暴露，恣嗜瓜果冷饮所致，现今生活节奏的转变，年轻人白天工作，晚上熬夜，导致病情加重。

痛经是女性行经期间或行经前后出现的以周期性小腹或腰骶部疼痛，甚至剧痛昏厥为主要表现的月经病。临床多见于青年未婚女性。多由情志不畅，起居不慎，或因素体亏虚，久病失养，气血不足所致。

现代医学将痛经分为原发性和继发性两种。前者无可以证明的生殖器官的病损；后者为因盆腔器质性疾病导致的痛经，盆腔检查及其他辅助检查常有异常发现，多见于生育后及中年妇女，因盆腔炎症、子宫内膜异位症或肿瘤引起。两者均可参考本节辨证治疗。

【病因病机】

本病的发生与冲任、胞宫的周期性生理变化密切相关。分型有实证和虚证。实证多因情志不畅或起居不慎，致气机郁滞或邪气内伏，致经脉凝滞，血行不畅，不通而痛；虚证多因素体亏虚，久病失养，气血不足，胞脉失于濡养，不荣而痛。

【证型评估】

（一）实证

痛在经前、经期，疼痛剧烈拒按。得热痛减，经水色暗，常伴血块，苔白，脉沉紧者为寒湿凝滞；经行不畅，常伴血块，兼见胸胁、乳房胀痛，舌暗苔白，脉弦者为肝郁气滞。

（二）虚证

痛在经期或经后，隐隐作痛，按之痛减。月经色淡，量少，质清稀，伴有少气乏力，面色苍白或腰膝酸软，头晕耳鸣。

【常用针灸推拿法】

临床上可根据不同情况选择针刺法、灸法、推拿法等治疗方法。

【治疗方法】

1. **针刺法** 选择的经脉及腧穴以足太阳膀胱经、足太阴脾经、任脉为主。

实证主穴：中极、次髎、地机。

随症加减：寒湿凝滞者加灸，肝郁气滞者加行间、阳陵泉。

虚证主穴：关元、命门、肝俞、肾俞、足三里、三阴交。

2. 灸法 主要适用于虚寒性痛经。取穴关元、气海。每穴艾灸 35 ~ 50 分钟。

3. 推拿法 适用于原发性痛经。以足太阳膀胱经、足太阴脾经、任脉、督脉、足少阳胆经、足阳明胃经为主。主穴：关元、命门、肝俞、肾俞、足三里、三阴交等。顺时针方向摩腹，5 ~ 10 分钟；然后根据病人不同证型，按揉中极、地机、行间、阳陵泉、足三里、三阴交等穴位。用 滚法在腰部脊柱两侧与骶部滚动治疗 5 ~ 10 分钟，再依据病人不同证型，按揉次髎、肝俞、肾俞、命门、八髎等穴位，最后施以擦法，以腰骶部位透热为度。

【护理】

1. 治疗前评估

（1）评估病人发病前是否有情绪不畅或坐卧湿地、感受寒湿或先天禀赋不足、久病体虚等。

（2）评估病人痛经症状明显出现在经前，还是经后，或是经期；有无烦躁易怒，痛时喜温喜按，全身乏力，腰膝酸软等症状。

（3）评估病人有无遗传病及家族史，以及本病的诊治过程。

（4）评估病人有无腹部、腰骶部手术等病史及相关诊治过程。

（5）评估病人的心理精神状态和病人对此项操作技术的认知情况。

（6）评估病人是否存在外伤、皮肤破损、溃疡等不适于针灸或者推拿情况的存在。

2. 治疗中护理

（1）观察

1）观察病人疼痛是否缓解，有无针刺意外发生。

2）加灸时询问病人反应，以温热为宜，防止烫伤。

3）推拿过程中询问并观察病人反应，防止手法过重造成损伤。

（2）心理护理：关心体贴病人，做好解释工作，及时了解病人的心理变化，解除其思想顾虑。教会病人缓解痛经的放松方法，避免不良的情绪刺激，注意生活方式调节等。

3. 治疗后护理

（1）生活起居护理

1）加强体质锻炼，养成健康作息习惯。

2）注意经期卫生和经期保暖，经期避免冒雨涉水和剧烈运动。

3）经前和经期应保持心情愉快，避免情绪刺激。

4）痛经发作期，应卧床休息。

（2）饮食护理：经期饮食宜温热，勿过食生冷瓜果、冷饮和酸辣等刺激性食物。

（3）健康教育

1）向病人介绍痛经需要避免受寒饮冷。

2）介绍针灸推拿后注意避风寒。

3）坚持针灸或推拿治疗。

◇ 复习思考题

1. 简述原发性痛经与继发性痛经的区别。

2. 如何理解痛经的病因病机？

第二节　月经不调

月经不调是指月经周期、经量、经色等发生异常并伴有其他症状的病症。其病因复杂。临床从月经周期异常上分为月经先期、月经后期和月经先后不定期。以下从此三型分别论述。

现代医学中诊断时应做妇科检查，以明确是功能性病变还是生殖系统器质性病变所致。

（一）月经先期

月经先期是月经周期提前7日以上，甚或1月2次，连续两个月经周期以上的月经病，亦称月经超前、经行先期、经早等。

（二）月经后期

月经后期是月经延后7日以上，甚或40～50日1行，连续两个月经周期以上的月经病，亦名经行后期、经期错后，或称经水过期、经迟。

（三）月经先后无定期

月经先后无定期是月经周期提前或延后7日以上，或先后无定期，连续两个月经周期以上的月经病，亦称经水无定、月经愆期、经乱等。

本病主要由肝郁、肾虚，致气血失调，瘀血阻滞；或冲任损伤而引起。

【病因病机】

1. **月经先期**　多因肝郁化热，热扰血海；或素体阳盛，过食辛辣，过服暖宫药物，致热伏冲任；或久病阴亏，阴虚内热，致血热妄行；或劳倦思虑伤脾，致脾虚统摄无权，冲任不固，而出现月经先期而下。

2. **月经后期**　寒客胞宫，或素体阳虚，胞失温煦，导致经迟；久病或失血，血海空虚，无血以行，而致经迟；情志不舒，气滞血郁，胞血不运，亦发经迟。

3. **月经先后无定期**　情志不遂，恼怒伤肝，致肝气逆乱，血海蓄溢无常，则经来无定期；素体肾气不足，或房事不节，或孕育过多，损伤冲任，致肾失闭藏，开阖不利，亦可出现月经先后无定期。

【证型评估】

1. **月经先期**　月经周期提前7日以上，甚或1月2次。月经量多，经色深或紫，伴烦热口渴，舌红苔黄，脉数为实热证；伴烦躁易怒，胸胁胀满，口苦，脉弦为郁热；伴潮热盗汗，舌红少苔，脉细数为虚热证；若经色淡，神疲乏力，食少纳呆，舌淡，苔薄，脉虚无力为气虚。

2. **月经后期**　月经周期延后7日以上，甚至40～50天1行。量少，色暗有血块，小腹冷痛拒按，得热痛减，脉沉紧为实寒；量少，色淡暗，质清稀，小腹冷痛，喜暖喜按，舌淡苔白，脉沉迟为虚寒；量少，色淡，质稀薄，舌淡苔白，脉沉细为血虚；量少或正常，色暗红或有血块，小腹胀满而痛，烦躁不安，脉弦属气滞。

3. **月经先后无定期**　月经或提前，或错后，或先后无定期，经量或多或少，色紫红有块，经行不畅，胸胁、乳房胀痛，时太息，苔薄白或薄黄，脉弦为肝郁；月经周期不定，量少，色淡质稀，神疲乏力，腰膝酸痛，头晕耳鸣，舌淡，苔少，脉细弱为肾虚。

【常用针灸推拿法】

临床上可根据不同情况选择针刺法、灸法、推拿法等治疗方法。

【治疗方法】

1. **针刺法**　选择腧穴以足太阴脾经、任脉腧穴为主。

月经先期主穴：关元、血海，针刺时，虚补实泻。

随证加减：实热加大椎点刺放血；郁热加行间，针刺用泻法；虚热加三阴交、太溪，针刺用补法；气虚加足三里、脾俞、气海。

月经后期主穴：气海、三阴交，针刺时，虚补实泻。

随证加减：寒证加关元、归来；血虚加膈俞、血海、足三里；气滞加行间。

月经先后无定期主穴：关元、三阴交、归来、肝俞、肾俞，针刺时，虚补实泻。

随证加减：肝郁加太冲、阳陵泉、蠡沟，针用泻法；肾虚加太溪、命门。

2．艾灸法　本法适用于月经不调的虚证、虚寒证。取穴：关元、气海、中极、命门。每穴灸 10～15 分钟。

3．推拿治法　以选择足太阴脾经、足太阳膀胱经、督脉、任脉为主。可选用按法、揉法、摩法、滚法、擦法等。仰卧位，依据不同病症的不同证型，按揉相关腹部穴位，再摩揉小腹和少腹部，实证用泻法，虚证用补法。最后按揉上下肢穴位。血瘀加擦两侧少腹部，肝郁者加擦两胁。俯卧位，滚背部两侧膀胱经，并配合按揉相关背俞穴，擦八髎穴。气虚者加掌擦背部督脉；肾虚者加擦背部督脉和涌泉；血虚者加掌擦背部两侧膀胱经，自肺俞至胃俞；寒凝加擦两侧少腹部和背部督脉；实热加推背部督脉，自大椎到尾椎。

【护理】

1．治疗前评估

（1）评估

1）评估病人发病前有无情志不遂、坐卧湿地、饮食偏嗜、忧思劳倦、素体偏盛或偏虚及久病等情况。

2）评估病人月经是提前，还是延后，或是先后无定期；有无烦躁易怒、胸胁胀痛，有无畏寒肢冷或怕热口渴，有无全身乏力、面色苍白，或是腰膝酸软、头晕耳鸣等症状。

3）评估病人有无遗传病及家族史，以及本病的既往诊治过程。

4）评估病人有无腹部、腰骶部手术等病史及相关诊治过程。

5）评估病人的心理精神状态和病人对此项操作技术的认知情况。

6）查看本次操作所涉及腧穴及部位的皮肤是否存在溃疡、疮痈等不适合局部操作的情况存在。

（2）物品准备：准备针灸推拿常规用物；推拿时可备用万花油、活络油等通经活络的推拿介质。

2．治疗中护理

（1）观察

1）观察病人治疗反应，注意有无针刺意外发生。

2）加灸时询问病人反应，以温热为宜，防止烫伤。

3）推拿过程中询问并观察病人反应，防止手法过重造成损伤。

（2）心理护理：关心体贴病人，做好解释工作，及时了解病人的心理变化，解除其思想顾虑。教会病人避免不良的情绪刺激，注意日常生活调节等。

3．治疗后护理

（1）生活起居护理

1）加强体质锻炼，养成健康作息习惯。

2）注意经期休息，经期避免冒雨涉水和剧烈运动。

3）经前和经期应保持心情愉快，避免情绪刺激。

（2）饮食护理：经期饮食宜清淡，勿过食生冷瓜果、冷饮和酸辣等刺激性食物。日常饮食依据不同证型选择合适的食物，如肝郁可多食佛手、木瓜等；肾虚可多食黑芝麻、板栗等；热证多食清淡偏凉饮食；寒证多食葱、姜、韭菜、茴香、虾、鸡肉、羊肉、狗肉等热性食物；血虚多食大枣、血制品等。

（3）健康教育

1）向病人介绍本病的发病原因及自我保健的知识。

2）介绍针灸推拿后的生活起居及饮食注意事项。

3）坚持针灸或推拿治疗。

◇ 复习思考题 ......

1. 月经先期的原因是什么？

2. 月经不调该如何调护？

第三节　胎位不正

胎位不正是指妊娠 30 周后，胎儿在子宫内的位置异常。

本病常见于经产妇和腹壁松弛的孕妇，多无自觉症状。

【病因病机】

久病体虚或素体虚弱，气血虚弱，不能维系胞宫，致胎位不正；过食肥甘，胎体过大，或情志不畅，忧思气结，气机郁滞，胎体不能应时转位而致胎位不正。

【证型评估】

1．气血虚弱　妊娠 30 周后，发现胎位不正，伴面色㿠白，神疲懒言，心悸气短，舌淡，苔薄白，脉滑无力。

2．肝郁气滞　妊娠 30 周后，胎位不正，精神抑郁，烦躁易怒，胸胁胀满，嗳气，苔薄白，脉弦滑。

【常用针灸推拿法】

临床上可根据不同情况选择针刺法、灸法、推拿法等治疗方法。

【治疗方法】

1．针刺法　选择的经脉及腧穴以足少阴肾经、足太阳膀胱经、足厥阴肝经为主。气血虚弱主穴：至阴、足三里、肾俞、太溪、三阴交。肝郁气滞主穴：至阴、太冲、肝俞。针刺时，虚补实泻。

2．艾灸法　本法适用于气血不足、阳气虚弱。取穴至阴穴，艾灸 15 ～ 30 分钟。

3．推拿法　一般不建议在孕妇的腰骶部、腹部进行推拿治疗。病人先仰卧位，医者立于病人右侧。先依据病人不同证型，按揉足三里或太冲，再俯卧位，依据不同证型按揉肾俞或肝俞，最后按揉至阴。手法应轻柔。

【护理】

1．治疗前评估

（1）评估病人有无素体虚弱或情绪不畅等情况。

（2）评估病人面色㿠白、神疲懒言、心悸气短或精神抑郁、烦躁易怒、胸胁胀满等症状。

（3）评估病人有无遗传病及家族史，以及本病的诊治过程。

（4）评估病人有无腹部、腰骶部手术等病史及相关诊治过程。

（5）评估病人的心理精神状态和病人对此项操作技术的认知情况。

（6）评估病人是否存在针灸和推拿治疗的禁忌证，如习惯性堕胎、滑胎。

（7）查看本次操作所涉及腧穴及部位的皮肤是否有溃疡、破损等不适合针灸或者推拿的情况存在。

2. 治疗中护理

（1）观察

1）观察病人反应，注意有无针刺意外发生。

2）灸治过程中询问病人反应，以温热为宜，防止烫伤。

3）推拿过程中询问并观察病人反应，防止手法过重造成损伤。

（2）心理护理：关心体贴病人，做好解释工作，及时了解病人的心理变化，解除其思想顾虑，让病人调节情绪。

3. 治疗后护理

（1）生活起居护理

1）注意适当休息，避免剧烈运动。

2）认真观察和记录每天的胎动次数和强度，以便观察疗效并防止意外发生。

（2）饮食护理：病人饮食宜丰富，注意色彩和口味的调节，增加食欲。气血虚弱者宜多食用补气养血之品，如大枣、乌鸡等，注意少用花椒之类芳香走窜的调味品；肝郁气滞者饮食可适当食用佛手、木瓜等，少用易产气作胀和收涩的食物。

（3）健康教育

1）向病人介绍本病的发病原因及自我保健的知识。

2）介绍针灸推拿后的生活起居及饮食注意事项。

3）做好产前检查，预先诊断出胎位不正，及时治疗，如未转为头位，则先做好分娩方式选择，提前住院待产。可以预防分娩时胎位不正及避免因胎位不正造成的严重后果。

4）如因骨盆狭窄、子宫畸形、肿瘤或胎儿本身因素等引起的胎位不正，应做其他处理。

◇ 复习思考题

1. 胎位不正的针灸疗法常用哪些腧穴？

2. 胎位不正该如何调护？

第四节　小儿发热

小儿发热是指小儿体温异常升高，是小儿常见的一种病症。多由外感、食积、阴虚导致。本病相当于现代医学的感冒、结核等病症。

【病因病机】

1. 外感发热 因小儿体弱，加之冷热不知调节，家人护理不当，易为外邪侵袭，卫阳被遏，郁而发热。

2. 阴虚内热 小儿素体虚弱，先天不足或后天失养，或久病伤阴，致肺肾不足，阴虚生内热。

3. 肺胃实热 外感误治或乳食内伤，致肺胃壅实，郁而化热。

【证型评估】

1. 外感发热 发热、微汗出，鼻塞、流黄涕，咽痛口干，苔薄黄，指纹红紫，为风热证；恶寒、发热、无汗，头痛、鼻塞、流清涕，苔薄白、指纹鲜红，为风寒证。

2. 阴虚内热 午后或入夜发热，手足心热、形体消瘦、盗汗纳差、烦躁不安、舌红少苔，指纹淡紫。

3. 肺胃实热 高热、面红、气促，不思饮食、口渴引饮、烦躁不安、腹胀便秘，舌红苔黄燥，指纹深紫。

【常用针灸推拿法】

临床上可根据不同情况选择针刺法、灸法、推拿法等治疗方法。

【治疗方法】

1. 针刺法 本法多适用于小儿发热实证、急症。治疗小儿发热，多以点刺放血为主。一般常取风池、大椎、曲池、合谷等穴，如热势高配十宣、耳尖，均用三棱针放血4～5滴，每日1～2次。也可在耳背静脉处放血，退热效果也很好。

2. 艾灸法 本法适用于小儿发热虚证、低热、久病病人，选穴多以足阳明胃经、任脉经穴为主。可选用足三里、气海、神阙穴为主，艾条悬灸，每穴15分钟左右，以皮肤潮红为度。

3. 推拿法 这是目前临床中最常用的处理办法，可以适用于各种小儿发热。以头面部穴位及上肢部穴位为主，主要选用推法、揉法、掐法、运法等手法。外感发热推攒竹、推坎宫、揉太阳、清肺经、清天河水。风寒加推三关、掐揉二扇门、拿风池；风热者加推脊。随症加减：兼咳嗽，痰鸣气急加推揉膻中、揉肺俞、运内八卦；兼腹胀纳差，嗳腐吞酸加揉中脘、推揉板门、分推腹阴阳、推天柱骨；兼烦躁不安，睡卧不宁加清肝经、掐揉小天心。阴虚内热补脾经、补肺经、清天河水、推涌泉、按揉足三里、运内劳宫。随症加减：烦躁不眠加清肝经、清心经、按揉百会；自汗盗汗加补肾经。肺胃实热清肺经、清胃经、清大肠、清天河水、退六腑、揉天枢。随症加减：兼见纳差者加揉板门、运内八卦。

【护理】

1. 治疗前评估

（1）评估患儿有无素体虚弱、外感邪气或喂养失当等情况。

（2）评估患儿发热伴随症状，热势特点，鼻涕清浊，有无汗出及神志、食欲情况。

（3）评估患儿本病的诊治过程。

（4）评估患儿是否存在推拿治疗的禁忌证，例如感染性高热、传染性疾病。

（5）查看本次操作所涉及腧穴及部位的皮肤是否有溃疡、传染性皮肤病等情况存在。

2. 治疗中护理

（1）观察

1）观察患儿发热有无改善，患儿对推拿治疗的反应。

2）接触患儿的手宜温暖，操作时及时涂抹粉状介质，防止损伤患儿皮肤。

3）密切观察患儿的神志、面色、汗出、肢温等情况，慎防针刺意外的发生。

（2）心理护理：关心体贴患儿，对家属做好解释工作，解除其思想顾虑；及时了解患儿的情绪变化，温情沟通，多与患儿保持眼神和表情的交流。

3．治疗后护理

（1）生活起居护理

1）外感发热患儿居处宜保持空气清新，风热证居室温度宜偏凉，避免温燥之气，风寒证居室宜偏热，避风寒；阴虚内热者居处宜偏凉，避免喧闹；肺胃实热者居处宜偏凉。

2）阴虚内热者注意适当休息，减少活动；肺胃实热者宜适当运动，避免久坐久卧。

（2）饮食护理：发热患儿饮食宜清淡。外感风寒者宜进食姜枣等温热发汗之品，外感风热者宜进食绿豆汤之类清热解暑之品；阴虚内热者宜进食如百合、枸杞之类的滋阴清热之品；肺胃实热者应服用如山楂、梨等消食退热之品，并适当减少食物的摄入。

（3）健康教育

1）向患儿家属介绍本病的发病原因及相关的家庭喂养知识。

2）介绍小儿推拿后的生活起居及饮食注意事项。

3）鼓励孩子多参加体育锻炼，增强其抗病能力。

4）嘱患儿家属给患儿适时添加衣物，以免外感六淫之邪侵袭。

5）传染病流行季节，小儿不到或少到人群聚集场所。

◇ 复习思考题 ···

　　　1. 如何理解小儿发热的病因病机？
　　　2. 小儿发热的调护方法有哪些？

第五节　小儿腹泻

婴儿腹泻又称为消化不良，是以腹泻为主要症状的一种胃肠道紊乱综合征。

本病为婴幼儿时期的常见病。以夏、秋两季多见，发病年龄多在 2 岁以下，严重影响患儿的健康。多为感受外邪、喂养不当或先天不足所致。

本病相当于现代医学中的消化不良、急性肠炎、慢性肠炎等。

【病因病机】

1．寒湿泻　感受寒湿之邪，或过食生冷，脾阳受困，运化失健，水谷精微不得正常输布合寒湿之气并下，遂成腹泻。

2．湿热泻　感受湿热之邪，或恣食肥甘油腻，损伤脾胃，致湿热内生，湿热之邪随水谷精微排出，而成腹泻。

3．伤食泻　喂养不当，饥饱无度，小儿摄食过度，损伤脾胃，运化失职，水反为湿，谷反为滞，导致腹泻。

4．脾虚泻　先天禀赋不足，后天失养，脾胃虚弱，运化无力，水谷精微不得正常输布，湿邪内生，水谷不分，合污并下而成泄泻。

【证型评估】

1. **寒湿泻** 大便稀薄多沫，色淡无臭，肠鸣腹痛，面色淡白，口不渴，小便清长，苔白腻，脉濡，指纹色红。

2. **湿热泻** 腹痛即泻，急迫暴注，便色深味臭，身有微热，口渴，尿少色黄，苔黄腻，脉滑数，指纹色紫。

3. **伤食泻** 腹胀腹痛，泻前哭闹，泻后缓解，大便量多酸臭，多矢气，常伴有呕吐酸馊，口臭纳呆，不思乳食，苔厚或垢腻，脉滑，指纹色滞。

4. **脾虚泻** 久泻不愈，或反复发作，面黄肌瘦，神疲乏力，食欲不振，大便稀薄夹有奶块或食物残渣，或餐后即泻，舌淡苔薄，脉濡。若腹泻日久不愈，损及肾阳，症见精神萎靡，面色㿠白，水样便，泻下不止，完谷不化，四肢逆冷，舌淡苔白，脉弱无力，指纹色淡。

【常用针灸推拿法】

临床上可根据不同情况选择推拿法、灸法、敷脐疗法等治疗方法。

【治疗方法】

1. **推拿法** 本法适用于各种证候的小儿泄泻。取穴以四肢部、腹部穴位为主。手法以推法、揉法、运法、摩法等手法为主。寒湿泻补脾经、补大肠、推三关、揉外劳宫、揉脐、顺时针摩腹、揉龟尾、推上七节骨，随症加减：肠鸣腹胀加揉天枢；湿热泻补脾经、清大肠、退六腑、顺时针摩腹、揉天枢、揉龟尾，随症加减：兼表证发热者加开天门、推坎宫、运太阳、拿揉风池；伤食泻揉板门、补脾经、清胃经、清大肠、运内八卦、推四横纹、逆时针摩腹、揉龟尾、推下七节骨，随症加减：腹胀加揉脐、天枢；脾虚泻补脾经、补大肠、揉板门、逆时针摩腹、揉脐、捏脊、揉龟尾、推上七节骨，随症加减：脾肾阳虚加补肾水、推三关、按揉百会、擦命门。

2. **艾灸法** 本法适用于虚寒泻、久泻的患儿。取穴以足阳明胃经、任脉、督脉经穴为主，天枢、命门、神阙、足三里等，每穴艾灸30分钟左右，以皮肤潮红为度。

3. **敷脐疗法** 寒湿泻，可用丁桂散（丁香：肉桂按照1∶1的比例混合粉碎，密闭储存备用）填满肚脐，用麝香追风膏睡前贴上，早晨起床的时候揭下。一般1~3次就能获得良好疗效。本法也可适用于脾虚泻、伤食泻。

【护理】

1. **治疗前评估**

（1）评估患儿有无感受外邪、喂养不当或素体偏弱等情况。

（2）评估患儿大便量、质、味、色，情绪与排便间的关系，食欲、面色及病程长短等情况。

（3）评估患儿有无遗传病及家族史，以及本病的诊治过程。

（4）评估患儿家属对此项操作技术的认知情况。

（5）评估患儿是否存在针灸和推拿治疗的慎用情况如感染性疾病、传染性疾病如霍乱等。

（6）查看本次操作所涉及腧穴部位的皮肤情况，是否存在溃疡、压疮、疮痈等情况存在。

2. **治疗中护理**

（1）观察

1）观察患儿情绪改变和操作局部皮肤情况，防止手法过重造成损伤。

2）针灸者注意有无针刺意外发生，灸治过程中询问患儿反应，防止烫伤。

（2）心理护理：关心体贴患儿，做好患儿及家属的解释工作，及时了解患儿的情绪变化，分析虚实病情的不同及严重腹泻可能造成的后果，以及如何防止严重后果的发生，解除其思想顾虑。

3. 治疗后护理

（1）生活起居护理

1）寒湿泻与脾虚泻患儿居处宜温暖干燥，慎避外邪；湿热泻患儿居处宜清凉干燥，避免喧闹和情绪激动。

2）脾虚泻患儿应注意多休息，减少玩闹；伤食泻患儿宜适当增加运动，避免久坐久卧。

（2）饮食护理：寒湿泻患儿宜多食温燥之品，少用生冷，避免寒凉食物；湿热泻患儿宜多食清热祛湿之品，避免酸涩食物的摄入；脾虚泻患儿宜多食健脾益气之品，如牛肉、大枣、鸡肉、鸡蛋、山药等，避免生冷之物；伤食泻患儿饮食应减少食物的摄入，饮食宜清淡助消化之品。

（3）健康教育

1）向患儿家属介绍本病的发病原因及自我保健的知识。

2）介绍针灸推拿后的生活起居及饮食注意事项。

3）注意合理喂养，哺乳或喂食尽可能做到定时定量，添加副食品不宜太快，品种不宜太多。

4）注意气候变化，及时增减衣服；注意饮食卫生，预防肠道疾病。

5）患儿每次便后须用温水洗净肛门，勤换尿布，保持局部皮肤清洁干燥。

✧ 复习思考题 ··

1. 如何区别寒湿泻和脾虚泻？
2. 如何理解小儿腹泻的病因病机？

第六节　小儿肌性斜颈

小儿肌性斜颈是指因一侧胸锁乳突肌挛缩造成的，以头向患侧倾斜、下颏向健侧旋转为特征的小儿病症。临床上，应排除脊柱畸形引起的骨性斜颈、视力障碍引起的代偿姿势性斜颈、颈部肌肉麻痹导致的神经性斜颈等。

【病因病机】

本病多属先天异常，被认为与胎内头位长期偏向一侧，胸锁乳突肌宫内发育不良有关。胸锁乳突肌内有纤维细胞增生、肌纤维变性，甚至肌肉组织全部被结缔组织所替代。也有分娩损伤造成本病的观点。

【证型评估】

出生后可观察到斜颈：患儿头部向患侧倾斜，下颏向健侧旋转。头颈患侧旋转幅度和健侧侧屈幅度减小。触摸患侧颈部胸锁乳突肌内有梭形硬物，或胸锁乳突肌挛缩紧张，如条索状。随着年龄增长，患侧颜面可明显小于健侧，甚者会伴有代偿性的颈椎或上胸椎脊柱侧弯。本病临床一般不辨证论治。

【常用针灸推拿法】

本病临床多以推拿治疗为主。早发现，早治疗，推拿可有效纠正斜颈，改善颈椎活动功能。

【治疗方法】

舒筋散结：患儿取家长抱坐位或仰卧位，操作者以拇指或其他手指指腹，揉患侧胸锁乳突肌及颈侧部，然后以拇指和其他手指指腹相对拿揉胸锁乳突肌，以梭形硬物处为重点，用力宜轻柔。

牵拉胸锁乳突肌：操作者一手扶住患侧肩部，另一手扶住患侧头部颞侧，两手向相反方向用力，使患儿头部渐渐向健侧肩部倾斜，至有阻力的最大幅度时持续数秒。可反复数次。操作者一手扶住健侧肩前，另一手托住健侧下颌，两手向相反方向用力，使患儿下颌渐渐向患侧肩部旋转，至有阻力的最大幅度时持续数秒。可反复数次。

【护理】

1. 治疗前护理

（1）评估

1）评估患儿有无产程损伤、妊娠期宫内体位。

2）评估患儿头颈部向哪侧偏斜，颈部胸锁乳突肌有无条索状物，颜面有无改变，脊柱有无变形，有无视力异常或骨性异常，以及其与斜颈的关系。

3）评估患儿本病的诊治过程。

4）评估患儿是否存在推拿治疗的禁忌证。

5）查看本次操作颈项部位的皮肤情况。

（2）解释及配合治疗

1）向患儿家长介绍本病的发病原因，解释推拿治疗的目的、意义及过程。

2）告知患儿家长在推拿治疗过程中的配合方法、注意事项。

3）准备针灸推拿所需的物品：按摩用小儿爽身粉。

4）协助患儿家长取合适的体位：抱坐位或仰卧位的患儿身体固定。

2. 治疗中护理

（1）观察

1）观察患儿对推拿治疗的反应。

2）接触患儿的手宜温暖，操作时及时涂抹滑石粉，防止损伤患儿皮肤。

（2）心理护理：关心体贴患儿，对家属做好解释工作，解除其思想顾虑；及时了解患儿的情绪变化，面带微笑，表扬与鼓励患儿，多与患儿保持眼神和表情的交流。

3. 治疗后护理　健康教育，教授患儿家长日常起居中的辅助纠正知识及注意事项。

（1）本病推拿治疗愈早愈好，应坚持推拿治疗。

（2）患儿睡眠时，可在头部两侧，各放置一个沙袋，以纠正头颈部姿势。

（3）家长每日可做患侧胸锁乳突肌的被动牵拉伸展运动。

（4）在日常生活中采用与头颈畸形相反方向的动作加以矫正，如在喂奶时或嬉戏时吸引患儿的注意力，以增加其头颈部活动幅度，帮助纠正斜颈。

◇ 复习思考题 ···

　　　　1. 小儿肌性斜颈的推拿治疗方法如何操作？

　　　　2. 如何理解小儿肌性斜颈的病因病机？

第七节　小儿脑瘫

小儿脑性瘫痪简称"脑瘫"，是指小儿出生前到出生后一个月内由多种原因引起的一组中枢性运动功能障碍及姿势异常病症。脑性瘫痪的临床表现多样，以肢体瘫痪、手足不自主徐动、智力差、语言不清为主要临床表现。严重者出生后即有征象，多数病例是出生数月后家人试图扶起时发现。本病归属于中医的"五迟""五软""痿证"等范畴。

【病因病机】

脑瘫病因复杂，包括出生前脑发育畸形、病毒感染，围产期早产、难产产程过长、胎儿窒息缺氧，新生儿期各种感染等。

中医认为本病多因父母精血不足或孕妇调摄失宜而致胎儿先天不足、肝肾亏虚或后天失养、气血虚弱所致。

【证型评估】

以肢体运动功能障碍为主，可见抬头困难、身体发软或发僵、身体扭转、反应迟钝或表情淡漠。常伴有智力障碍、癫痫、语言障碍等。

临床分型：痉挛型因锥体系受损而出现受累肌肉肌张力增高、腱反射亢进、锥体束征阳性，可出现单瘫、偏瘫、截瘫等；运动障碍型因锥体外系受损而出现手足徐动、舞蹈样不自主和无目的的运动；共济失调型因小脑受损而出现步态不稳、肌张力减低、腱反射减弱等。

中医证型：

1. 肝肾不足　肢体瘫痪，智力低下，牙齿发育迟缓，面色不华，疲倦喜卧，或筋脉拘急，屈伸不利，急躁易怒或多动秽语，舌淡嫩或红，脉细弱或弦细。

2. 脾胃虚弱　肢体瘫痪，手不能举，足不能立，咀嚼乏力，口开不合，舌伸外出，涎流不禁，面色萎黄，神情呆滞，少气懒言，肌肉消瘦，四肢不温，舌淡，脉沉细。

【常用针灸推拿法】

临床可根据情况采用针灸或推拿方法治疗。

【治疗】

1. 针刺法　补益肝肾，益气养血，疏通经络，强筋壮骨。

主穴：百会、四神聪、气海、关元、命门。

随证加减：肝肾不足加肝俞、肾俞、阳陵泉、三阴交、太溪；脾胃虚弱加脾俞、胃俞、中脘、足三里。

随证加减：上肢瘫者，加曲池、外关、合谷、后溪。下肢瘫者，加环跳、委中、阳陵泉、足三里、太冲。咀嚼乏力者，加颊车、地仓。涎流不禁者，加承浆。舌伸外出者，加廉泉。

2. 推拿法

头颈部：按揉头顶部百会、四神聪，指摩囟门，按揉风池、风府；

腰背部：按揉脾俞、肾俞、命门、腰阳关，捏脊；

四肢部：拿揉四肢，并依据辨证重点按揉相关穴位；主动、被动活动患肢关节。

【护理】

1. 治疗前护理

（1）评估

1）评估患儿有无胎禀不足、后天失养，或病后失调，或感受热毒等情况。

2）评估患儿的临床分型，是痉挛型、运动障碍型，还是共济失调型。是否伴有智力障碍。

3）评估患儿病程长短及诊治过程。

4）评估患儿是否存在针灸和推拿治疗的禁忌证。

5）查看本次操作所涉及腧穴及部位的皮肤情况。

（2）解释

1）向家长说明本病的性质及治疗的综合性与长久性，在心理上予以适应，做好康复的心理准备，给予病人家属心理支持。

2）简单向家长说明针刺的深浅及安全性，以及不同穴位操作时的患儿体位，以取得家长的配合。

2．治疗中护理

（1）观察

1）观察患儿肢体瘫痪等症状有无缓解，以及患儿对针灸推拿治疗的反应。

2）按揉头部穴位时注意力度和位置，小儿囟门未闭注意避开，防止对患儿造成损伤。

3）观察是否有针刺意外的发生。

（2）心理护理：关心体贴患儿，对家属做好解释工作，鼓励其积极配合治疗，并告知其他康复患儿的状况等积极信息，树立其治疗信心；及时了解患儿的病情好转情况，表扬并鼓励患儿及家长，以利于提高疗效。肝肾不足患儿应避免惊恐、愤怒等不良情绪的刺激；脾胃虚弱者应避免思虑过度。

3．治疗后护理

（1）生活起居护理

1）患儿日常应注意训练行走，由家长扶持或双杠内扶持行走，到扶持或拄拐靠墙站稳，再到单手扶持或拄拐行走，最后再独立行走。不但要训练行走，还要注意纠正步态。肝肾不足患儿睡觉时要用托板、支架等矫正肢体的位置，纠正患儿的异常姿势。

2）坚持家庭智力、语言等康复训练。家长要多表扬和鼓励患儿发声的积极性，当患儿发声时要立即回应，多启发他表达想说的话，千万不要批评和指责患儿。语言训练交谈时要与患儿眼睛的高度保持一致，位置过高会使患儿身体过伸不利于发音，也可通过做游戏与患儿一起进行呼吸和发声训练，寓教于乐引起患儿对训练的兴趣。

（2）健康教育

1）向患儿及家长介绍本病的发病原因及家庭康复知识。

2）向患儿及家长介绍行走训练步骤、步态纠正、姿势纠正等简单方法。

3）向患儿及家长介绍智力训练方法。要结合患儿的年龄，针对患儿的缺陷，如集中注意力、记忆力、听觉、知觉、语言、阅读、时间和空间概念等方面的障碍，来进行相应的智力训练。

4）训练要持之以恒，对患儿不过分保护，不怜悯不放弃，不与其他孩子做比较，多鼓励患儿参加游戏和活动。

5）坚持针灸推拿治疗。

◇ 复习思考题 ....

　　1．小儿脑瘫的护理应该注意哪些问题？

　　2．如何理解小儿脑瘫的病因病机？

第八节 小儿多动症

小儿多动症又称"儿童多动综合征""注意缺陷与多动障碍",是指智力正常或基本正常,在临床上主要表现为与其年龄和发育水平不相称的注意力不集中、注意持续时间短暂、不分场合的活动过多、情绪不稳定和任性、冲动,以及不同程度的学习困难或品行障碍的儿童行为异常综合征。

【病因病机】

本病有遗传倾向,也可能与发育异常,家庭和心理、社会因素有关。中医认为可能存在先天禀赋不足,或后天失养,致气血两虚,心神失养,或痰热内扰,心不藏神。

【证型评估】

以注意缺陷、活动过度、好冲动为主要临床表现,对社会功能(学业或人际关系等)产生不良影响。起病于7岁前,症状至少持续六个月。需排除精神发育迟滞、儿童孤独症及品行障碍等。

中医证型:

1．阴虚阳亢 手足多动,难以自控,性格暴躁,冲动任性,睡卧不安,形体消瘦,颧红盗汗,大便干结,舌红少津,苔少,脉细弦。

2．痰火内扰 任性多动,多语哭闹,喉中痰鸣,夜卧不安,目赤口苦,小便黄赤,大便秘结,舌质红,苔黄腻,脉滑数。

3．心脾两虚 多动不安,行动笨拙,反应迟钝,神疲乏力,面色萎黄,食欲不振,大便溏泄,舌淡苔白,脉细弱。

【常用针灸推拿法】

临床上可根据不同证型选择针刺法、耳穴压豆法、梅花针、推拿法等方法进行治疗。

【治疗方法】

1．针刺法

处方:百会、内关、神门、三阴交、太冲、太溪。

随证加减:阴虚阳亢者加肝俞、肾俞、行间;痰火内扰者加足三里、丰隆、大椎、曲池;心脾两虚者加心俞、脾俞、中脘、足三里。

随症加减:注意力不集中加四神聪、大陵;活动过多加安神、安眠、心俞;情绪不稳,烦躁不宁加神庭、膻中、照海。心脾两虚可用灸法,每天或隔天1次,10次为1个疗程。年龄较大者可改用电针。

2．耳穴压豆法

肾、皮质下、脑干、兴奋点。随症加减:健忘多梦加心,食欲不振加脾,急躁易怒加肝。用王不留行籽压穴,用手指按压胶布每次1~2分钟,使局部有明显胀、热、痛等感觉。并嘱家长每日按压不少于3次,左右耳交替,每周换王不留行籽2次。15次为1个疗程,疗程间休息2周。

3．梅花针 每次针刺后即用梅花针叩刺背部夹脊、膀胱经、督脉,叩至皮肤潮红为度,心俞、肝俞、脾俞、肾俞、大椎等穴要重点叩刺。

4．推拿法

1)阴虚阳亢

处方:清肝经、补肾经、推三关

随症加减:五心烦热者加揉二马;睡卧不安者加掐揉五指节。

2)痰火内扰

处方:运内八卦、补脾经、清心经、捣揉小天心随症加减：胸闷脘痞加退六腑；小便黄赤加清天河水。

3）心脾两虚

处方：补脾经、补心经、运板门、清补大肠

随症加减：食欲不振，大便溏泄加运内八卦、揉脐。

【护理】

1．治疗前护理

（1）评估

1）评估患儿是否有先天不足、喂养不当或外伤等其他致病因素。

2）评估患儿是否有注意力不集中，兴趣多变，做事有头无尾；是否有情绪不稳定，容易发怒，常不能自控；以及相关舌苔、脉象。

3）评估患儿本病的诊治过程。

4）评估患儿是否存在针灸推拿治疗的禁忌证。

5）查看本次操作所涉及腧穴及部位的皮肤情况。

（2）解释：向患儿及家长解释本病针灸推拿治疗的安全性、针刺的无痛性，以取得患儿及家长的配合。

2．治疗中护理

（1）观察

1）观察患儿对针灸推拿治疗的反应。

2）注意操作力度与方法，防止损伤患儿皮肤。

（2）心理护理：注意加强情志护理和解释，缓解患儿接受治疗时的紧张情绪。关爱患儿，逐渐指导家长养成与患儿的良性互动。

3．治疗后护理

（1）生活起居护理

1）患儿居处宜保持空气清新，肝肾不足患儿居处宜清爽；痰火内扰患儿居处温度宜偏凉；心脾两虚患儿居处宜偏温，慎避风寒。

2）肝肾不足和心脾两虚患儿注意适当休息，避免过度劳累；痰火内扰患儿宜适当增加运动，避免久坐久卧。

3）安排躯体训练项目，如健美操、游泳、棋类等活动，培养孩子的耐性，增强其自我控制能力。

（2）饮食护理：阴虚内热者宜进食如百合、枸杞之类的滋阴清热之品；肺胃实热者应服用如山楂、梨等消食退热之品，并适当减少食物的摄入。

（3）健康教育

1）培养患儿集中注意力，采用手工训练、画图画、角色扮演、自我表扬等方法，改善和矫正患儿行为问题。

2）对学习困难者应予以指导、帮助，做功课可分部分逐一完成，成绩有进步可通过表扬、鼓励以不断增强其信心。

3）培养患儿社会适应能力，让患儿多与具有同情心的儿童接触，体验正常儿童的情感体验，提高社会交往技能。

4）对家长的心理及行为进行干预至关重要。家长要关爱、信任、耐心教导孩子。及时了解患儿的情绪变化，对患儿的进步应及时表扬；如遇有急躁情绪时要给予正确指导，不要打骂或语言激怒患儿，在条件允许的情况下，让其独立做完一件事，并给予奖励，逐渐与患儿形成良性互动。

5）针灸推拿对本病有较好疗效，应坚持针灸推拿治疗。

✧ 复习思考题

1. 小儿多动症的护理应该注意哪些问题？
2. 如何理解小儿多动症的病因病机？

第九节　咽喉肿痛

咽喉肿痛是以咽喉部红肿疼痛、吞咽不适为主要表现的病症。常见于西医学中的急性咽炎、扁桃体炎、急性喉炎等，属于中医学中的"乳蛾""喉痹""喉喑"范畴。

【病因病机】

咽喉肿痛病在咽喉，涉及肺、胃、肾等脏腑。外感风热，肺胃实热，肺肾阴虚，皆可引起咽喉肿痛。风热外袭或风寒入里化热，风热火毒侵袭咽喉；咽喉为肺胃所属，肺胃积热循经上扰，热毒蕴结咽喉；或体虚、劳累致肺肾阴虚，虚火上炎，灼于喉咙，再加外感或进食辛辣香燥之品而引发咽喉肿痛。

【证型评估】

1. 风热外袭　咽喉红肿疼痛，有干燥灼热感，吞咽不利，当吞咽或咳嗽时加剧，伴发热、头痛，舌红，苔薄，脉浮数。

2. 肺胃实热　咽喉赤肿疼痛，痛连耳根和颌下，伴高热头痛、烦渴、咯痰黄稠、腹胀便秘、小便黄赤，舌红，苔黄，脉洪数。

3. 肺肾阴虚　咽喉稍见红肿，色暗红，疼痛较轻，伴口干舌燥、颧颊红赤、手足心热、入夜症状加重，或有虚烦失眠、耳鸣，舌红，少苔，脉细数。

【常用针灸推拿法】

咽喉肿痛以清热泻火为治则，治疗多用针刺、三棱针放血。还可用耳针、灯火灸、推拿等方法。

【治疗方法】

1. 针刺法

主穴：天容、列缺、照海、合谷

随证加减：风热外袭证加尺泽、外关、少商疏风清热；肺胃实热证加内庭、曲池清泻热邪；肺肾阴虚证加太溪、涌泉、三阴交滋阴降火。

随症加减：声音嘶哑加复溜、扶突；大便秘结加曲池、支沟。

2. 三棱针法　取少商、商阳、耳尖、耳背静脉点刺出血。每日1次。

3. 皮肤针法　取合谷、大椎、后项部、颌下、耳垂下方。发热加肘窝、大小鱼际；咳嗽加气管两侧、太渊。中度或重度刺激，每日1～2次。

4. 灯火灸法　取曲池、合谷、尺泽、风池、内庭，用灯心草1根，点燃一端，对准穴位快速点灸1～2下。每日1次。

5. 耳穴压豆法　取咽喉、肺、颈、气管、肾、大肠。每次选2～3穴，王不留行籽贴压。

6．推拿法

风热或肺胃实热证：以一指禅推法、拿、揉、掐等法作用于人迎、水突、天容、天鼎、扶突、曲池、合谷、风池、风府、少商、关冲、陷谷等穴治疗。

肺肾阴虚证：以一指禅推法、拿、按、揉等法作用于太溪、照海、三阴交、鱼际等穴治疗。

7．刮痧法　涂抹适量刮痧油，先刮拭胸部正中线、刮拭廉泉穴，再点刮天突穴，力量不宜重。重刮前臂尺泽穴，至皮下紫色痧斑形成。

【护理】

1．治疗前护理

（1）评估

1）评估病人的生活方式、工作环境，询问病人有无咽炎、扁桃体炎、扁桃体周围脓肿、喉炎、咽喉肿瘤、咽喉外伤及手术史，当前主要症状。

2）评估病人当前的心理精神状态及了解病人曾经接受针灸推拿治疗的情况。

3）评估病人是否存在针灸和推拿治疗的禁忌证。

4）查看本次操作所涉及腧穴部位的皮肤情况。

（2）解释：向病人解释针刺、三棱针、灯火灸等操作方法及疼痛的可忍受性，以取得病人的配合。

2．治疗中护理

（1）观察

1）注意观察病人咽痛的程度、吞咽情况及有无呼吸困难。慎防因针刺误伤喉部神经。

2）密切观察体温的变化及有无局部和全身的并发症。

3）如采取放血疗法，应注意无菌操作，避免交叉感染，并注意观察病人的耐受情况。

4）针刺采取泻法，需用强刺激，故应密切观察病人的神志、面色、血压、呼吸等情况，慎防针刺意外情况的发生。

（2）心理护理：详细耐心地向病人介绍本病的发病原因、治疗、预后等情况，安定病人的情绪，消除焦虑。

3．治疗后护理

（1）生活起居护理

1）居室及工作的环境应保持安静清洁、空气流通、温湿度适宜，避免刺激性气味。

2）保证充足的睡眠，伴高热者应卧床休息。

3）接受针灸推拿治疗的当天应避免洗凉水浴。

（2）饮食护理：多进食新鲜的蔬菜、水果，多饮水，保持大便通畅，以流质、半流质的食物为宜，忌辛辣、香燥、烟酒、咖啡等刺激性食物及肥甘厚味之品。

（3）健康教育

1）慎起居，劳逸结合，加强锻炼，增强体质。

2）培养良好的生活和饮食习惯，戒除烟酒等不良嗜好。

3）避免外伤及误吞异物，积极治疗咽部邻近器官疾病。

4）针灸推拿治疗后如有不适，应来医院接受诊查。

◇ **复习思考题**　••••••••••••••••••••••••••••••••••

1．咽喉肿痛的护理应该注意哪些问题？

2．如何理解咽喉肿痛的病因病机？

第十节 牙 痛

牙痛是口腔疾患中最常见的症状。龋齿、牙周炎、牙髓炎等牙齿及周围组织的疾病、牙邻近组织的牵涉痛均可引起牙痛。

【病因病机】

足阳明胃经、手阳明大肠经分别入于上、下齿。胃火炽盛、风热外袭皆可循经上炎而引起牙痛。肾主骨，齿为骨之余，肾阴不足、虚火上炎也可引发牙痛。

【证型评估】

1 风火牙痛 发病急骤，牙痛剧烈，喜凉恶热，可兼身热、口渴，舌红，苔薄黄，脉浮数。

2 实火牙痛 牙痛甚剧，牙龈红肿，遇热更甚，可兼口臭口渴、便秘、尿赤。舌红，苔黄，脉洪数。

3 虚火牙痛 牙痛隐隐，时作时止，夜晚加重，或呈慢性轻微疼痛，齿龈微肿微红，齿根松动，可兼头晕耳鸣、腰膝酸软。舌质红嫩，少苔或无苔，脉细或细数。

【常用针灸推拿法】

针灸推拿是治疗牙痛的有效方法，可用针刺法、耳穴压豆法及推拿法。

【治疗方法】

1．针刺法

主穴：颊车、下关、合谷、二间、内庭

随证加减：风火牙痛加翳风、风池；实火牙痛加厉兑、曲池；虚火牙痛加太溪、照海。

随症加减：上牙痛加太阳、颧髎；下牙痛加大迎、承浆。

2．耳穴压豆法 取口、上颌或下颌、牙、神门、耳尖、胃、肾。每次选3～5穴，王不留行籽胶布贴压。耳尖可点刺出血。

3．推拿法

基本治法：以一指禅推法、按、揉、拿等法作用于颊车、下关、合谷、内庭、太溪、阿是穴等处治疗。

随证加减：风火牙痛加风池、太阳；实火牙痛加足三里、曲池；虚火牙痛加太溪、照海。

【护理】

1．治疗前护理

（1）评估

1）询问病人有无各种牙体、牙周疾病，有无急性化脓性上颌窦炎、三叉神经痛等病史及诊治过程。评估牙痛的程度、时间及牙龈肿胀情况。

2）评估病人目前心理精神状态及了解病人对针灸推拿的认知。

3）评估病人是否存在针刺和推拿治疗的禁忌证。

4）查看本次操作所涉及腧穴部位的皮肤情况。

（2）解释：向病人解释针刺、推拿时的感觉，使病人配合，以求气至病所，达到较好疗效。

2．治疗中护理

（1）观察

1）观察针刺的刺激强度是否适宜，并及时调整。应注意观察病人的神志、面色、血压、呼吸等情况，慎防针刺意外情况的发生。

2）进行推拿时，手法宜轻柔缓和，注意观察病人的反应和局部变化情况，要防止手法粗重引起的意外，随时询问病人对推拿力度的感觉并及时调整。

（2）心理护理：病人可因剧烈疼痛而产生焦虑、紧张、烦躁心理，医务人员应理解病人，主动关心病人，可以通过听音乐、看电视、看书等措施分散病人的注意力来减轻不良情绪。

3．治疗后护理

（1）生活起居护理

1）居室环境安静舒适，避免各种刺激干扰。

2）指导病人叩齿，每日早晚各1次，每次300下。

3）急性期宜卧床休息，保持大便通畅。

（2）饮食护理：宜进食清淡，忌辛辣刺激、煎炸香燥及肥甘厚味之品。风热牙痛者宜食具有清热解毒的食物；风寒牙痛者宜进食温热饮食，忌寒凉、生冷之品；虚火牙痛者宜进食清淡滋阴生津之品，如银耳、百合、莲子等。

（3）健康教育

1）保持口腔清洁，养成饭后漱口、早晚刷牙的习惯。

2）少吃零食，限制糖的摄入。

3）保护牙齿，定期进行口腔检查，及时治疗牙病。

◇ **复习思考题** ....

      1．牙痛的护理应该注意哪些问题？

      2．牙痛的病因病机是什么？

（王光安　薛卫国）

参考文献

1 ·······• 范炳华 . 推拿学 [M]. 北京：中国中医药出版社，2008.

2 ·······• 王启才 . 针灸治疗学 [M]. 2 版 . 北京：中国中医药出版社，2007.

3 ·······• 徐恒泽 . 针灸学 [M]. 北京：人民卫生出版社，2002.

4 ·······• 刘冠军 . 中医灸疗集要 [M]. 南昌：江西科学技术出版社，1991.

5 ·······• 石学敏 . 针灸治疗学 [M]. 上海：上海科学技术出版社，1998.

6 ·······• 严洁 . 针灸推拿学 [M]. 长沙：湖南科学技术出版社，1996.

7 ·······• 严隽陶 . 推拿学 [M]. 2 版 . 北京：中国中医药出版社，2009.

8 ·······• 余庆阳 . 中医骨伤科护理学 [M]. 北京：中国医药科技出版社，1997.

9 ·······• 王士贞 . 中医耳鼻喉科学 [M]. 2 版 . 北京：中国中医药出版社，2007.

10 ·······• 罗才贵 . 推拿治疗学 [M]. 北京：人民卫生出版社，2001.

11 ·······• 杜元灏，董勤 . 针灸治疗学 [M]. 7 版 . 北京：人民卫生出版社，2010.

12 ·······• 彭德忠 . 针灸推拿与护理 [M]. 北京：中国科技出版社，2016.

08